dtv

Angst vor Spinnen, vor Krankheit, vor anderen Menschen, Angst vor der Angst – vielfältig sind die Formen und Spielarten der menschlichen Ängste. Hans Morschitzky, langjährig erfahrener Angsttherapeut, und Sigrid Sator, Redakteurin und selbst von einer Angststörung genesen, beschreiben die Ursachen und Symptome der zehn wichtigsten Angststörungen und vermitteln in Fallbeispielen und Fragebögen ein anschauliches Bild zur Selbstdiagnose. In einem neu entwickelten Anti-Angst-Training erhalten Betroffene in sieben aufeinander abgestimmten Schritten Anleitungen, Tips und Übungen zur Selbsthilfe. Die Überzeugung der Autoren lautet: Angststörungen sind keine Sackgasse, es gibt für jeden einen Weg hinaus. In ihrem fundierten und hilfreichen Buch ermutigen sie zu einem konstruktiven Umgang mit der Angst und bieten hilfreiche Unterstützung, um sich Schritt für Schritt von ihr zu befreien.

Dr. phil. Hans Morschitzky, Klinischer Psychologe und Psychotherapeut, arbeitet an der Landesnervenklinik in Linz sowie in freier Praxis. Sein Spezialgebiet sind Angsterkrankungen und psychosomatische Störungen.
Sigrid Sator, geboren 1962 in Linz, studierte Musikerziehung und Germanistik. Seit 1986 ist sie Redakteurin sowie Fernseh- und Radiomoderatorin beim ORF. Ihre Themenschwerpunkte sind Kultur, Wissenschaft und Gesundheit.

Hans Morschitzky
Sigrid Sator

Die zehn Gesichter der Angst

Ein Handbuch zur Selbsthilfe

Deutscher Taschenbuch Verlag

Ungekürzte Ausgabe
Oktober 2005
2. Auflage Mai 2006
Deutscher Taschenbuch Verlag GmbH & Co. KG,
München
www.dtv.de

Umschlagkonzept: Balk & Brumshagen
Umschlaggestaltung: Marion Sauer/VORZEICHEN
Umschlagfotos: mauritius images/Sean Miller, age fotostock
Satz: KompetenzCenter, Mönchengladbach
Druck und Bindung: Druckerei C. H. Beck, Nördlingen
Gedruckt auf säurefreiem, chlorfrei gebleichtem Papier
Printed in Germany
ISBN-13: 978-3-423-34226-1
ISBN-10: 3-423-34226-9

Inhalt

Vorwort

Es ist erschreckend und zugleich eine leider fast zwingende Konsequenz unserer hektischen Zeit und unseres immer stärker fremdbestimmten Lebens: der sprunghafte Anstieg der verschiedensten Angsterkrankungen in weiten Teilen der Bevölkerung. Mittlerweile leiden 15–25 Prozent der Menschen im Laufe ihres Lebens unter krankhaften Ängsten. Nach neuen Studien sind gegenwärtig 9 Prozent aller Deutschen von einer behandlungsbedürftigen Angststörung betroffen.

Angststörungen sind bei Frauen die häufigste, bei Männern nach Alkoholproblemen die zweithäufigste psychische Störung. Dazu kommt noch, daß sie häufig schwerere psychische Störungen hervorrufen. So führen unbewältigte Ängste oft über eine Phase der Resignation in die Depression; folgt dann noch der verzweifelte Griff zu Alkohol oder anderen Beruhigungsmitteln, treten mit der so geschaffenen zusätzlichen Abhängigkeit viele weitere Probleme auf – ein Teufelskreis beginnt.

Immer gefährlicher wird diese Spirale gerade heutzutage durch die angespannte Situation am Arbeitsmarkt: Streß am Arbeitsplatz, Existenzsorgen aus Angst vor Kündigung, psychischer Druck, Mobbing etc. führen immer häufiger zu Angststörungen, und andererseits bewirken gerade diese bzw. ihre Folgen wie lange Krankenstände, Arbeitsunfähigkeit, depressive Erschöpfungsreaktion u.ä. wiederum erhebliche Probleme im Beruf – eine weitere Spirale, aus der es nur schwer ein Entrinnen gibt.

Das vorliegende Buch ist aus der ungewöhnlichen Zusammenarbeit zwischen einer langjährig tätigen Radio- und Fernsehmoderatorin und einem langjährig tätigen Psychologen und Psychotherapeuten entstanden. Das Ungewöhnliche daran ist nicht nur die Kooperation als Buchautoren, sondern auch der Umstand, daß die eine beim anderen über einen kürzeren Zeitraum eine Verhaltenstherapie gemacht hat.

Bei laufender Sendung vor einer halben Million Zuschauer umzufallen und dann Erwartungsängste vor dem Wiederauftreten zu bekommen ist einerseits die beste Voraussetzung dafür, sich in Menschen mit lebenseinengenden Ängsten einfühlen zu können.

Andererseits qualifiziert die langjährige psychotherapeutische Behandlung von Angst- und Panikpatienten auch dazu, ein populäres Buch über Angststörungen zu schreiben.

Was möchten wir mit diesem Buch erreichen? Unser Wunsch: Es soll allen Menschen mit krankhaften Ängsten helfen, entweder alleine damit fertig zu werden oder mit seiner Hilfe bestmögliche Voraussetzungen für eine gelungene Psychotherapie zu schaffen. Das Buch liefert zunächst einen ausführlichen und methodisch angelegten Überblick über 10 Angststörungen und im zweiten Teil ein Anti-Angst-Training in 7 Schritten. Der Aufbau des Buches ist klar und schlüssig – salopp formuliert: »Erkenne, was du hast, und schau, was du tun kannst.«

Teil 1 (»Lernen Sie Ihre Angst kennen«) hilft Ihnen zu erkennen, welche Angststörung Sie haben könnten. Fallbeispiele, Fragebögen, einfache und praxisnahe Beschreibungen, Erklärungen und Bewältigungsprinzipien vermitteln Ihnen ein anschauliches Bild jeder Angststörung.

Teil 2 (»Befreien Sie sich von Ihrer krankhaften Angst«) ist gedacht als Therapieprogramm für Zuhause in 7 didaktisch aufeinander abgestimmten Schritten, mit vielen Tips, hilfreichen Fragen und zahlreichen erprobten Übungen. Dieses Programm wurde von uns beiden eigens für dieses Buch entwickelt. Es berücksichtigt die neuesten Erkenntnisse der Verhaltenstherapie und des Mentaltrainings ebenso wie die zahlreichen und jahrelangen Therapieerfahrungen des Fachautors.

Unsere tiefe Überzeugung lautet: Angststörungen sind keine Sackgasse, es gibt einen Weg heraus. Wir hoffen, daß dieser Ratgeber allen Betroffenen als Hilfe zur Selbsthilfe und den Angehörigen und sonstigen Interessierten als Quelle der Information dienen kann. Wir wünschen allen Betroffenen, daß unser Anti-Angst-Training bei leichteren Angststörungen eine Psychotherapie ersparen und bei schwereren Beeinträchtigungen eine notwendige psychotherapeutische Behandlung wirksam unterstützen kann.

Hans Morschitzky
Sigrid Sator

Teil 1

Lernen Sie Ihre Angst kennen

Gesunde und krankhafte Angst

Angst als biologisch sinnvolle Reaktion

So paradox es für Angstkranke auch klingen mag: Angst ist zunächst einmal ein ganz normales menschliches Gefühl, genauso wie Freude, Liebe, Ärger, Wut oder Traurigkeit. Angst ist sogar ein äußerst sinnvolles Warnsignal und schaltet sich immer dann ein, wenn Ereignisse und Situationen als bedrohlich, ungewiß oder unkontrollierbar eingeschätzt werden.

Angst bewirkt eine Alarmreaktion des Körpers und bereitet ihn auf Kampf oder Flucht vor – ohne langes Nachdenken: Das Herz schlägt schneller, der Blutdruck steigt, die Atmung wird beschleunigt, und die Muskeln werden angespannt, um der Gefahr möglichst schnell zu entkommen. Angst ist Überlebensschutz – und das seit Jahrmillionen.

Angst ist eine Grundbefindlichkeit des menschlichen Seins. Wir können immer nur mehr oder weniger angstfrei sein, eine völlige Angstfreiheit ist ein unrealistisches und geradezu lebensgefährliches Ziel.

Das Wort »Angst« geht zurück auf das lateinische Wort *angustiae* bzw. das urindogermanische Wort *anghos*. Beide Worte bedeuten dasselbe: Enge, Beklemmung. Schon unsere Vorfahren verstanden somit Angst als eine körperliche Reaktion, die die Kehle zuschnürt, das Herz bedrängt und die Brust so einschnürt, daß die Luft wegbleibt. Und das ist bis heute so geblieben – Angst, ein »Urinstinkt«.

Angst – ein Spiegel der Zeit

Angstreaktionen sind nicht nur biologisch geprägt, sondern auch kulturell und sozial bestimmt. Frauen dürfen mehr Angst haben, Männer sollen dagegen möglichst keine Angst zeigen und neigen daher verstärkt zum Verdrängen. Unter den diagnostizierten Angstkranken befinden sich – je nach Angststörung – zwei- bis dreimal mehr Frauen als Männer, was aber nur beweist, daß Frauen häufiger eine Behandlung aufsuchen. Angst ist nicht weiblich, Männer gehen nur anders damit um – neigen eben zum Tabuisieren – und bekommen dafür häufiger

Alkoholprobleme und schwerere psychosomatische Störungen als Frauen.

Das Ausmaß von Ängsten ist auch von sozioökonomischen Gegebenheiten abhängig. Eine repräsentative Untersuchung nach der deutschen Wiedervereinigung hat gezeigt, daß krankhafte Ängste im Osten (16,3 Prozent) doppelt so häufig vorkommen wie im Westen (7 Prozent), was nur durch die Umbruchsituation zu erklären ist. Aus der Forschung ist bekannt, daß die Unkontrollierbarkeit und Unvorhersagbarkeit von Lebenssituationen eine der wichtigsten Ursachen für Angstreaktionen darstellt.

Zahlreiche Ängste hängen mit gesellschaftlichen und ökonomischen Entwicklungen und Gegebenheiten zusammen. Die Angst um den Arbeitsplatz, vor allem in krisengeschüttelten Branchen und bei bestimmten Arbeitnehmern (bei weiblichen, älteren, kranken und behinderten Personen) resultiert aus Veränderungen, die durch die Schlagworte Globalisierung, Rationalisierung, Umstrukturierung, Auslagerung in Billiglohnländer, steigender Kostendruck u. a. charakterisiert sind. Weniger Arbeitnehmer müssen immer mehr Arbeit bei stagnierenden Löhnen verrichten, so daß der Arbeitsdruck steigt und Panikattacken und Versagensängste zunehmen.

Die Symptome der Angst können je nach geschichtlichem Hintergrund wechseln. Bei Frauen manifestierten sich gegen Ende des 19. Jahrhunderts Angstsymptome oft in Ohnmachtsanfällen, bei Männern im Ersten Weltkrieg nicht selten in Form von unkontrollierbarem Zittern.

Angst kann sich auch sehr dramatisch in Form der sogenannten »Angsthysterie« äußern, verbunden mit Schreien, Weinen, Hyperventilation oder als stummer Leidenszustand in Form verschiedener psychovegetativer und psychosomatischer Störungen.

Es ist interessant und beinahe paradox, daß wir uns vor den realen Gefahren unserer technisch-industriellen Gesellschaft, wie etwa dem elektrischen Strom, bestimmten Chemikalien, Verkehrsmitteln oder Nuklearwaffen, oft weniger fürchten als vor Objekten und Situationen, die für unsere Vorfahren lebensgefährlich waren (z. B. Schlangen oder Dunkelheit). Dies zeigt, wie formbar unsere Reaktionen auf potentielle Angstreize sind, wenn wir nicht durch evolutionär bedingte und vererbte Ängste gesteuert werden.

Oder haben Sie etwa Angst vor dem Autofahren? Wohl kaum, obwohl das Auto erwiesenermaßen als äußerst unsicheres Verkehrsmittel gilt. Und warum nicht? Weil wir uns schlicht und einfach daran gewöhnt haben. Dagegen äußert sich die evolutionär geprägte Höhenangst allzu oft in Panik vor dem Fliegen, einer der sichersten Fortbewegungsarten unserer Zeit.

Angst ist gelernt und kann wieder verlernt werden

Viele Ängste werden erlernt oder anerzogen – in der Familie, in der Schule, im Beruf, in der übrigen sozialen Umwelt und durch unterschiedlichste Lebenserfahrungen. Studien bestätigen, daß ängstliche Eltern oft auch ängstliche Kinder haben. Kein Wunder: übertriebene Fürsorge verhindert das Wachsen des kindlichen Selbstvertrauens und schürt die Entwicklung von Ängsten; auch allzu autoritäre Eltern, die ihre Kinder ständig demütigen und jede Autonomie verhindern, provozieren die gleiche Entwicklung. Das Positive daran ist: alles, was erlernt wird, läßt sich auch wieder verlernen. Viele Ängste aus dem Elternhaus oder aus früheren Phasen des Lebens lassen sich förmlich abstreifen wie eine zweite, überflüssig gewordene Haut. Voraussetzung ist: ein konsequenter Prozeß der Selbsterziehung und das Sich-Lösen aus den alten Verstrickungen. Mit dem Rest – einer rascheren Alarmiertheit bei vermeintlicher Bedrohung – kann man besser umgehen lernen.

Viele Angstpatienten sehen sich gerne als passives Opfer ihrer Eltern, was in dem einen oder anderen Fall durchaus berechtigt sein mag. Geben auch Sie Ihren Eltern alle Schuld für Ihre Ängste? Nur wenn Sie selbst zum aktiven »Täter« werden, können Sie die späteren Auswirkungen eines angstmachenden Elternhauses auflösen. Kindheit ist nicht Schicksal, sondern kann durch konstruktives Handeln als Erwachsener zumindest teilweise kompensiert werden. Nehmen Sie Ihr Leben im Hier-und-Jetzt mit Mut und Vertrauen selbst in die Hand!

Angst ist eine Kraft – nutzen Sie die Chance

Angst ist also ein biologisches, psychisches und soziales Warnsignal und tritt dann auf, wenn unser Körper, unsere Ziele oder unsere Sozialbeziehungen bedroht sind. Wir können der Angst eigentlich nur dankbar sein: Sie ist eine Kraft, die uns antreibt, endlich etwas anzupacken und aktiv Schritte zu tun.

Angst motiviert uns zur Bewältigung von realen Bedrohungen, sie hilft unserer Persönlichkeit, sich zu »häuten« und zu dem Lebensumfeld zu finden, das wir uns wirklich wünschen. Angst fordert, ja – aber sie fördert auch.

Überlegen Sie nur: individuelle Angst mittleren Ausmaßes verstärkt unsere Anstrengungen in Leistungssituationen und aktiviert unseren Körper und unseren Geist zu Höchstleistungen. Und kollektive Angst führt zur Beseitigung negativer gesellschaftlicher Entwicklungen wie etwa Umweltverschmutzung, Ausbeutung der Erde, Beeinträchtigung des Erbgutes, Mißbrauch der Atomkraft.

Angst schützt uns auch vor zu gewagten Handlungen, die unsere Fähigkeiten übersteigen, wie Extrembergsteigen oder zu hohe Geschwindigkeit beim Autofahren.

Kennen Sie den Spruch von Erich Kästner: »Das Leben ist immer lebensgefährlich«? Unser Leben ist ständig Gefahren ausgesetzt; wir können sie nicht beseitigen, sondern nur besser bewältigen und tolerieren lernen.

Angst zeigt auf, was wichtig ist

Angst hat auch eine existentielle Dimension. Wir fürchten uns zu Recht davor,

- etwas zu verlieren, was uns Sicherheit gibt: Eltern, materielle Güter, Gesundheit, Unabhängigkeit;
- die Zuneigung anderer Menschen zu verlieren, durch deren Anerkennung wir selbstbewußt leben können;
- zu versagen, was in unserer Leistungsgesellschaft als Makel gilt;
- falsche Entscheidungen zu treffen, an deren Folgen wir zu leiden hätten;
- zu früh zu sterben, so daß viele unserer Hoffnungen und Erwartungen unerfüllt bleiben könnten.

Nur wer nichts und niemanden geliebt hat, hat keinerlei Verlustängste. Würden Sie so jemand für glücklich halten? Sie müssen also einen hohen Preis zahlen, wenn Sie tatsächlich keinerlei Ängste haben wollen!

Es gilt vielmehr, je nach Situation eine angemessene Balance aus Mut, Vorsicht und Angst zu entwickeln, um mit irrealen oder auch tatsächlichen Gefahren besser umgehen zu können.

Angstbewältigung besteht nicht in der Vermeidung oder gar Verleugnung der Angst, sondern in der konstruktiven Annahme unserer

Ängste. Nicht die Angst an sich gilt es zu bekämpfen, sondern den richtigen Umgang mit ihr zu lernen. Kooperieren wir doch mit unserer Angst, um dank ihr ohne Einengung unsere Ziele zu erreichen!

Der »Dreiklang der Angst«: Körper – Gedanken – Verhalten

Angst zeigt sich primär auf den folgenden drei Ebenen:

1. *Körperlicher Anteil.* Angst ist eine objektiv meßbare körperliche Reaktion und äußert sich etwa im Anspannen der Muskeln, in Herzrasen und in Veränderungen der Blutgefäße, des Blutdrucks, des Hautwiderstands und der Gehirnwellen. Krankhafte Angst geht immer einher mit bestimmten körperlichen Symptomen. Viele Angstpatienten haben – konstitutionell bedingt – ein rasch ansprechbares vegetatives Nervensystem.
2. *Subjektiver Anteil (Gedanken und Gefühle).* Angst besteht aus bestimmten gedanklichen Prozessen wie Befürchtungen, Gefühlen der Hilflosigkeit, des Ausgeliefertseins und aus noch mehr angstmachenden Denkmustern (»Es wird bestimmt etwas ganz Schlimmes geschehen«; »Ich kann mir in dieser Situation nicht mehr helfen«; »Mein Herzrasen ist gefährlich und kündigt bestimmt einen Herzinfarkt an«). Angstpatienten vergegenwärtigen sich oft sehr plastisch die letzte oder nächste Panikattacke, überschätzen die Wahrscheinlichkeit des Auftretens bedrohlicher Ereignisse und deren Folgen, interpretieren bestimmte körperliche Symptome als Zeichen einer schweren Gesundheitsgefährdung, konzentrieren sich übermäßig auf potentiell gefährliche Situationen, beschäftigen sich zuviel mit Tod, Krankheit und Versagen, verharren in einer ständigen Bedrohungserwartung und können mit einem gewissen Restrisiko nicht umgehen.
3. *Verhalten (motorischer Anteil).* Angst zeigt sich in bestimmten beobachtbaren Verhaltensweisen wie Starrwerden vor Schreck bis zur Regungslosigkeit, Zittern oder Beben, Fluchtreaktion, panikartigem Verhalten, Vermeidung von angstmachenden Situationen, Vermeidung von Blickkontakt. Eine Agoraphobie (Platzangst) ist ein Musterbeispiel für eine ständige Fluchtbereitschaft als Sicherheitsmaßnahme.

Diese körperlichen, gedanklich-gefühlsmäßigen und verhaltensbezogenen Anteile spielen bei der Entstehung und Aufrechterhaltung von Angststörungen eine ganz entscheidende Rolle, ihre Ausprägung ist jedoch individuell sehr unterschiedlich. Bei manchen Menschen stehen eher die körperlichen Symptome im Vordergrund, bei anderen wieder mehr die Gedanken und Gefühlszustände. Immer aber werden die vielfältigen Wechselwirkungen zwischen körperlicher Befindlichkeit, Verhalten, Denken und Gefühlen im Rahmen einer Angstbewältigungstherapie sinnvoll genutzt. Denn:

- *Änderungen im Verhalten führen auch zu Änderungen im Denken.* Auf diesem Grundsatz beruhen Therapiemodelle wie die Konfrontationstherapie in der Verhaltenstherapie. Sie versuchen, den Glauben an die Kontrollierbarkeit angstmachender Situationen zu stärken, indem sie dem Angstpatienten konkrete positive Bewältigungserfahrungen verschaffen.
- *Änderungen im Denken führen zu Änderungen im Fühlen und Verhalten.* Diese Erkenntnis wird bei den einsichtsorientierten Therapien (z.B. der Psychoanalyse) ebenso berücksichtigt wie in der kognitiven Verhaltenstherapie. Neue Sichtweisen führen zu neuen Verhaltensreaktionen. Die glaubhaft vermittelte Information, daß starkes Herzrasen und heftiger Schwindel bei Panikattacken völlig ungefährlich sind und keinesfalls den nahen Tod bedeuten, macht Mut, den körperlichen Schongang aufzugeben und sich wieder etwas mehr zu betätigen.
- *Änderungen im gefühlsmäßigen Erleben führen zu Änderungen im Verhalten und Denken.* Diesen Zusammenhang nutzen stärker emotionszentrierte Therapiekonzepte (z.B. die Gestalttherapie), aber auch bestimmte verhaltenstherapeutische Techniken.

Angst beginnt im Kopf: »Wenn einer keine Angst hat, hat er keine Phantasie.« (Erich Kästner)

Das kennen Sie sicher: allein der Gedanke an Ihre Lieblingsspeise bringt den Speichelfluß gehörig in Gang. Oder: bloß an den Kinoschocker von letzter Woche zu denken führt blitzartig zu Gänsehaut und kalten Händen. Sie sehen: allein die anschauliche und plastische Vergegenwärtigung einer vergangenen oder zukünftigen Situation führt zu einer lebhaften körperlichen Reaktion. Was für Erfolgserlebnisse und Glücksgefühle gilt, trifft ebenso auf Angst- und Panikzustände zu.

Denn: der Körper reagiert nicht nur auf die äußere Realität, sondern auch auf innere Zustände wie Erinnerungen und Befürchtungen.

Allein die gedankliche Vorstellung einer gefährlichen Situation mobilisiert den Körper blitzartig mit dem Ziel, dieses vermeintliche Gefahrenmoment möglichst rasch abzuwenden.

Dieser Mechanismus ist auch dann grundsätzlich sinnvoll und lebensnotwendig, wenn – wie dies häufig der Fall ist – eine Situation irrtümlich als bedrohlich eingeschätzt wird. Jeder kennt den Spruch »Das gebrannte Kind fürchtet das Feuer«. Aber worauf soll damit eigentlich hingewiesen werden? Wohl in erster Linie auf die große Bedeutung des Gedächtnisses in Zusammenhang mit – in diesem Fall – einer bedrohlichen Situation. Die negative Lernerfahrung des Kindes mit dem Feuer bestimmt darüber, wie es sich jetzt und später dem Feuer gegenüber verhält. Das Gedächtnis speichert wie eine Festplatte Lernerfahrungen, die über unser künftiges Verhalten in ähnlichen Situationen bestimmen. Noch ein Beispiel: Es gibt wohl niemanden, der bei Grün über den Zebrastreifen ginge und diesem Ereignis eine große Bedeutung beimessen würde. Gewöhnlich vertrauen wir bestimmten Menschen und Situationen ohne Furcht und Argwohn, in unserem Beispiel eben darauf, daß die Autos uns unbehelligt über die Straße gehen lassen. Ganz anders aber nach einer negativen Erfahrung. Eine Frau ging zum x-ten Mal voll Vertrauen über den Zebrastreifen vor ihrem Haus. Das erste Auto blieb korrekt stehen, der Fahrer des zweiten jedoch wollte unbedingt noch vorbeifahren und stieß die Frau mitten auf der Straße nieder. Nach einem langen Krankenhausaufenthalt hatte sie monatelang mit schweren Ängsten zu kämpfen, wann immer sie eine Straße überqueren wollte. Nach derartigen Erfahrungen müssen unser Geist und unser Körper wieder unterscheiden lernen, wie sinnvoll eine heftige Angstreaktion in bestimmten Situationen ist, ohne daß ständig eine Überreaktion in tatsächlich ungefährlichen Situationen erfolgt. Es gilt, wieder die Balance zu finden zwischen gerechtfertigten bzw. angemessenen Angstreaktionen und übertriebenen oder grundlosen.

Dieses Beispiel zeigt aber auch sehr deutlich, wie schwer es Angstpatienten fällt, wieder Vertrauen in die Umwelt und in den eigenen Körper zu finden, wenn eine gewöhnlich vernachlässigbare Restgefahr tatsächlich einmal eingetreten ist. Dies gilt für jede Form eines gewaltsamen Übergriffs von außen, aber auch für all jene Fälle, wo etwa nach einer ärztlichen Untersuchung ohne organischen Befund (»Es ist alles psychisch«) schließlich doch eine körperliche Ursache der Störung gefunden wurde.

Eine starke Vorstellungskraft und eine rege, bunte Phantasie: das sind Begabungen, die für jede künstlerisch-kreative Tätigkeit erforderlich sind. Bei Ängsten wirken sie sich aber sehr ungünstig aus. Menschen mit einer Neigung zu Angststörungen haben oft ein sehr ausgeprägtes bildhaftes Denken (»Was wäre, wenn ...«) und betreiben in ausgefeilten inneren Dialogen eine »negative Selbsthypnose«, das heißt, sie können sich gefürchtete Zustände und Situationen so intensiv vergegenwärtigen, als wären sie real vorhanden. Wie ein Regisseur gestalten sie perfekt inszenierte innere Filme und Dramen, die Grenzen zwischen Realität und Phantasie verschwimmen.

Dieses bildhafte Denken ist aber auch eine Begabung und sollte sowohl bei der Selbsthilfe als auch in einer Psychotherapie konstruktiv genutzt werden. Solche phantasiebegabten Angstpatienten können durchaus lernen, ihren Angstfilm im Kopf positiv zu Ende zu denken, so daß statt der Katastrophe eine positive Form der Angstbewältigung erfolgt.

Wann immer Sie sich dazu durchringen können, sich Ihre Angstsituationen als bewältigbar vorzustellen, haben Sie schon viel geschafft! Auf jeden Fall wird die Bereitschaft verstärkt, sich dieser Situation zu stellen, anstatt ihr wie bisher immer auszuweichen. Denken Sie immer daran: jeder Weg, und sei er noch so weit, beginnt mit einem einzigen von tausenden Schritten.

Wie man sich angst machen kann

Die Macht der Gedanken wurde bereits vom griechischen Philosophen Epiktet (um 200 n. Chr.) sehr treffend formuliert: »Nicht die Dinge an sich sind es, die uns beunruhigen, sondern die Art und Weise, wie wir sie sehen.« Wie sehr dies auch auf Angstzustände zutrifft. Krankhafte Angst entsteht aus der Bewertung von Situationen und Zuständen und resultiert nicht einfach aus den »Dingen an sich«. Und ist das nicht eigentlich auch sehr beruhigend? Oft ist nicht die Situation an sich angstvoll, sondern das, was wir in Gedanken aus ihr machen.

Menschen mit Angststörungen neigen nun eben dazu, unwahrscheinliche, negative Ereignisse als sehr wahrscheinlich einzuschätzen und können ein bestimmtes Restrisiko nur sehr schwer ertragen. Die häufigsten dieser kognitiven Spiralen basieren auf einem extremen Sicherheitsdenken (»Ich muß über alles informiert sein und jede mögliche Gefahr ausklammern, man kann ja nie wissen«) und einem furchtsamen Umgang mit neuen Situationen (»Ich möchte lieber nichts Neues ausprobieren, es könnte ja gefährlich sein«).

Viele Angstpatienten schätzen aufgrund einer besonderen Sensibilität bestimmte körperliche Zustände, Umstände und Situationen viel gefährlicher ein, als sie tatsächlich sind:

- Herzrasen/Schwitzen/Atembeschwerden (»Ich bekomme jetzt bestimmt einen Herzinfarkt«);
- Schwindel/Übelkeit/Benommenheit (»Gleich falle ich in Ohnmacht«);
- Atemnot/Würgegefühl/Kloß im Hals (»Bald ersticke ich«);
- Kribbeln in den Extremitäten (»In Kürze bin ich gelähmt durch einen Gehirnschlag«);
- Magenbeschwerden (»Bestimmt habe ich Krebs, und kein Arzt kann mir rechtzeitig helfen«);
- Schwindel (»Wahrscheinlich habe ich einen Kopftumor, und keiner findet ihn«);
- den Aufenthalt in einem Geschäft (»Hoffentlich falle ich jetzt nicht um, wie es mir vor drei Monaten fast passiert wäre«);
- die Benutzung öffentlicher Verkehrsmittel (»Bestimmt wird mir schlecht und ich muß öffentlich erbrechen oder ich bekomme einen Harn- oder Stuhldrang«);
- den Anblick eines Hundes (»Bestimmt wird mich der Hund beißen«);
- Lift fahren (»Der Lift könnte stundenlang steckenbleiben«);
- einen Vortrag halten (»Wahrscheinlich wirke ich nervös, und alle halten mich für psychisch nicht belastbar«);
- den Aufenthalt in einer kleinen Gruppe (»Einige Leute werden mich bestimmt nicht mögen«);
- die Verspätung des Kindes (»Bestimmt hat mein Kind einen Unfall erlebt«);
- die Erkrankung einer älteren Mutter (»Wahrscheinlich wird meine Mutter bald sterben«);
- verschmutzte Hände (»Bestimmt war das, was ich angegriffen habe, verseucht, so daß ich mich jetzt gründlich waschen muß«);
- rasch erledigte Arbeiten (»Wahrscheinlich habe ich etwas falsch gemacht, so daß ich alles nochmals kontrollieren muß«).

Angst als Streßreaktion

Unter Streß versteht man ganz allgemein alle körperlichen und seelischen Belastungen (Stressoren) sowie auch die Reaktion auf diese Belastungen. Streß entsteht nicht einfach nur durch das Auftreten eines

Stressors wie eines Todesfalls, einer Scheidung oder einer Kündigung, sondern hängt vor allem auch davon ab, wie der Betroffene damit umgeht und ob er die Situation subjektiv als mehr oder weniger belastend bewertet. Ein Gefühl der Kontrolle und Einflußmöglichkeit vermindert die Auswirkungen eines Stressors, ein Gefühl mangelnder Kontrollierbarkeit und Machtlosigkeit verstärkt jeden Streß.

Angst- und Panikstörungen sind oft die Folge einer stark belastenden und schon länger andauernden Situation, die als nicht oder nicht mehr bewältigbar empfunden wird. Während man diese Herausforderung früher spielend bewältigt hätte, ist nun das Maß der Anspannung zu groß, um sozusagen das Ruder noch herumreißen zu können. Gerade Panikattacken haben oft den Hintergrund einer bereits lang andauernden, hohen Streßsituation. Da reicht dann schon ein zusätzlicher Stressor als Auslöser wie etwa ein Streit mit dem Partner, und das Faß schwappt endgültig über.

Angst- und Panikzustände lassen sich anhand des Streßmodells gut erklären; es sind Reaktionen, denen dieselben körperlichen Vorgänge wie jedem anderen Streß zugrunde liegen. In biologischer Hinsicht werden im übrigen auch Depressionen in zunehmendem Ausmaß als Streßreaktionen interpretiert.

Hans Selye, der Begründer der Streßforschung, beschrieb jeden körperlichen und seelischen Streß als »allgemeines Anpassungssyndrom« des Körpers an den Stressor und unterschied dabei drei Phasen:

1. Alarmreaktion bei akutem Streß

»Paahh, da hab ich aber einen Adrenalinausstoß gehabt ...« Diesen oft so salopp hingesagten Satz kennt wohl jeder. Und tatsächlich spielen sich bei jeder akuten körperlichen oder seelischen Belastung in Bruchteilen von Sekunden unglaublich viele Prozesse ab. Das limbische System im Gehirn, namentlich der sogenannte Mandelkern, steuert den Angst-Flucht-Reflex, das Kurzstreßhormon Adrenalin und das Dauerstreßhormon Kortisol aktivieren blitzartig das gesamte vegetative Nervensystem und rütteln den ganzen Körper wach.

Zuerst tritt jedoch eine kurze Schockphase auf, die Sie bestimmt schon oft als die berühmte »Schrecksekunde« selbst erlebt haben. Dabei schaltet das vegetative Nervensystem einen Moment lang auf kurzfristige Reaktionsunfähigkeit um, die dem Atemholen, Kräftesammeln und Abschätzen der Gefahr dient, oft verbunden mit Kreislaufschwäche, Schwindel, Ohnmachtsangst, Atemnot, Übelkeit, Magenkrämpfen, Harn- oder Stuhldrang, Durchfall, Muskelschwäche (»weichen Knien«), Erröten, Weinkrämpfen.

Nach dieser Schockphase stellt sich der Körper in der Kampf- oder Fluchtphase auf eine kurzfristige Höchstleistung ein. Man spricht von einer »Bereitstellungsreaktion« oder »Notfallreaktion«. Ein kräftiger Adrenalinschub aktiviert Herz- und Kreislaufsystem, Atmung, Skelettmuskulatur, Hirnwellen und geistige Aufmerksamkeit und blockiert im gleichen Moment alle Vorgänge, die jetzt in dieser Ausnahmesituation nicht benötigt werden (Appetit, Verdauung, Immunabwehr etc.). Alle Energien sind ausschließlich auf die Bewältigung der aktuellen Streßsituation fokussiert. Innerhalb einer Minute erfolgt diese intensive Phase der Mobilmachung für Flucht oder Kampf, wobei diese beiden Begriffe nicht unbedingt wörtlich zu nehmen sind. Mit »Kampf« ist eher ein aktives Herangehen an die Situation gemeint, mit »Flucht« jede Art von Rückzug, also auch Fluchtimpulse.

Daß gerade die körperliche Leistung bei Streß im Vordergrund steht, zeigt, wie ursprünglich diese Reaktion in der Evolution ist. Bei unseren Vorfahren entschieden rein körperliche Aspekte wie Kraft und Schnelligkeit über Leben oder Tod in einer Streßsituation – eine Verhaltensweise, die nach wie vor tief in uns verankert ist. Interessanterweise läuft der gleiche körperliche Reaktionsmechanismus auch dann ab, wenn Situationen nur als bedrohlich vorgestellt werden, das heißt, der Körper unterscheidet nicht zwischen realen und vorgestellten Gefahren. Bei psychischem Streß ist die körperliche Mobilisierung meist zu stark, weil ja keine entsprechende Aktivität wie Kampf oder Flucht erforderlich ist.

Die Folgen sind: ein körperlicher Anspannungszustand, der mangels Bewegung bestehen bleibt; ein Aufbau von Energie und eine Beschleunigung von Stoffwechselvorgängen, wie dies gar nicht notwendig ist.

2. Widerstandsstadium bei chronischem Streß

Damit ist jene Zeitspanne gemeint, während der die extreme Aktivierung des Körpers andauert. Meist setzt einige Minuten nach Beginn des Alarmstadiums ein Gegenregulativ ein, um den Körper wieder in Balance zu bringen, was oft mit einer erhöhten Magen- und Darmtätigkeit, mit Übelkeit etc. verbunden ist. Ein gefährlicher Nebeneffekt von Dauerstreß: Der Körper ist anfälliger für Krankheiten, weil dafür kaum mehr Abwehrreserven zur Verfügung stehen.

3. Erschöpfungsphase bei unzureichender Streßbewältigung

Wenn der Streßzustand erfolgreich bewältigt wurde, setzen nun Entspannung und Erholung ein – wenn nicht, arbeitet das überaktive Nervensystem weiter, es kommt zu Irritationen der sonst perfekt eingespielten vegetativen Abläufe und letztendlich zu verschiedenen psychovegetativen und psychosomatischen Dauerstörungen. Nach dem Motto »Das schwächste Glied in der Kette reißt zuerst« entwickeln sich in jenen Organbereichen Störungen, bei denen man am anfälligsten ist.

Angst, Aufregung und Streß lösen bestimmte biologisch sinnvolle vegetative Reaktionen aus, im negativen Fall aber auch belastende Fehlregulierungen. Alles, was zu einem drastischen Anstieg des Adrenalinspiegels im Blut führt, kann eine Panikattacke auslösen. Die Alarmierung des Körpers kann dabei durch körperliche oder seelische Stressoren erfolgen.

Panikattacken treten oft erst nach einer starken körperlichen oder seelischen Belastung auf. War der Streßhormonspiegel über einen längeren Zeitraum erhöht, sinkt er nämlich mit nachlassender Belastung nicht sofort auf das Normalmaß zurück, sondern wird oft erst über eine Panikattacke abgebaut. Dies erklärt das häufige Auftreten von Panikattacken in Phasen beginnender Ruhe, das heißt, wenn man sich gerade niedergesetzt oder in das Bett gelegt hat. Panikattacken können sogar im Schlaf auftreten, und zwar dann, wenn die chronische Verspannung erst im Schlaf nachläßt. Eine derartige Symptomatik ist mit einer Wochenendmigräne vergleichbar.

Gerade aber dieser Umstand, daß man sich die ungewohnten körperlichen Reaktionen im Ruhezustand nicht erklären kann, führt zu neuerlicher Unruhe und ängstlicher Beobachtung des Körpers und somit erst recht wieder zur Verstärkung der körperlichen Symptome.

Brett vor dem Kopf: Angst kann das Denken blockieren

Wer kennt das nicht: Da hat man sich bestens vorbereitet auf eine wichtige Prüfung, fühlt sich sicher und kompetent – und in der besagten Situation ist plötzlich alles anders, das ganze Wissen wie weggezaubert, man ist wirr und durcheinander und kann keinen klaren Gedanken fassen. Das berühmte »Brett vor dem Kopf«! Nicht wenige Panikpatienten befürchten, durch die Intensität der Angstzustände verrückt zu werden, das heißt sie glauben irrtümlich, durch den starken Gefühlsdruck den Verstand zu verlieren.

Wenn Angst ein so extremes Ausmaß annimmt, daß es zum Zusammenbruch des gesamten geordneten Denkens und Handelns kommt, spricht man von Panik.

In bestimmten Katastrophensituationen – man denke nur an den 11. September 2001 in New York – wird Angst fast unweigerlich zur Panik. Panik im Sinne eines katastrophenbedingten Massenphänomens ist eine akute Angstreaktion mit verminderter Selbstkontrolle; die Betroffenen flüchten blind, unüberlegt, unorganisiert und ohne Rücksicht auf soziale Aspekte. Panik in Menschenmassen tritt dann auf, wenn keine Fluchtmöglichkeit mehr geortet wird. Das größte Ausmaß an Panik entsteht aber bei einer mittleren Wahrscheinlichkeit, sich retten zu können. Dies erklärt das ständige Auf-dem-Sprung-Sein vieler Angstpatienten, wenn sie in einer Angstsituation eine Fluchtmöglichkeit sehen (die Vorstellung von Flucht aktiviert zur Flucht).

Während ein dosiertes Angstausmaß die Aufmerksamkeit, Wachheit, intellektuelle und motorische Leistungsbereitschaft erhöht, führen übermäßige Ängste zur Beeinträchtigung des Denkens, der Konzentration und des Verhaltens bis hin zur totalen Angstblockade.

Der Zusammenhang zwischen Angst und Leistung entspricht dem folgenden Verhältnis: zuwenig Angst macht uns sorglos, träge und antriebslos, zuviel Angst macht uns ungeschickt, gehemmt und gelähmt, während uns ein mittleres Angstausmaß zu Höchstleistungen motiviert und aktiviert. Ein mittleres Ausmaß an Erregung garantiert demnach eine optimale Leistungsfähigkeit.

Ein gewisses Ausmaß von Angst bewahrt uns auch vor Routine und bewirkt, daß wir »echt« sind und immer wieder unser Bestes geben. In diesem Sinn ist das Lampenfieber von Schauspielern und Sängern zu verstehen, die behaupten, nicht mehr so gut zu sein, wenn sie vor dem Auftritt nicht mehr nervös seien.

Auch erfolgreiche Leute sind in schwierigen Situationen angespannt, halten dies jedoch für normal, weil Angst einfach den Körper mobilisiert, um zu einer Lösung zu gelangen. Im Wort »Emotion« steckt das lateinische Wort *motio*, das »Bewegung« bedeutet, das heißt Gefühle sollen unseren Körper zu einer Handlung bewegen.

Nützlich ist jene Angst, die uns hilft, im Hier-und-Jetzt zu handeln. Blockierend ist jene Angst, die uns bei der Vorstellung drohender Gefahr in unseren aktuellen Handlungsmöglichkeiten einschränkt.

Lebenseinengende Angst macht krank

Wie zieht man aber die Linie zwischen förderlicher und hemmender Angst? Wir bezeichnen Angst dann als krankhaft, wenn sie das Leben so stark einengt, daß die soziale und berufliche Funktionsfähigkeit beeinträchtigt ist und über einen längeren Zeitraum ein großer individueller Leidensdruck gegeben ist. Dann spricht man von einer »Angststörung«. Das Wort »Störung« wird heute gegenüber der Bezeichnung »Krankheit« bevorzugt, weil damit kein rein biologisches Erklärungsmodell verbunden ist.

Eine krankhafte Angst

- tritt ohne reale Bedrohung auf,
- dauert auch nach der Beseitigung einer realen Bedrohung an,
- tritt unangemessen, zu stark und zu häufig auf,
- dauert zu lange an,
- ist mit starken körperlichen Symptomen verbunden,
- kann hinsichtlich Auftreten und Dauer nicht kontrolliert werden,
- ist nicht durch bestimmte Bewältigungsstrategien in den Griff zu bekommen,
- kann nicht durch bestimmte Erklärungskonzepte gemildert werden,
- ist mit belastenden Erwartungsängsten (»Angst vor der Angst«) verbunden,
- führt zur Vermeidung angstmachender, objektiv ungefährlicher Situationen,
- führt zur Unterlassung wichtiger Aktivitäten,
- schränkt das Leben übermäßig ein,
- führt zu individuellen Belastungen und Leidenszuständen.

Krankhafte Ängste können unter drei verschiedenen Bedingungen auftreten:

1. Körperliche Zustände, Situationen oder Objekte werden falsch, nämlich als gefährlich eingeschätzt.
2. Die Alarm- und Bedrohungsstrukturen sind gestört. Es liegen Krankheitsprozesse des Gehirns vor.
3. Das Warnsignal der Angst klingt nicht ab. Es erfolgt keine Gewöhnung (Habituation) an die Angst, sondern die Erregung nimmt im Gegenteil sogar noch zu, wie dies etwa bei der posttraumatischen Belastungsstörung der Fall ist.

Angststörungen als Ausdruck von Veränderungen im Leben

Leben bedeutet Veränderung, Fortschreiten von einer Lebensphase zur anderen. An diesen ganz normalen Aufgaben, die das Leben uns stellt, reifen wir als Menschen. Übergänge im Rahmen des Lebenszyklus sind oft auch sehr kritische und fast dramatische Ereignisse, die zu psychischen Störungen führen können, wenn sie nicht bewältigt werden.

Angststörungen spiegeln oft die Furcht vor Veränderungen wider, die durchaus als notwendig erkannt werden. Das Alte befriedigt nicht mehr, das Neue macht jedoch angst. Die Angst kann nicht als Kraft genutzt werden, sondern führt dazu, daß keine neuen Wege beschritten werden. Eine unglückliche Partnerschaft, ein belastendes Zusammenleben mit den Eltern, ein frustrierender Arbeitsplatz oder eine unpassende Berufstätigkeit können häufig nicht aufgegeben werden aus Angst vor der Ungewißheit der Zukunft. Es fehlt das Vertrauen in die eigenen Möglichkeiten.

Zwangsstörungen drücken nicht selten die Schwierigkeit aus, das Vergangene vergangen sein zu lassen. Das Geschehene muß immer wieder neu auf mögliche Fehler überprüft werden, so daß die Möglichkeit zu neuen Entwicklungen eingeschränkt ist. Man beschäftigt sich lieber mit dem Vertrauten, obwohl dies schon bald unerträglich erscheint, anstatt etwas Neues zu wagen. Es fehlt der Mut zum Risiko. Und wenn doch neue Möglichkeiten erwogen werden, können Menschen mit einer Zwangsstörung nicht so einfach resignieren wie Menschen mit einer typischen Angststörung. Sie suchen nach einem Weg, wie sie eine Aufgabe perfekt bewältigen können, denn Perfektion wäre eine Garantie, ein befürchtetes Versagen zu vermeiden. Ein zwanghafter Perfektionismus ist oft auch ein Bewältigungsversuch von sonst nicht erträglichen Ängsten: wenn alles perfekt ist, braucht man sich nicht mehr zu fürchten – was sich bald als zusätzliches Problem herausstellt, denn es ist nie alles perfekt vorbereitet.

Depressionen drücken oft die Schwierigkeit aus, von einer bereits vergangenen Lebensphase auch innerlich Abschied nehmen und sich auf neue Lebensmöglichkeiten einstellen zu können. Eine zu Ende gegangene Beziehung, der Tod eines geliebten Menschen, der Verlust materieller Sicherheit, der Auszug von Zuhause, der Umzug in eine neue Gegend, das Nachlassen der körperlichen und geistigen Vitalität sind oft nur schwer zu verkraften, was die weitere Lebensentwicklung blockieren kann. Es fehlt die Kraft zum Loslassen, der Mut zum Abschiednehmen. Doch nur im Loslassen alter, überholter Dinge kann Neues wachsen.

Es ist völlig normal, sich vor neuen Lebenssituationen zu fürchten, so daß in Übergangszeiten krisenhafte Entwicklungen auftreten können, die noch keineswegs pathologisch zu bewerten sind. Erst falsche Problemlösungsversuche machen aus einer normalen Lebenskrise eine klinisch relevante Beeinträchtigung.

Wenn man ganz normale Ängste vor dem Neuen und der Zukunft in Übergangszeiten durch Vermeidungstendenzen im Sinne einer Angststörung oder durch einen Perfektionismus im Sinne zwanghafter Absicherungstendenzen zu bewältigen versucht, weil das Vertrauen in das richtige Handeln in der Zukunft in Frage gestellt erscheint, entsteht Stagnation. Diese Gefahr ist um so größer, je mehr gleichzeitig unbewältigte Dinge aus der Vergangenheit die Ressourcenaktivierung blockieren.

Psychische Störungen sind oft charakterisiert durch einen Wechsel der Symptomatik. Wer ängstlich war, wird aufgrund mangelnder Erfolgserlebnisse häufig auch noch depressiv. Wer nicht depressiv werden möchte, wird nicht selten zwanghaft-perfektionistisch, um befürchteten Schuldgefühlen bei Versagen zu entgehen.

Zehn Gesichter krankhafter Angst

Wie man eine Angststörung erkennt

Die Diagnose einer Angststörung kann nach Abklärung folgender Fragen gestellt werden:

1. Liegen die allgemeinen Kriterien einer Angststörung vor, die eine normale von einer krankhaften Angst unterscheiden?
2. Können körperliche Ursachen ausgeschlossen werden? (Dies erfordert eine umfassende organische Untersuchung).
3. Können andere psychische Störungen (z.B. eine Depression) als alleinige Ursache der Angst ausgeschlossen werden?

Die Art der Angststörung wird durch folgende Fragen herausgefunden:

1. Besteht eine objekt- und situationsunabhängige Angst (Panikstö-

rung, generalisierte Angststörung) oder besteht eine objekt- und situationsabhängige Angst (Phobie: Agoraphobie, soziale Phobie, spezifische Phobie)?
2. Tritt die Angst mehr attackenartig auf (wie bei der Panikstörung) oder eher kontinuierlich (wie bei der generalisierten Angststörung)?
3. Kann die Angst als Furcht vor bestimmten Objekten und Situationen differenziert werden (wie bei spezifischen Phobien)?

Wie sieht Ihre Angst aus?

Krankhafte Angst kann sehr viele Gesichter haben. Oft wechselt die Angst ihr Aussehen. Doch in einem der zehn Erscheinungsbilder werden Sie sich bestimmt wiedererkennen, wenn Sie zu belastenden und lebenseinengenden Ängsten neigen:

1. Angst aus heiterem Himmel – Angst vor der Angst: Panikstörung
2. Angst, in Angstsituationen ohne Fluchtweg oder Helfer zu sein – Angst, in der Falle zu sitzen: Agoraphobie (Platzangst)
3. Angst vor bestimmten Objekten oder Situationen – eine einzelne Phobie beeinträchtigt das Leben: spezifische Phobie
4. Angst vor anderen Menschen – Angst vor sozialer Kritik: soziale Phobie
5. Angst vor allem und jedem – unkontrollierbare Sorgen und Befürchtungen: generalisierte Angststörung
6. Angst durch einen bleibenden Schock – Angst vor ungewollter Erinnerung an ein Trauma: posttraumatische Belastungsstörung
7. Angstbewältigung durch Zwänge – Zwangsrituale zur Vermeidung von Angst und Unsicherheit: Zwangsstörung
8. Angst, die Gesundheit zu verlieren – Angst vor eingebildeten Krankheiten: hypochondrische Störung
9. Angst als Folge einer körperlichen Erkrankung – Angststörung mit einem medizinischen Krankheitsfaktor: organische Angststörung
10. Angst als Folge von Alkohol- oder Drogeneinwirkung – Substanzen als Angstauslöser: substanzinduzierte Angststörung

Nach umfangreichen Untersuchungen in den USA ist bekannt, wie viele Menschen im Laufe des Lebens an den verschiedenen Angststörungen erkranken (siehe Tabelle). Im Laufe des Lebens ist jeder vierte US-Bürger davon betroffen. Nach zwei repräsentativen gesamtdeutschen Untersuchungen leiden rund 9 Prozent der Bevölkerung aktuell unter einer behandlungsbedürftigen Angststörung, nach einer großen norddeutschen Studie beträgt die Lebenszeithäufigkeit 15 Prozent. Frauen weisen doppelt so häufig eine Angststörung auf als Männer.

Tab. 1: Häufigkeit (pro Lebenszeit) von Angststörungen

Kategorie	*Häufigkeit (%)*	*Kurzbeschreibung*
1. Panikstörung ohne Agoraphobie	3,5	Plötzliches, massives, angstmachendes Auftreten körperlicher und geistiger Symptome. Eine Panikattacke besteht aus mindestens 4 von 14 körperlichen und psychischen Symptomen, eine Panikstörung aus mehreren Panikattacken innerhalb eines Monats.
2. Panikstörung mit Agoraphobie	1,5	Panikattacken mit der Folge einer Einschränkung der Bewegungsfreiheit durch eine Agoraphobie (Platzangst).
3. Agoraphobie ohne Panikstörung in der Vorgeschichte	5,3	Angst, in Angstsituationen keinen Fluchtweg oder Helfer zu haben. Es gibt keine Panikattacken als Auslöser, oft jedoch Schwindel, Übelkeit, Durchfall als Ursache bzw. Befürchtung.
4. Soziale Phobien – spezifische Sozialphobie – generalisierte Sozialphobie	13,3	Angst vor kritischer Beurteilung durch andere Menschen mit starken Vermeidungsreaktionen bzw. Unwohlsein in sozialen Situationen. Soziale Ängste bestehen hinsichtlich einiger Situationen (spezifische Sozialphobie: Hemmung bei Beobachtung) oder hinsichtlich vieler Situationen (generalisierte Sozialphobie: mangelnde Selbstsicherheit, unzureichende soziale Kompetenzen).

5. Spezifische Phobien	11,3	Angst vor bestimmten Objekten oder Situationen (z. B. Flug-, Lift-, Hunde-, Spritzen-, Blut-, Zahnarztphobie).
6. Generalisierte Angststörung	5,1	Unkontrollierbare Sorgen mit vielfältigen ängstlichen Befürchtungen (oft Sorgen um die Gesundheit der eigenen Person sowie von Angehörigen), verbunden mit verschiedenen psychovegetativen Beschwerden, weniger ausgeprägt als bei einer Panikattacke, dafür aber ständig vorhanden.
7. Posttraumatische Belastungsstörung	7,8	Verzögerte massive psychische Reaktion auf ein Trauma (z. B. Vergewaltigung, Mißhandlung, Unfall), angstvolle Wiedererinnerung und belastendes Wiedererleben des Traumas.
8. Zwangsstörung – Zwangshandlungen – Zwangsgedanken/ -impulse	2,5	Gedanken, Vorstellungen, Impulse und Handlungen drängen sich trotz Gegenwehr ständig auf. Die meist gefahrvollen Inhalte, die Angst und Unbehagen verursachen, werden durch Rituale (z. B. Wasch- oder Kontrollzwänge) zu neutralisieren versucht. Vorwiegend Verhaltensstereotypien (Verhaltensrituale wie Waschen, Kontrollieren, Ordnen, wiederholtes Zählen, Sammeln). Reine Zwangsgedanken kommen nur bei ca. 12 Prozent der Zwangskranken vor.

Die Agoraphobie, die soziale Phobie und die spezifischen Phobien werden unter der Bezeichnung »*phobische Störungen*« zusammengefaßt. Als Auslöser dienen äußere Reize, das heißt bestimmte Orte, Situationen, Menschen und Objekte, die man am liebsten vermeiden möchte.

Die Panikstörung und die generalisierte Angststörung, die seit der Beschreibung durch Sigmund Freud im Jahr 1895 ein Jahrhundert lang gemeinsam unter dem Begriff der »Angstneurose« erfaßt wurden, werden heute als *»sonstige Ängste«* den Phobien gegenübergestellt. Als Auslöser gelten interne Reize, das heißt körperliche Zustände und Gedanken.

Die genannten fünf Angststörungen (Panikstörung, generalisierte Angststörung, Agoraphobie, soziale Phobie und spezifische Phobien) gelten im internationalen Diagnoseschema als der »harte Kern« der Angststörungen. In den USA werden auch noch die Angststörung mit einem medizinischen Krankheitsfaktor, die substanzinduzierte Angststörung, die posttraumatische Belastungsstörung, die akute Belastungsstörung und die Zwangsstörung zu den Angststörungen gezählt. Die hypochondrische Störung als ständige Beschäftigung mit Krankheitsängsten bzw. Gesundheitsängsten sollte zukünftig als »Gesundheitsangststörung« ebenfalls zu den Angststörungen gezählt werden und wird daher in diesem Buch entsprechend dargestellt.

Um Ihnen die Orientierung zu erleichtern, beschreiben wir im folgenden jede Angststörung nach einem einheitlichen fünfstufigen Schema:

1. Beispiel für die Angststörung
2. Selbstbeurteilungsfragebogen
3. Ausführliche Charakterisierung der Angststörung
4. Ursachen der Angststörung
5. Schlüssel: die wichtigsten Bewältigungsstrategien kurzgefaßt

Selbsthilfemöglichkeiten und therapeutische Aspekte werden im zweiten Kapitel des Buches ausführlich beschrieben.

Angst ist eine Begleitsymptomatik bei vielen körperlichen und seelischen Störungen, z. B. bei Depressionen, Eßstörungen, sexuellen Funktionsstörungen, psychosomatischen Störungen oder somatoformen (funktionellen) Störungen. Auf diese Ängste wird hier ebenso wenig eingegangen wie auf jene Ängste, die sich aus der Reaktion auf veränderte Lebensumstände ergeben, etwa nach einer Scheidung oder Kündigung.

Sie können in diesem Buch dort weiterlesen, wo Sie sich aufgrund Ihrer Symptome und Beschwerden am meisten angesprochen fühlen und anschließend prüfen, welche der anderen Angststörungen zusätzlich auf Sie zutreffen könnten.

Wenn Sie fachliche Hilfe durch Psychotherapeuten, Psychologen und Ärzte benötigen, können Sie durch das erworbene Wissen kompetent auftreten und eine etwaige Therapie wesentlich verkürzen bzw. effektiver gestalten.

Ziel dieses Buches ist der »mündige Patient«, der um die Art seiner Probleme Bescheid weiß und in der Lage ist, für sich die nötige Unterstützung organisieren zu können.

Bevor Sie weiterlesen, geben Sie aufgrund Ihres bisherigen Wissens über Ängste und der obigen kurzen Darstellung eine erste Selbstbeurteilung ab. Haben Sie eine oder mehrere der angeführten Angststörungen? Überprüfen Sie nach der Lektüre der verschiedenen Gesichter krankhafter Angst, wie treffsicher Ihre vorläufige Selbstdiagnose war.

Angst aus heiterem Himmel – Angst vor der Angst: Panikstörung

»Es war die Hölle – Herzrasen, Schwindel, pure Todesangst.«

Herr Müller, 28 Jahre, technischer Angestellter, unternimmt nach einer streßreichen Zeit, bedingt durch Hausbau und berufliche Überforderung, am Samstag vormittag zusammen mit seiner Frau einen gemütlichen Bummel. Mitten im Trubel des Einkaufszentrums wird er plötzlich von einer heftigen Panikattacke überrascht. Sein Herz beginnt zu rasen, Schweißperlen treten auf seine Stirn, er bekommt kaum mehr Luft, seine Arme und Beine zittern, ihm wird schwindlig. Die Haut fühlt sich teils kribbelig, teils taub an, wie wenn sein Körper absterben würde. Herr Müller will davonlaufen, wagt es aber nicht, weil er befürchtet zu kollabieren. Er hat panische Angst zu sterben – »Herzinfarkt, Gehirnschlag!« durchzuckt es ihn. Er erinnert sich an den tödlichen Herzinfarkt seines Vaters vor einem Jahr und an den Bluthochdruck eines Onkels, der vor drei Jahren gestorben war, und fleht seine nichtsahnende Gattin an, sofort einen Arzt zu holen.

Eine organische Durchuntersuchung im Krankenhaus erbringt keinen auffälligen Befund, so daß er nach drei Tagen mit der Diagnose »Panikattacken« entlassen wird.

Zwei Wochen später abends im Bett – eine weitere Panikattacke, wieder verbunden mit extremer Todesangst. Nach stundenlangem nervösen Umhergehen in der Wohnung ruft er den ärztlichen Notdienst. Die gleiche Diagnose: Panikattacke. Der Hausarzt verschreibt ihm am nächsten Tag kurzfristig ein Beruhigungsmittel, ein angstlösendes Antidepressivum und empfiehlt eine Verhaltenstherapie. Im Laufe der Zeit entwickelt Herr Müller eine ständige »Angst vor der Angst«, verbunden mit der Befürchtung, vielleicht doch an einer bislang noch unerkannten körperlichen Störung zu leiden.

Hatten Sie schon einmal eine Panikattacke?

1. Hatten Sie schon wiederholt Panikattacken, die nicht auf eine spezifische Situation oder ein spezifisches Objekt bezogen waren, sondern ganz spontan auftraten in Situationen, wo Sie gerade keiner besonderen Belastung oder Gefahr ausgesetzt waren? ☒

2. Erlebten Sie dabei eine einzelne Episode von intensiver Angst oder Unbehagen, die abrupt begann, innerhalb weniger Minuten einen Höhepunkt erreichte und dann mindestens einige Minuten andauerte (meistens nicht länger als eine halbe Stunde)? ☒

3. Traten dabei folgende Symptome auf?
   - Herzrasen, Herzklopfen oder erhöhte Herzfrequenz ☒
   - Schweißausbrüche ☒
   - fein- oder grobmotorisches Zittern ☒
   - Mundtrockenheit ☒
   - Atembeschwerden ❍
   - Beklemmungsgefühl ☒
   - Schmerzen oder Mißempfindungen in der Brust ❍
   - Übelkeit oder Mißempfindungen im Bauchraum (z. B. Unruhegefühl im Magen) ☒
   - Gefühl von Schwindel, Unsicherheit, Schwäche oder Benommenheit ☒
   - Gefühl, daß Sie weit entfernt sind, nicht »wirklich hier sind«, »neben sich stehen« (Depersonalisation) oder die Umwelt und die Objekte unwirklich sind (Derealisation) ❍
   - Angst vor Kontrollverlust, verrückt zu werden oder »auszuflippen« ☒
   - Angst zu sterben (als Reaktion auf die körperlichen Zustände) ☒
   - Hitzegefühle oder Kälteschauer ❍
   - Gefühllosigkeit oder Kribbelgefühle ❍

4. Können Sie ausschließen, daß Ihre Angstzustände bedingt sind durch eine andere psychische Störung (Phobie, hypochondrische Störung, Depression, generalisierte Angststörung usw.) oder eine körperliche Störung? ❍

5. Hatten Sie jemals vier Panikattacken innerhalb von vier aufeinanderfolgenden Wochen (»mittelgradige Panikstörung«)? ❍

6. Hatten Sie mindestens vier Panikattacken pro Woche über einen Zeitraum von vier Wochen (»schwere Panikstörung«)? ❍

Wenn Sie die Fragen 1, 2 und 4 sowie mindestens vier Symptome bei Frage 3 angekreuzt haben, haben Sie möglicherweise eine Panikstörung.

Was eine Panikstörung ausmacht

Die zentralen Merkmale kurzgefaßt:

B. Eine Panikstörung besteht aus wiederholten Panikattacken. Die Angstanfälle sind nicht auf eine spezifische Situation oder ein spezifisches Objekt bezogen und treten oft spontan auf, das heißt sie sind nicht vorhersagbar. Die Panikattacken sind nicht verbunden mit besonderen Anstrengungen oder bedrohlichen Situationen.

B. Eine Panikattacke weist die folgenden Merkmale auf:

- Sie ist eine einzelne Episode von intensiver Angst oder Unbehagen.
- Sie beginnt abrupt.
- Sie erreicht innerhalb von Minuten einen Höhepunkt und dauert mindestens einige Minuten (meistens nicht länger als eine halbe Stunde).
- Mindestens vier Symptome der folgenden Liste, davon eins aus der Liste der vegetativen Symptome müssen vorliegen.

Vegetative Symptome:

- Herzrasen, Herzklopfen oder erhöhte Herzfrequenz
- Schweißausbrüche
- fein- oder grobmotorisches Zittern
- Mundtrockenheit

Symptome, die Brust- und Bauchbereich betreffen:

- Atembeschwerden
- Beklemmungsgefühl
- Schmerzen oder Mißempfindungen in der Brust
- Übelkeit oder Mißempfindungen im Magenbereich (z. B. Unruhegefühl)

Psychische Symptome:

- Gefühl von Schwindel, Unsicherheit, Schwäche oder Benommenheit
- Gefühl, die Objekte sind unwirklich (Derealisation), oder man selbst ist weit entfernt oder »nicht wirklich hier« (Depersonalisation)
- Angst vor Kontrollverlust, verrückt zu werden oder »auszuflippen«
- Angst zu sterben

Allgemeine Symptome:

- Hitzewallungen oder Kälteschauer
- Gefühllosigkeit oder Kribbelgefühle

C. Die Panikattacken sind nicht Folge einer körperlichen Erkrankung oder einer anderen psychischen Störung.

Unerwartete und belastungsunabhängige Panikattacken

Eine Panikattacke dauert meist zwischen 5 und 30 Minuten an. Betroffene beschreiben sie als Zustand intensiver Angst und extremen Unbehagens; sie taucht meist völlig unerwartet wie der vielzitierte »Blitz aus heiterem Himmel« auf, nur in phobischen Situationen weiß man, daß sie eintreten wird.

Bei einer Panikattacke treten gleichzeitig mindestens 4 von 14 typischen körperlichen oder psychischen Symptomen auf. Die belastendsten Symptome sind Herzrasen und Herzklopfen in Verbindung mit Herzinfarktängsten, Druck- und Engegefühle im Brustbereich in Zusammenhang mit Erstickungsängsten, Schwindel und Benommenheit mit der Folge von Ohnmachtsangst, Entfremdungsgefühle (Depersonalisation, Derealisation) mit der Angst, verrückt zu werden, sowie innere Druckzustände mit dem Gefühl auszurasten und die Selbstkontrolle zu verlieren.

Von einer Panikstörung spricht man dann, wenn innerhalb von etwa einem Monat mehrere schwere und unerwartete Panikattacken aufgetreten sind. Vorhersehbare Angstanfälle, die in ganz bestimmten Situationen auftreten, verweisen auf eine Phobie, wie etwa extreme Angst vor Hunden, dem Liftfahren oder Spritzen.

Verschiedene Panikpatienten berichten, ihre Attacken würden stundenlang andauern. Länger anhaltende Angstzustände, die gewöhnlich weniger stark ausgeprägt sind, bezeichnet man als Angstepisoden.

Anders als Hypochonder, die ständig davon überzeugt sind, trotz gründlicher Untersuchung an einer oder zwei ernsthaften Krankheiten zu leiden, sind Panikpatienten gewöhnlich nur während des Angstanfalls überzeugt, gesundheitlich bedroht zu sein. Verschiedene Panikpatienten entwickeln jedoch im Laufe der Zeit hypochondrische Tendenzen.

Betroffene erzählen immer wieder, daß sich ihr Leben schon ab der ersten Panikattacke dramatisch geändert habe. Nicht nur, weil diese ja plötzlich und oft sogar in einer äußerst entspannten Situation (beim

Fernsehen, Lesen, Einschlafen, bei Urlaubsantritt etc.) aufgetaucht ist, sondern auch, weil das damals tief empfundene Gefühl der Todesangst im Gedächtnis gespeichert bleibt und ständig präsent ist.

Die erste oder zweite Panikattacke wird meistens wie ein beginnender Herzinfarkt oder Nervenzusammenbruch erlebt und führt öfter auch nach organmedizinischer Abklärung zum Gefühl, schwer krank zu sein. Die Angst vor der Angst, vor der nächsten Attacke, wird zum ständigen Begleiter und beeinträchtigt die Lebensqualität erheblich. Die Betroffenen konzentrieren sich ständig auf ihren Körper, registrieren bereits die kleinsten Veränderungen wie Pulsanstieg, Hitzegefühle, Schwitzen oder Schwindel als Zeichen großer Gefährdung, entwickeln auf diese Weise ein gestörtes Körperbewußtsein sowie eine Angst vor bestimmten Gefühlen und Gedanken und bereiten durch diese Daueranspannung erst recht die nächste Panikattacke vor. Ein dramatischer Kreislauf…

Viele Betroffene versuchen deshalb verzweifelt, all jene Situationen tunlichst zu vermeiden, in denen eine Panikattacke auftreten könnte (z.B. öffentliche Verkehrsmittel, Menschenmassen, Kaufhäuser), weil genau unter diesen Umständen schon einmal ein Angstanfall passiert ist. Die Angst vor einer neuerlichen Panikattacke führt bei mehr als der Hälfte der Panikpatienten zu einem sogenannten »phobischen Vermeidungsverhalten«. Viele greifen auch zu Alkohol bzw. Beruhigungsmitteln oder geraten in die Abhängigkeit von einer anderen Person, deren Anwesenheit (scheinbare) Sicherheit gibt. All diese Vermeidungsstrategien bringen keine Lösung, sondern führen unweigerlich zu einer immer größeren Einschränkung des Lebensradius.

Situationsgebundene und situationsbegünstigte Panikattacken

Situationsgebundene Panikattacken entstehen fast immer bei der Konfrontation mit einem situativen Reiz bzw. Auslöser oder bloß dessen Vorstellung (z.B. angesichts bestimmter Verkehrsmittel, Tiere oder sozialer Situationen). Derartige Panikattacken sind charakteristisch für soziale und spezifische Phobien.

Situationsbegünstigte Panikattacken werden durch phobische Objekte oder Situationen zwar vorbereitet, aber nicht sofort nach der Konfrontation ausgelöst (z.B. Panikattacken beim Autofahren erst nach längerer Zeit oder nur selten).

Wegen der Heftigkeit der Panikattacken glauben die Betroffenen oft irrtümlich, ihre Symptome würden von der ganzen Umwelt wahrgenommen, was zusätzliche Ängste auslöst, tatsächlich jedoch bemerken höchstens aufmerksame Beobachter nur unspezifische Symptome wie Blässe, Erröten, Zittern oder Schwitzen.

Der Teufelskreis der Angst

Die erste Panikattacke entsteht in den meisten Fällen vor dem Hintergrund einer längeren psychosozialen Belastungssituation (z. B. beruflicher oder familiärer Streß, Scheidung, Todesfall, Schulden, drohende Arbeitslosigkeit), konkret und massiv taucht sie jedoch oft erst in der sogenannten »abfallenden Streßphase« auf, das heißt in einer Entspannungssituation (z. B. im Liegen, beim Autofahren oder bei einem Kaufhausbummel). Dies ist natürlich auch einer der Gründe, warum die Betroffenen die Panikattacke nicht mit den ihnen meistens ohnehin bekannten Problemen in Verbindung bringen und punkto Ursache ratlos im Dunkeln tappen.

Öfter ist gleichzeitig ein körperlich geschwächter, jedoch keineswegs krankheitswertiger Zustand gegeben (z. B. radikale Gewichtsabnahme, Schlafdefizit, zuviel Kaffee, Nikotin oder Alkohol, leichte Erkältung).

All dies führt dazu, daß die körperlichen Begleiterscheinungen der Panikattacke als akute Lebensgefahr interpretiert werden – tief empfundene Todesangst ist die Folge. Manche Menschen mit Panikattacken fürchten dagegen die körperlichen Symptome weniger, sondern vielmehr die psychischen und kognitiven – vor allem das Gefühl der Entfremdung sich selbst gegenüber (Depersonalisation) oder der Umwelt gegenüber (Derealisation). Diese Erfahrungen oder das Gefühl des geistigen Kontrollverlusts führen zur Angst, verrückt zu werden oder sonst irgendwie öffentlich »durchzudrehen« und für immer in der Psychiatrie zu landen.

Meist schon nach der ersten, spätestens jedoch nach der zweiten Panikattacke erfolgt eine organische Untersuchung, die gewöhnlich keinen auffälligen Befund ergibt. Dieser Umstand wirkt aber nur für eine gewisse Zeit beruhigend, denn jede neuerliche Attacke führt logischerweise zu einer weiteren Verunsicherung über den Gesundheitszustand. Diese Beunruhigung wird gewöhnlich auch durch Kontrolluntersuchungen bei einem anderen Arzt oder in einem anderen Krankenhaus nicht beseitigt, und es entwickelt sich trotz des negativen organischen Befunds eine Erwartungsangst bezüglich neuerlicher Attacken, die das Leben selbst dann schwer beeinträchtigt, wenn über lange Zeit gar keine Panikattacke auftaucht. Wegen der Heftigkeit des ersten bzw. zweiten Anfalls, der gewöhnlich ein traumatisierendes Ausmaß erreicht hat, kommt es zu einer ständigen »Angst vor der Angst«, die die Lebensmöglichkeiten immer mehr einengt.

Die Betroffenen neigen zudem zu einer verstärkten Aufmerksamkeit (»selektive Wahrnehmung«) in bezug auf ihre körperlichen Reaktionen, registrieren jede kleine Veränderung der Befindlichkeit und bewerten dies als Anzeichen einer drohenden Attacke. Dadurch wird aber das Auftreten eines neuerlichen Angstanfalls erst recht begünstigt.

So paradox es klingt, aber es ist wahr: die Ursache für die nächste Panikattacke liegt nicht in der Vergangenheit (hier hat das Problem nur begonnen), sondern in der Zukunft, nämlich in der Vorstellung einer potentiellen Gefährdung durch eine neuerliche Attacke.

Menschen mit einer Panikstörung schaukeln bestimmte körperliche Empfindungen bis zu einer Panikattacke oder einer panikähnlichen Symptomatik auf. Sie nehmen bestimmte körperliche Symptome übertrieben wahr und bewerten diese fälschlich als Zeichen höchster Gefahr. Oft führen auch medizinische Informationen oder Nachrichten über erkrankte Bekannte zu einer erhöhten Körperzuwendung und infolgedessen zur Wahrnehmung bestimmter Symptome, die um so stärker werden, je mehr die Betroffenen darauf achten.

Man spricht von einem »Teufelskreis der Angst«, der aus folgender Spirale besteht:

1. *Auftreten harmloser körperlicher Veränderungen* (z.B. Herzbeschleunigung, Schwindel, Atemnot, Übelkeit) oder bestimmter *kognitiver* Veränderungen (z.B. Entfremdungsgefühle oder geistige Müdigkeit).
2. *Wahrnehmung der Veränderungen.* Die Betroffenen bemerken die eingetretenen körperlichen oder kognitiven Veränderungen und wenden sich ihnen stärker zu. Die Zuwendung ist um so intensiver, je mehr Sensibilität derartigen Symptomen gegenüber aufgrund einer früheren Panikattacke besteht.
3. *Bewertung der Symptome als Zeichen einer Bedrohung.* Die wahrgenommenen körperlichen oder kognitiven Symptome, die oft normale Streß- oder Nachstreßsymptome darstellen, werden mangels anderer Erklärungsmöglichkeiten als gefährlich beurteilt (»Mein Herz schlägt so schnell, daß ich gleich einen Herzinfarkt bekomme«; »Ich habe so einen Druck auf der Brust, daß ich keine Luft bekomme und ersticken muß«; »Meine rechte Hand und mein rechtes Bein kribbeln so komisch, wahrscheinlich bekomme ich jetzt

einen Schlaganfall wie meine Großmutter«; »Ich kann nicht mehr klar denken, gleich schnappe ich über«; »Ich bin so angespannt, daß ich jeden Augenblick etwas zusammenhauen kann«).

4. *Entwicklung von Angst* als Folge der vermeintlichen Gefährdung des Körpers. Die Entstehung vermehrter Angst ist die logische Folge, wenn bestimmte Symptome als gefährlich interpretiert werden.
5. *Körperliche Veränderungen* als Folge der angstmachenden Bewertung der Symptome. Die eingetretenen Veränderungen werden so angstvoll erlebt, daß die Symptome stärker werden.
6. *Symptome einer Panikattacke.* Der rasch sich aufschaukelnde Prozeß von körperlichen oder kognitiven Symptomen und deren Bewertung als Gefahrenzeichen führt schließlich zu einer Panikattacke.

Dieser Aufschaukelungsprozeß beruht auf vier Faktoren:

1. *Momentaner innerer Zustand:* aktuelle körperliche und psychische Befindlichkeit wie etwa Ärger, Wut, Erschöpfung, körperliche Veränderungen als Folge einer Hyperventilation (sehr rasche und flache Atmung).
2. *Momentane situative Faktoren:* körperliche Aktivität, plötzliche Ruhephase nach längerer Anspannung, Veränderung der Körperposition (z.B. Hinlegen), Einwirkung von Nikotin, Koffein, Alkohol, Medikamenten oder Drogen, Abwesenheit von Sicherheitssignalen (z.B. einer vertrauten Person).
3. *Relativ überdauernde situative Einflüsse:* langanhaltende belastende Lebenssituationen wie etwa Krankheit oder Tod von Familienangehörigen, partnerschaftliche oder berufliche Konflikte, Langzeitarbeitslosigkeit, finanzielle Sorgen.
4. *Individuelle Neigung und Veranlagung:* rasche psychovegetative Erregbarkeit, chronische Erwartungsängste, lebensgeschichtlich erworbene Fixierung auf körperliche Vorgänge und deren Bewertung als gefährlich, körperliche Schonung aus Angst vor Überforderung.

Der Schlüssel: Blicken Sie der Angst ins Gesicht, lassen Sie Angst und Panik kampflos zu und bleiben Sie immer im Hier-und-Jetzt

Der Schlüssel zur Bewältigung von Panikattacken besteht darin, daß Sie der Angst ins Auge sehen lernen und nicht aus Angst vor der Angst ständig wegschauen. Schritt für Schritt sollten Sie lernen, in Ihren Gedanken und in Ihrem Verhalten auf alle Vermeidungsstrategien zu verzichten. Denn durch jede Vermeidungsreaktion bestätigen Sie sich immer wieder aufs neue, daß Ihre Angstanfälle doch gefährlich sein könnten. Laufen Sie vor Ihren körperlichen Empfindungen nicht davon, sondern bleiben Sie ganz bei sich selbst, ganz im Hier-und-Jetzt, und beobachten Sie mit »gesunder Distanz«, was tatsächlich geschieht. Registrieren Sie in passiver Weise die körperlichen Vorgänge (»Mein Herz schlägt jetzt stärker«; »Ich spüre einen Druck auf der Brust und einen Luftmangel«; »Schwindel und Übelkeit halten noch immer an«) und schweifen Sie bei der Beobachtung Ihres Körpers nicht in angstmachende Zukunftsphantasien aus (»Was-wäre-wenn-Ängste«). Bleiben Sie bei sich und in der Gegenwart – das allein führt im Lauf der Zeit zu einer Erleichterung im Sinne von »Na und?«. Halten Sie sich immer vor Augen: Alles, was gerade geschieht, können Sie ertragen, auch wenn es unangenehm sein sollte.

Eine Panikstörung wird vor allem durch die ängstliche Erwartung einer neuerlichen Attacke aufrechterhalten. Aus Angst vor den körperlichen und psychischen Symptomen werden diese zu vermeiden oder zu unterdrücken versucht, wodurch die Anspannung erst recht zunimmt. Eine Panikattacke ist nichts anderes als »falscher Alarm« und entsteht biologisch durch einen Adrenalinstoß. Der Schlüssel besteht darin: Wenn Sie sich vor einem neuerlichen Angstanfall nicht mehr fürchten, wird Ihr Körper nicht mehr durch einen weiteren Adrenalinschub zu einer Attacke hochgeschaukelt.

Sie können Panikattacken am raschesten bewältigen, wenn Sie das Auftreten der Symptome nicht mehr verhindern, sondern unter kontrollierten Bedingungen sogar provozieren, um damit besser umgehen zu lernen. Sie können den Teufelskreis der Angst auf zweifache Weise unterbrechen:

1. Stellen Sie sich eine frühere oder gefürchtete Panikattacke so lebendig vor, daß diese zumindest in Ansätzen tatsächlich auftritt (wenn dies nicht der Fall ist, haben Sie durch Ihre Bereitschaft zu einer Attacke die erste Erfahrung von Kontrolle erlebt). Wenden Sie sich dann bewußt in passiv beobachtender Weise Ihrem Körper zu, ohne etwas dagegen zu unternehmen, so daß die Symptome über Sie hinwegfegen wie ein Gewittersturm, nach dem wieder Ruhe einkehrt. Sie werden sehen, daß Ihre innere Bereitschaft zu einer Attacke ohne mentale Vermeidungsstrategien das Aufschaukeln der Symptomatik abschwächt.
2. Überwinden Sie sich und stellen Sie sich allen Situationen, die geeignet erscheinen, eine Panikattacke auszulösen. Suchen Sie bewußt

unter Verzicht auf Fluchtreaktionen und Ablenkungsstrategien gerade jene Orte auf, an denen Sie einen Angstanfall erleben könnten. Sie werden die Erfahrung machen, daß die Angst nicht ewig andauert und nicht zur Katastrophe führt, sondern nach einiger Zeit der Gewöhnung an die Situation und an Ihren Körper ganz von allein nachläßt.

Sobald Sie Ihre Angst vor Panikattacken verlieren, haben diese ihre Macht über Sie verloren. Konkrete Hilfestellungen dazu erhalten Sie im Selbsthilfeteil dieses Buches.

Angst, in Angstsituationen keinen Fluchtweg oder Helfer zu haben – Angst, in der Falle zu sitzen: Agoraphobie (Platzangst)

»Meine frühere Selbständigkeit und Selbstsicherheit waren wie weggeblasen.«

Frau Weber, 29 Jahre alt, verheiratet mit einem Facharbeiter, ist Hausfrau und Mutter von zwei Töchtern im Alter von drei und fünf Jahren. Vor der Ehe war sie in einem großen Modegeschäft als Textilverkäuferin tätig. Die Familie wohnt in einem großen Haus zusammen mit den Eltern des Mannes.

Die junge Frau möchte wieder arbeiten gehen, um dadurch den ständigen Spannungen mit der Schwiegermutter zu entkommen, obwohl sie diese eigentlich zur Beaufsichtigung ihrer Kinder benötigt. Nach einem Streit mit der Schwiegermutter fährt Frau Weber noch am gleichen Tag mit dem Bus zur Personalabteilung ihrer früheren Firma, um den raschen beruflichen Wiedereinstieg zu organisieren. Im überfüllten Bus bekommt sie plötzlich Schwindelgefühle, Hitzewallungen, Herzrasen, Atemnot und Übelkeit. Aus Angst umzufallen klammert sie sich an einer Stange fest und beginnt leicht zu zittern.

Ihre Schwindelgefühle erinnern sie an einen Beinahekollaps ein Jahr zuvor in der langen Samstag-Vormittag-Schlange vor der Kasse eines Supermarkts, und sie fürchtet, ohnmächtig umzufallen. Sie verläßt den Bus fluchtartig bei der nächsten Station.

Fünf Wochen später ist Frau Weber abends mit den Kindern allein zu Hause. Während sie sich einen Fernsehfilm anschaut, wird ihr Körper von einer heftigen Panikattacke mit Herzrasen, Druck auf der Brust, abwechselnden Hitze- und Kältegefühlen, Schwindel, Übelkeit und Zittern erfaßt; eine massive Todesangst ist die Folge.

Frau Weber alarmiert den Notarzt, der nach einer kurzen Untersuchung meint, sie habe wahrscheinlich eine Panikattacke erlebt und solle am nächsten Tag den Hausarzt zwecks weiterer Behandlung aufsuchen. Da sie allein zu Hause ist, gibt er ihr eine Beruhigungsspritze, die bereits nach kurzer Zeit die gewünschte Wirkung zeigt.

Ihr Mann und ihre Schwiegermutter raten ihr später zu mehr Schonung, was dazu führt, daß sie ihren Wiedereinstieg in den Beruf aus Angst vor Überforderung aufgibt. Zwei Wochen danach bekommt Frau Weber eine Panikattacke beim Einkauf im nächstgelegenen Geschäft. Sie muß deswegen fluchtartig das Geschäft verlassen. Von da an hat sie Schwierigkeiten, ohne Begleitung etwas zu unternehmen. Sie fährt nicht mehr allein mit öffentlichen Verkehrsmitteln und vermeidet den Aufenthalt in öffentlichen Räumen. Sie fürchtet sich vor dem Alleinsein unterwegs genauso wie vor dem Alleinsein zu Hause. Sie hat das Vertrauen zu ihrem Körper verloren.

Plötzlich ist sie froh, daß die Schwiegereltern im Haus wohnen und sie somit am Vormittag nicht allein sein muß, wenn die Kinder in den Kindergarten gehen. Von nun an ist die Schwiegermutter jederzeit willkommen.

Was für Frau Weber eine Hilfe sein sollte, wird bald zu ihrem Gefängnis, zum Gefängnis der Agoraphobie: die zunehmende Abhängigkeit von der Schwiegermutter nimmt ihr den letzten Rest von Selbstvertrauen.

Fürchten Sie sich vor Menschenmassen, öffentlichen Plätzen, allein zu reisen oder weit weg von zu Hause zu sein?

1. Fürchten und vermeiden Sie beharrlich und anhaltend mindestens zwei der folgenden Situationen?
   - Menschenmengen ❍
   - öffentliche Plätze ❍
   - allein Reisen ❍
   - Reisen mit weiter Entfernung von zu Hause ❍

2. Traten dabei folgende Symptome auf?
   - Herzrasen, Herzklopfen oder erhöhte Herzfrequenz ❍

- Schweißausbrüche ❍
- fein- oder grobmotorisches Zittern ❍
- Mundtrockenheit ❍
- Atembeschwerden ❍
- Beklemmungsgefühl ❍
- Schmerzen oder Mißempfindungen in der Brust ❍
- Übelkeit oder Mißempfindungen im Bauchraum (z. B. Unruhegefühl im Magen) ❍
- Gefühl von Schwindel, Unsicherheit, Schwäche oder Benommenheit ❍
- Gefühl, daß Sie weit entfernt sind, nicht »wirklich hier sind«, »neben sich stehen« (Depersonalisation) oder die Umwelt und die Objekte unwirklich sind (Derealisation) ❍
- Angst vor Kontrollverlust, verrückt zu werden oder »auszuflippen« ❍
- Angst zu sterben (als Reaktion auf die körperlichen Zustände) ❍
- Hitzewallungen oder Kälteschauer ❍
- Gefühllosigkeit oder Kribbelgefühle ❍

3. Erleben Sie durch das Vermeidungsverhalten oder die Angstsymptome eine deutliche emotionale Belastung und haben Sie dabei die Einsicht, daß diese Ängste übertrieben oder unvernünftig sind? ❍

4. Beschränken sich die Symptome ausschließlich oder hauptsächlich auf die gefürchteten Situationen oder Gedanken an sie? ❍

5. Können Sie ausschließen, daß Ihre Angstzustände bedingt sind durch eine andere psychische Störung (Depression, Zwangsstörung usw.) oder eine körperliche Störung? ❍

Wenn Sie die Fragen 1, 3, 4 und 5 sowie mindestens zwei Symptome bei Frage 2 angekreuzt haben, haben Sie möglicherweise eine Agoraphobie (Platzangst).

Das Wesen der Agoraphobie: ständiges Vermeidungsverhalten vor gefürchteten Orten und Situationen

Die zentralen Merkmale kurzgefaßt:

A. Als »Agoraphobie« bezeichnet man die starke und anhaltende Furcht vor oder die Vermeidung von mindestens zwei der folgenden Situationen:
   - Menschenmassen
   - öffentliche Plätze
   - allein Reisen
   - Reisen, vor allem mit weiter Entfernung von Zuhause.

B. Mindestens einmal nach der Entwicklung der Störung müssen in den gefürchteten Situationen mindestens zwei der folgenden 14 Angstsymptome gleichzeitig aufgetreten sein (davon eines aus den ersten vier Symptomen):
   - Herzrasen, Herzklopfen oder erhöhte Herzfrequenz
   - Schweißausbrüche
   - fein- oder grobmotorisches Zittern
   - Mundtrockenheit
   - Atembeschwerden
   - Beklemmungsgefühl
   - Schmerzen oder Mißempfindungen in der Brust
   - Übelkeit oder Mißempfindungen im Bauchraum (z.B. Unruhegefühl im Magen)
   - Gefühl von Schwindel, Unsicherheit, Schwäche oder Benommenheit
   - Gefühl, die Objekte der Umwelt sind unwirklich (Derealisation), oder man selbst ist weit entfernt oder »nicht wirklich hier«, wie wenn man neben sich stehen würde (Depersonalisation)
   - Angst vor Kontrollverlust, verrückt zu werden oder »auszuflippen«
   - Angst zu sterben (als Reaktion auf die körperlichen Symptome)
   - Hitzewallungen oder Kälteschauer
   - Gefühllosigkeit oder Kribbelgefühle

C. Es besteht eine starke emotionale Belastung durch das Vermeidungsverhalten oder die Angstsymptome, wobei die Betroffenen die Einsicht haben, daß ihre Reaktionen übertrieben oder unvernünftig sind.

D. Die Symptome sind ausschließlich oder hauptsächlich auf die gefürchteten Situationen oder auf die Gedanken an diese beschränkt.

E. Die gesamte Symptomatik ist nicht durch eine andere psychische Störung (z.B. Depression, Zwangsstörung oder Alkoholabhängigkeit) oder eine körperliche Erkrankung bedingt.

Die Störung kann in zwei Formen auftreten:

- Agoraphobie ohne Panikstörung
- Agoraphobie mit Panikstörung

Geschichtliche Aspekte

»Agora« heißt im Altgriechischen »öffentlicher Platz« oder »Marktplatz«. Die Bezeichnung Agoraphobie (deutsch »Platzangst«) wurde erstmals 1871 verwendet, um die Angst vor weiten und offenen Plätzen sowie Straßen zu charakterisieren. Bereits damals wurde erkannt, daß eine Agoraphobie auf der Angst vor körperlichen oder geistigen

Symptomen beruht und diese Erwartungsangst (»Angst vor der Angst«) durch die Anwesenheit von Vertrauenspersonen reduziert werden kann.

Sigmund Freud beschrieb als erster die Agoraphobie als Folge von Panikattacken. Er meinte, in Wirklichkeit sei das, was der Kranke fürchte, das Ereignis eines solchen Anfalls unter speziellen Bedingungen, so daß er glaube, ihm nicht entkommen zu können.

Die Angst vor öffentlichen Orten wurde früher der Angst vor engen Räumen (Klaustrophobie) gegenübergestellt. Heute versteht man unter Agoraphobie die Angst vor allen Orten und Situationen, wo im Falle einer Panikattacke, einer panikähnlichen Symptomatik (Ohnmachtsangst, Herzklopfen, Atemnot u.a.) oder eines sonstigen körperlichen Unwohlseins (vor allem Schwindel, Schwitzen, Harn- oder Stuhldrang) eine Flucht schwierig oder gar unmöglich wäre, eine hilfreiche und beruhigende Person nicht zur Verfügung steht und das Ertragen der gefürchteten Situation extrem belastend empfunden wird.

Die Kernsymptomatik

Eine Agoraphobie ist eine starke und anhaltende Furcht vor oder Vermeidung von mindestens zwei von vier Situationen (Menschenmengen, öffentlichen Plätzen, allein Reisen, weiten Reisen), wobei die Betroffenen mindestens zwei von 14 körperlichen und kognitiven Angstsymptomen aufweisen (siehe oben). Ausgelöst wird sie, wenn die Betroffenen ihre gewohnte und sichere Umgebung verlassen, keine schützenden und vertrauten Personen um sich haben und keine Fluchtmöglichkeit vorfinden. Das zentrale Gefühl ist: »Du sitzt in der Falle!« Es taucht zum einen die Angst auf, wildfremden Menschen ausgeliefert zu sein, zum anderen die Erleichterung, daß überhaupt jemand in der Nähe ist, der im Notfall Hilfe leisten könnte.

Kurzgefaßt: Agoraphobiker leiden unter einer mangelnden Situationskontrolle. Dahinter steht die Angst vor dem eigenen Körper, das heißt Angst, körperliche oder psychische Symptome nicht mehr kontrollieren zu können. Sie ist so dominant, daß weder vernünftige Argumente von außen noch positiv gemeisterte, ähnliche Situationen etwas fruchten – die agoraphobische Angst bleibt. Die Betroffenen befürchten, die Kontrolle über sich und ihren Körper zu verlieren, plötzlich ohnmächtig umzufallen und womöglich mit einem Herzinfarkt hilflos liegen zu bleiben.

Nicht weniger angst macht die Vorstellung, öffentlich einen Schrei- oder Weinkrampf oder gar einen Tobsuchtsanfall zu bekommen oder

»durchzudrehen und verrückt zu werden«. Das häufige Gefühl, »neben sich zu stehen«, spiegelt ein streßbedingtes Entfremdungsgefühl gegenüber sich selbst (Depersonalisation) oder gegenüber der Umwelt (Derealisation) wider und ist nicht – wie oft befürchtet wird – Ausdruck einer beginnenden Schizophrenie. Die Betroffenen leiden auch oft unter einem chronischen Schwindel, was im Vorfeld schon zu einer Einschränkung an körperlicher Bewegung geführt hat.

Wie versuchen in der Regel Agoraphobiker, mit ihrem Problem fertig zu werden? Indem sie es möglichst vermeiden. Agoraphobiker entwickeln geradezu perfide Strategien im Vermeiden der angstmachenden Situationen. Somit können sie nie die Erfahrung machen, daß das Problem gar nicht so gefährlich und durchaus bewältigbar wäre. Das führt wie ein Dominoeffekt zu einem immer größeren Meidungsverhalten bis hin zur völligen sozialen Isolation. Vom früheren Selbstbewußtsein ist dann kaum mehr etwas vorhanden. Diese Vermeidungsstrategie erklärt auch die paradoxe Situation, daß manche Agoraphobiker relativ wenig Angst erleben.

Eine Agoraphobie unterscheidet sich von einer spezifischen Phobie (z.B. ausschließlich Angst vor dem Liftfahren oder vor dem Fliegen) durch den Umstand, daß eine Unzahl an Orten und Situationen gefürchtet wird, so daß man auch von einer »multiplen Situationsphobie« spricht.

Agoraphobie umfaßt viele Orte und Situationen

Es gibt eine Fülle von Situationen, die gemieden oder nur mit Unbehagen ertragen werden können, besonders wenn diese ohne den Schutz einer Begleitperson aufgesucht werden müssen:

- Aufenthalt im Freien unter vielen Menschen oder bei fehlender Fluchtmöglichkeit: öffentliche Plätze überqueren, unbekannte Stadtteile aufsuchen, in überfüllten Fußgängerzonen bummeln, öffentliche Veranstaltungen besuchen, in einem Verkehrsstau stecken, durch einen längeren Tunnel fahren, mit dem Auto bei Nebel (das heißt ohne Sicht) unterwegs sein, mit dem Fahrrad eine längere Strecke in freier Landschaft fahren, mit dem Boot einen tiefen See überqueren, durch einen Badesee schwimmen, über eine Brücke gehen, einen Berg besteigen, einen Waldlauf unternehmen. Nur wenige Menschen mit Agoraphobie fürchten sich – im Gegensatz zur landläufigen Meinung – vor großen, leeren Plätzen, und zwar deshalb nicht, weil dort gewöhnlich keine Bewegungseinschränkung besteht.

- Berufliche oder private Reisen über einen bestimmten Radius hinaus, Reisen in anderssprachige Länder sowie in unbekannte Gegenden weit weg von zu Hause.
- Benutzen öffentlicher Verkehrsmittel (Zug, Bus, Straßenbahn, U-Bahn, Flugzeug, Schiff, Sessellift, Aufzug, Rolltreppen), manchmal auch des eigenen Autos, vor allem Fahrten auf Autobahnen, wo bei vermeintlicher Gefahr kein Entkommen möglich ist.
- Aufenthalt in öffentlichen oder halb öffentlichen Räumen, besonders wenn diese überfüllt sind: Geschäft, Supermarkt, Kirche, Kino, Museum, Theater, Konzertsaal, Stadion, Bank, Behörde, Krankenhaus, Wartezimmer bei Ärzten, Gaststätte, Café, Diskothek, Kantine, Hörsaal, öffentliche Toilette, Friseursalon, Umkleideraum in Kleidergeschäften, Sauna, Hallen- oder Freiluftbad, Friedhof, Schlange stehen in Geschäften und bei Behörden, Arbeit in einem Großraumbüro, Besuch des Elternsprechtags oder einer Elternveranstaltung in der Schule, Teilnahme bei einer Betriebsversammlung, Sportveranstaltung oder großen Feier (z.B. Hochzeit).
- Aufenthalt in engen, hohen, geschlossenen oder dunklen Räumen: Lift, Raum ohne Fenster, Toilette oder Badezimmer mit verschlossener Tür, Diskothek, Turnsaal, Kellerraum, Höhle, unterirdischer Gang, Tunnelgang, Passage, Hochhausraum, Kirchturm, Fernsehturm, dunkles Schlafzimmer, Aufenthalt allein in einem großen Raum. Bei einer Liftphobie spricht die Angst vor dem Steckenbleiben oder Ersticken für eine Agoraphobie, die Angst vor den Blicken anderer für eine Sozialphobie, die Angst vor dem Abstürzen des Lifts für eine Höhenphobie.
- Vereinbarung von Treffen mit anderen Leuten unter »unsicheren« Bedingungen.

Die Angst vor der Angst – hinter der Angst vor Orten und Situationen steht die Angst vor dem eigenen Körper

Agoraphobie-Patienten fürchten sich panisch davor, in bestimmten Situationen mit den unangenehmen Reaktionen ihres eigenen Körpers nicht mehr fertig zu werden. Da sie glauben, ihren Körper nur mangelhaft kontrollieren zu können, vermeiden sie strikt alle Orte und Situationen, die dazu führen könnten. Eigentlich haben Agoraphobiker gar nicht Angst vor den äußeren, sondern vor ihren eigenen inneren Zuständen, denen sie sich hilflos ausgeliefert fühlen.

Besonders schlimm ist es für die Betroffenen, wenn sie wissen, daß vielleicht in einer Woche der Besuch eines besonderen Konzerts ansteht. Es entstehen Erwartungsängste, die oft so dominant werden, daß kaum mehr eine Chance besteht, die Situation so halbwegs entspannt anzugehen und durchzuhalten. Die Angst vor der Angst hat gesiegt. Und wenn sich der Betroffene doch durchgerungen hat, sich dem gefürchteten Ereignis zu stellen und dieses sogar als positiv und angenehm erlebt hat, wird er trotzdem bei der nächsten ähnlichen Erfahrung die gleichen extremen Erwartungsängste verspüren und sich ihnen hingeben.

Agoraphobie-Patienten können mit einem gewissen Restrisiko, mit potentiellen Gefahren und der Unsicherheit, wie eine Situation sein wird, mental nicht richtig umgehen.

Zwei Arten der Agoraphobie

Eine Agoraphobie kann mit oder ohne Panikstörung auftreten, sie entsteht oft als Folge nicht bewältigter Panikattacken. Rückfälle bei einer Agoraphobie hängen häufig mit einer oder mehreren weiteren Panikattacken zusammen.

Im klinischen Bereich weisen die meisten Menschen mit Agoraphobie tatsächlich auch Panikattacken auf, während diese Kombination nach umfangreichen Befragungen der Durchschnittsbevölkerung nur bei etwa der Hälfte der Agoraphobie-Patienten vorhanden ist. Als Auslöser für eine Agoraphobie ohne Panikstörung gelten gewöhnlich einzelne körperliche Symptome wie Schwindel, Ohnmachtsangst, plötzlicher Harn- oder Stuhldrang oder allgemeine Schwächegefühle.

Eine Panikattacke in einer eindeutig phobischen Situation (z. B. im Lift, auf der Autobahn, in einem Supermarkt) zeigt nur den Schweregrad der Phobie an und macht noch keine Panikstörung aus, zu der auch Angstattacken »aus heiterem Himmel« gehören. Verschiedene »Agoraphobiker« haben laut Nachuntersuchungen eher eine spezifische Phobie als eine Agoraphobie im Sinne einer multiplen Situationsphobie.

Lästiger Schwindel

Agoraphobiker fühlen sich oft schwindlig und unsicher auf den Beinen, der Boden scheint zu wanken und nicht ausreichend stabil zu sein. Sie haben den Eindruck, auf Wolken oder Watte zu gehen oder zu schweben, ohne sichere Bodenhaftung. Häufig fürchten sie, nach dem Umfallen hilflos auf dem Boden liegenbleiben zu müssen, nicht selbst aufstehen zu können, einer gaffenden Menge ausgeliefert und auf die

Hilfe anderer angewiesen zu sein, die im Bedarfsfall vielleicht nicht einmal erfolgt.

Die Betroffenen haben jedoch weder einen Kreislaufschwindel noch einen Drehschwindel, sondern einen Schwankschwindel. Dieser wird durch das Gleichgewichtszentrum im Hirnstamm ausgelöst, das auf die chronische muskuläre Verspannung mit einem Schwindelreiz als Alarmsignal reagiert. Kennen Sie den Spruch von der »Angst im Nacken«? Er verweist auf eine massive Schulter-Nacken-Verspannung, unter der Agoraphobiker häufig leiden. Die Anspannung zeigt sich auch im übrigen Körper: die Fußsohlen liegen nicht voll und entspannt auf dem Boden auf, die Beine sind angespannt, ohne federndes Sich-Durchbeugen und Ausbalancieren, das Rückgrat ist steif und unelastisch (wie wenn ein »Stock im Kreuz« wäre), aus Angst vor dem Fall wird der Schwerpunkt gehoben statt gesenkt.

Tausend Tricks und Notlügen

Um das Leben bewältigen zu können, greifen die Betroffenen in ihrer Not oft zu tausenden Tricks und Ausflüchten und spielen vor sich und den anderen ein perfektes Theater. Fachleute sprechen von sogenannten Sicherheitssignalen, die die Angst reduzieren sollen:

- Beruhigungsmittel in der Handtasche als Talisman;
- Handy in der Hosentasche mit eingespeicherten Notrufnummern;
- Trinkflasche oder Lutschtabletten zur Verhinderung von lästiger Mundtrockenheit oder Engegefühlen in der Kehle;
- Aktivitäten nur zusammen mit dem Partner, den Kindern, anderen vertrauten Personen oder mit einem Hund an der Leine;
- ständige Orientierung, wo der nächste Arzt oder das nächste Krankenhaus ist, was zu Problemen bei Reisen in fremde Länder führt, weil man unbekannten Ärzten kaum trauen kann;
- etwas zum Festhalten als Gehhilfe bei Schwindel oder Ohnmachtsangst: Spazierstock, Schirm, Kinderwagen, Einkaufswagen, eine Wand oder Einrichtungsgegenstände als »Anhaltspunkte«.

Gerne werden auch Ausreden eingesetzt, um gefürchteten Situationen zu entkommen, so daß das wahre Ausmaß der Symptomatik selbst Freunden und Verwandten lange Zeit gar nicht auffällt – oft nicht einmal den Betroffenen selbst.

Beliebte »Notlügen« sind z. B.

- »Ich habe Kopfschmerzen, Kreislaufbeschwerden, Magenschmerzen u. a.«

- »Ich glaube, ich werde krank, ich muß nach Hause gehen.«
- »Ich kann leider nicht so lange bleiben, weil ich zu Hause noch eine dringende Arbeit erledigen muß.«
- »Ohne meinen Mann habe ich keine Lust, dorthin zu gehen.«

Unterschiedliche Ausprägungen der Agoraphobie

Eine Agoraphobie ist oft unterschiedlich stark ausgeprägt, was für die Betroffenen sehr zermürbend ist. Sie können angesichts der schwankenden Symptomatik oft keinen roten Faden erkennen – einmal sind dieselben Situationen leichter, einmal schwerer zu bewältigen, je nachdem, ob es sich um »gute« oder »schlechte« Tage handelt. Diese Schwankungen sind eine Quelle der Unsicherheit, Unvorhersagbarkeit und Hilflosigkeit.

Ohne Erschöpfungsdepression bringen längere Krankenstände zur Erholung und Entspannung meist keine Besserung. Im Gegenteil, die Agoraphobie kann ohne den Zwang, einen bestimmten Tagesablauf zu bewältigen, erst so richtig ausufern. Daher kann sich die Symptomatik bei Hausfrauen, Studenten und Selbstständigen rasch verschlechtern.

Folgen der Agoraphobie

Wenn eine Agoraphobie nicht erfolgreich behandelt oder vielleicht erst gar nicht richtig erkannt wird, erfolgt im Laufe der Zeit unumgänglich eine geradezu lebenseinengende Behinderung. Selbstbewußtsein und Zukunftshoffnung schwinden derart, daß Betroffene, Außenstehende und Ärzte schließlich nicht mehr wissen, ob die schützende Wohnung aus hemmender Angst, antriebslähmender Depression oder beidem nicht mehr verlassen werden kann. Es kommt zu einem Teufelskreis: eine nicht bewältigbare oder bewältigte Agoraphobie führt oft zu einer Depression, die wiederum die Phobie verstärkt, so daß ein chronischer Verlauf leider sehr wahrscheinlich wird.

Natürlich leidet im Laufe der Zeit die ganze Familie mit: Urlaube, Ausflüge, Restaurantbesuche, selbst Einkäufe oder die Fahrt zur Arbeit sind kaum mehr oder nur unter sehr belastenden Umständen möglich. Ständige familiäre Spannungen sind vorprogrammiert, wenn der Rest der Familie die Agoraphobie des Betroffenen nicht mehr länger ertragen kann oder unterstützen will.

Damit dreht sich die Leidensspirale für den Betroffenen aber nur weiter – er wird sich immer konsequenter aus allen sozialen Kontakten zurückziehen, was bis zur Arbeitsunfähigkeit führen kann. Erschreckend ist: Ein Drittel der Patienten lebt so eingeschränkt, daß die Erfüllung der beruflichen und familiären Verpflichtungen nicht mehr möglich ist.

Nicht selten greifen Agoraphobiker zu Alkohol oder Beruhigungsmitteln als falsch verstandener Selbstbehandlungsstrategie, bis eine weitere Abhängigkeit entstanden ist. Ohne Behandlung bleibt eine Agoraphobie oft für immer oder zumindest über viele Jahre bestehen. Patienten mit einer Kombination von Agoraphobie und Depression haben unbehandelt eine schlechtere Prognose als solche mit einer reinen Angststörung oder einer reinen Depression.

Wie ein Behandlungsdruck von außen entsteht

Jahrelang kann es ja auch gutgehen: das perfekte Überspielen der Agoraphobie, die ausgeklügelten Argumentationsketten, warum bestimmte Dinge nicht möglich sind usw. Eine gewisse Zeit kann man sich und die Umgebung ganz gut täuschen – nur irgendwann fällt das Kartenhaus aus Ausreden und Ausflüchten in sich zusammen. Akuter Behandlungsbedarf besteht bei

- zunehmender Unfähigkeit, außerhalb des geschützten Arbeitsplatzes zu agieren,
- notwendiger beruflicher Weiterbildung in einer fremden Stadt, in der man nicht allein in einem Hotelzimmer übernachten kann,
- beruflichem Aufstieg durch Versetzung an einen anderen Ort,
- plötzlich erforderliche Aktivitäten im Freizeitbereich (Einladungen, Reisen, Einkaufsfahrten), die ohne Sicherheitsgarantien (Anwesenheit des Partners, Beruhigungsmittel) nicht möglich sind,
- massivem Druck durch den Partner, der ankündigt, sich aus der Partnerschaft zurückzuziehen und zunehmend eigene Aktivitäten entfaltet,
- plötzlichem Ausstieg des Partners aus der Rolle des Symptomverstärkers.

Agoraphobie, soziale Phobie oder Depression?

Die Grenzen zwischen diesen drei psychischen Störungen sind oft fließend und in bestimmten Fällen auch für das geschulte Auge schwer zu unterscheiden. Häufig wird vorschnell eine reine Agoraphobie angenommen, wo tatsächlich primär soziale Ängste vorhanden sind. Unter einer sozialen Phobie leiden Menschen, wenn sie sich vor Kritik von anderen fürchten oder überhaupt davor, in der Öffentlichkeit aufzufallen. Alles kreist um die Frage: »Was werden die anderen Menschen von mir denken, wenn sie mich während einer Panikattacke sehen?« Dahinter stehen oft eine soziale Unsicherheit und eine soziale Ängstlichkeit.

Agoraphobiker mit einer sozialen Phobie fürchten den »sozialen Tod«, den Verlust des Sozialprestiges, was durch bestimmte sichtbare, durchaus als ungefährlich erkannte Symptome (Rotwerden, Zittern, Schwitzen, Ausbleiben oder Veränderungen der Stimme) verstärkt wird.

Die Angst vor Menschenansammlungen tritt bei Agoraphobikern und Sozialphobikern gleichermaßen auf. Bei Agoraphobie ist jedoch die zentrale Befürchtung, die jeweiligen Situationen nicht jederzeit rechtzeitig verlassen zu können bzw. keine Hilfe von Fremden bekommen zu können, bei der sozialen Phobie dagegen sind eher bekannte Menschen der angstauslösende Faktor. In einem Lokal sitzen Agoraphobiker lieber bei der Tür, Sozialphobiker eher versteckt in einer Ecke. Agoraphobiker gehen lieber in kleinere, überschaubare Geschäfte, Sozialphobiker eher in Supermärkte.

Bei einer Agoraphobie (vor allem bei gleichzeitiger Panikstörung) kreisen die Befürchtungen um das eigene körperliche und psychische Wohlbefinden (Angst verrückt zu werden, die Kontrolle zu verlieren, zu sterben, in Ohnmacht zu fallen), ohne Sorgen um die Bewertung des Verhaltens durch andere. Bei typischen Agoraphobikern mit Panikattacken ohne Sozialphobie besteht die Angst unabhängig vom sozial relevanten Verhalten. Sie haben einfach Angst, ohnmächtig umzufallen und vielleicht nicht mehr aufzuwachen, auch wenn die umstehenden Leute gute Bekannte sind.

Sozialphobiker fürchten die negative Bewertung des eigenen Handelns oder der eigenen Person durch andere. Bei einer typisch agoraphobischen Symptomatik wie der Angst umzufallen kann man über die Frage nach den Konsequenzen des Umfallens rasch erkennen, ob statt der Todesangst eine Sozialphobie gegeben ist: »Ich habe Angst, daß alle Menschen zu mir hinschauen und sich denken, ich sei psychisch am Ende.«

Bei einer Depression erfolgt der Rückzug nicht aus körperlichen oder sozialen Ängsten, sondern aus Antriebsmangel und Lustlosigkeit. Oft verstärkt eine sekundäre Depression eine ursprüngliche Agoraphobie oder Sozialphobie. Die Beseitigung der Depression ist die Voraussetzung für eine erfolgreiche Angstbewältigung.

Personen mit einer Zwangsstörung vermeiden bestimmte Situationen aus einem anderen Grund. Sie fürchten Verunreinigungen vielfacher Art und müssen hinterher dadurch extrem häufiges und intensives Waschen und Reinigen den früheren »sauberen« Zustand wiederherstellen. Diese Personen vermeiden bestimmte Situationen, um sich stundenlang andauernde Zwangsrituale wie Waschen, Reinigen und Kontrollen zu ersparen.

Wie eine Agoraphobie entsteht

Eine Agoraphobie entsteht meist nach folgendem Schema:

1. An einem bestimmten vorher neutralen Ort (z.B. Supermarkt, Kino, Restaurant, Veranstaltungssaal, Bus, Autobahn, Wohnung) tritt eine erste Panikattacke oder eine panikähnliche Reaktion (z.B. Übelkeit, Schwindel, Harn- oder Stuhldrang) auf. Dem vorausgegangen ist meistens eine längere psychosoziale Belastungssituation, die mit dem Ort der Panikattacke nichts zu tun hat.
2. Die panische Reaktionsbereitsschaft nimmt zu – vor allem durch die Erfahrung, daß durch das plötzliche Verlassen des Ortes die Symptomatik sofort verschwindet, und durch die Erkenntnis, daß das Meiden des Ortes eine neuerliche Panikattacke verhindert.
3. Wenn keine sinnvollen Bewältigungsstrategien zur Verfügung stehen, werden ab nun auch ähnliche Situationen »zur Sicherheit« gemieden – statt etwa vorher nur der Bus werden nun alle öffentlichen Verkehrsmittel als gefährlich angesehen. Man spricht von einer zunehmenden Generalisierung der gefürchteten Orte – vor allem, wenn tatsächlich auch anderswo eine Panikattacke aufgetreten ist.
4. Sogenannte »Sicherheitssignale« (z.B. Vertrauenspersonen, Medikamente, Alkohol, Handy) werden zur einzigen Garantie gegen agoraphobische Ängste. Sie schwächen das Vertrauen in die eigenen Handlungsmöglichkeiten immer mehr, der Bewegungsradius wird enger und enger, bis hin zur massiven Beeinträchtigung der sozialen und beruflichen Funktionsfähigkeit und der völligen Abhängigkeit von bestimmten Bezugspersonen.

Agoraphobiker fürchten sich primär nicht vor bestimmten Orten, Situationen oder Menschenansammlungen, sondern davor, was ihnen dort passieren könnte, wenn sie allein und schutzlos sind, das heißt ohne ein Sicherheitssignal (vertraute Person, Handy, Medikament, Fluchtweg, etwas zum Festhalten u.a.).

Eine Agoraphobie zu haben bedeutet, ständig auf der Suche nach

Sicherheit oder Sicherheitssignalen zu sein, wenn man sich potentiell bedrohlichen Situationen mental oder real aussetzen soll. Das agoraphobische Vermeidungsverhalten spiegelt ein gestörtes Gleichgewicht zwischen subjektiv empfundener Gefahr und Sicherheit wider.

Dies ist oft nur verständlich durch die Lebensgeschichte der Betroffenen. Vor dem Auftreten der Agoraphobie findet man häufig sehr einschneidende Ereignisse: Tod oder schwere Erkrankung von Verwandten (Eltern, Partner, Kinder) oder Freunden, eigene schwere Krankheit mit oft unsicherem Ausgang, Angst vor Tod, Behinderung oder Krankheit, Ehekrise, Scheidung, Fehlgeburt, Gefährdung des Arbeitsplatzes, Kündigung, Konkurs, finanzielle Notlage, Umzug mit sozialer Isolierung, öffentliche Kränkung, bewußte physische oder psychische Bedrohung durch jemanden, von dem man abhängig ist, Sinnkrise, Enttäuschung durch einen Bekannten usw.

Die Probleme von Menschen mit einer Agoraphobie dürfen nicht reduziert werden auf eine Furcht vor agoraphobischen Situationen. Die Angst, ohnmächtig zu werden, physisch zusammenzubrechen, psychisch aus dem Tief nicht mehr herauszukommen, geistig durchzudrehen, keinen Ausweg mehr zu wissen, buchstäblich »in der Falle zu sitzen« u.a., stellt die Reaktion auf reale und nicht nur auf befürchtete Umstände dar. Traumatisierende Erlebnisse aus früherer Zeit (z.B. Scheidung der Eltern) werden in neuen Situationen (z.B. Krise der eigenen Ehe) immer wieder gefürchtet.

Konkrete existentielle Verwundungen haben dazu geführt, daß das frühere Vertrauen in die eigenen Fähigkeiten verlorengegangen ist, so daß man sich allen weiteren potentiellen Bedrohungen der eigenen Person schutzlos ausgeliefert fühlt. Alleingelassen zu sein – eben auch in agoraphobischen Situationen – aktiviert die fundamentale Erfahrung von Hilflosigkeit, Ausgeliefertsein und Geborgenheitsverlust, so daß Sicherheitssignale wie eine Person mit unbedingtem Vertrauen oder sonstige Hilfen zentrale Bedeutung gewinnen. Die wesentlichsten Therapieziele sind die Verbesserung des Sicherheitsgefühls und der Aufbau von Kompetenz.

Der Schlüssel: »Tu das, wovor du dich fürchtest, und die Furcht stirbt einen sicheren Tod!«

Das ist der einzig wirksame und erfolgversprechende Weg heraus aus der Angst-Spirale: eine umfassende Konfrontationstherapie. Dabei konfrontiert sich der Betroffene mit allen gefürchteten äußeren Reizen

(Orten und Situationen) und mit den aufgetretenen inneren Zuständen (bestimmten körperlichen Symptomen, Gefühlen, Gedanken und Vorstellungen).

Eine detaillierte Anleitung dazu erhalten Sie im zweiten Teil dieses Buches.

Angst vor bestimmten Objekten oder Situationen – eine einzelne Phobie beeinträchtigt das Leben: spezifische Phobien

»Seit ich einmal ohnmächtig wurde, fürchte ich jede Spritze.«

Herr Weber, heute 29 Jahre, wurde mit 17 Jahren einmal kurz ohnmächtig, als er beim Hausarzt eine Spritze erhalten sollte. Von da an fürchtet er Injektionen, Infusionen, Narkosen, Operationen, Blutspenden und ganz allgemein alle medizinischen Behandlungseinrichtungen. Er sollte schon längst zum Zahnarzt gehen, kann sich jedoch aus Angst davor nicht dazu überwinden. Eine kleinere Operation in einer Tagesklinik ist ebenfalls erforderlich, er verschiebt jedoch ständig den Termin. So weit es geht, vermeidet er auch Besuche in Krankenhäusern.

Herr Weber kann sich aus Angst vor Übelkeit und Ohnmachtsgefühlen auch keine medizinischen Informationssendungen im Fernsehen anschauen, wenn Blut, Spritzen oder Operationen gezeigt werden, obwohl er inhaltlich durchaus daran interessiert ist.

Er hat keine anderen belastenden Ängste und fürchtet sich als aktiver Sportler auch nicht vor sonstigen körperlichen Reaktionen, so daß er selbst nicht versteht, warum er sich trotz seines Willens und seines Wissens um die Ungefährlichkeit bestimmten medizinnahen Situationen nicht stellen kann.

Fürchten Sie Spinnen, Hunde, Gewitter, Spritzen, Blut, Dunkelheit, Liftfahren oder Fliegen?

1. Fürchten Sie sich in belastendem Ausmaß vor einem bestimmten Objekt oder einer bestimmten Situation (außerhalb einer Agoraphobie und außerhalb einer sozialen Phobie)? ❍

2. Vermeiden Sie beharrlich solche Objekte und Situationen (außerhalb einer Agoraphobie und außerhalb einer sozialen Phobie)? ❍

3. Erlebten Sie in den gefürchteten Situationen mindestens einmal seit dem Auftreten der Phobie folgende Angstsymptome? ❍
   - Herzrasen, Herzklopfen oder erhöhte Herzfrequenz ❍
   - Schweißausbrüche ❍
   - fein- oder grobmotorisches Zittern ❍
   - Mundtrockenheit ❍
   - Atembeschwerden ❍
   - Beklemmungsgefühl ❍
   - Schmerzen oder Mißempfindungen in der Brust ❍
   - Übelkeit oder Mißempfindungen im Bauchraum (z.B. Unruhegefühl im Magen) ❍
   - Gefühl von Schwindel, Unsicherheit, Schwäche oder Benommenheit ❍
   - Gefühl, daß Sie weit entfernt sind, nicht »wirklich hier sind«, »neben sich stehen« (Depersonalisation) oder die Umwelt und die Objekte unwirklich sind (Derealisation) ❍
   - Angst vor Kontrollverlust, verrückt zu werden oder »auszuflippen« ❍
   - Angst zu sterben (als Reaktion auf die körperlichen Zustände) ❍
   - Hitzegefühle oder Kälteschauer ❍
   - Gefühllosigkeit oder Kribbelgefühle ❍

4. Sind die Angstsymptome oder das Vermeidungsverhalten für Sie emotional sehr belastend und haben Sie dabei die Einsicht, daß diese Ängste übertrieben oder unvernünftig sind? ❍

5. Bleiben Ihre Symptome auf die gefürchteten Situationen oder Gedanken beschränkt? ❍

6. Können Sie Ihre Furcht vor bestimmten Objekten oder Situationen mindestens einem der folgenden Typen zuordnen? ❍
   - Tier-Typ (Angst vor Insekten, Schlangen, Hunden usw.) ❍
   - Naturgewalten-Typ (Sturm, Donner, Blitz, Wasser, Meer usw.) ❍
   - Blut-Injektion-Verletzungs-Typ (Angst vor Blut, Injektionen, Infusionen usw.) ❍
   - situativer Typ (Angst vor einem geschlossenen Raum, vor einem Lift, vor einer Gondel, vor einem Tunnel, vor dem Fliegen usw.) ❍
   - anderer Typ (z.B. Angst vor Zahnärzten, Krankenhäusern, Prüfungsangst) ❍

Wenn Sie die Fragen 1, 2, 4 und 5 sowie einige der Symptome bei Frage 3 und mindestens einen Phobietyp bei Frage 6 angekreuzt haben, haben Sie möglicherweise eine spezifische Phobie.

Spezifische Phobien sind isolierte Phobien

Die zentralen Merkmale kurzgefaßt:

A. Es besteht entweder eine deutliche Furcht vor einem bestimmten Objekt oder einer bestimmten Situation oder eine deutliche Vermeidung solcher Objekte und Situationen. Häufige phobische Objekte und Situationen sind Tiere, Vögel, Insekten, Höhen, Donner, Fliegen, kleine geschlossene Räume, Anblick von Blut oder Verletzungen, Injektionen, Zahnarzt- und Krankenhausbesuche.

B. In den gefürchteten Situationen sind mindestens einmal seit dem Auftreten der Störung einige der 14 Angstsymptome (wie bei einer Agoraphobie) aufgetreten.

C. Es besteht eine deutliche emotionale Belastung durch die Symptome oder das Vermeidungsverhalten. Die Betroffenen haben die Einsicht, daß ihre Reaktionen übertrieben und unvernünftig sind.

A. Die Symptome sind auf die gefürchtete Situation oder Gedanken an diese beschränkt, das heißt es besteht keine Agoraphobie und keine Sozialphobie.

Die spezifischen Phobien werden folgendermaßen unterteilt:
- Tier-Typ (z. B. Insekten, Hunde)
- Naturgewalten-Typ (z. B. Sturm, Wasser)
- Blut-Injektion-Verletzungstyp
- situativer Typ (z. B. Fahrstuhl, Tunnel)
- andere Typen

Die wichtigsten spezifischen Phobien

Bei einer spezifischen Phobie besteht eine eng umschriebene Angst vor bestimmten, an sich ungefährlichen Objekten und Situationen, das heißt vor Reizen außerhalb des eigenen Körpers, ohne daß gleichzeitig eine Agoraphobie oder eine soziale Phobie gegeben ist. Angst vor dem Zahnarzt, dem dunklen Lift, dem Hund von nebenan – wer kennt diese Zustände nicht?

Eine bestimmte Zeitdauer ist dabei nicht erforderlich. Bestimmte spezifische Phobien schränken das Leben nur geringfügig ein, so daß man ganz gut damit leben kann, weil die auslösenden Reize (z. B. Fliegen, Schlangen) nur selten auftreten oder keine panikartigen Reaktionen bewirken. Viele Menschen haben nur leichte spezifische Phobien ohne Krankheitscharakter. Spezifische Phobien treten oft gemeinsam mit situationsgebundenen oder situationsbegünstigten Panikattacken auf, die das Ausmaß der Phobie anzeigen.

Grundsätzlich werden alle Ängste in bezug auf den eigenen Körper als hypochondrische Störung bezeichnet, und zwar dann, wenn sie länger als ein halbes Jahr andauern. Wenn die körperlichen Ängste jedoch durch bestimmte Objekte und Situationen ausgelöst werden, wie dies bei einer Spritzen-, Blut- oder Verletzungsphobie der Fall ist, liegt eine spezifische Phobie vor.

Es gibt zahlreiche externe Reize, die eine spezifische Phobie auslösen können. Man unterscheidet vier definierte Gruppen von spezifischen Phobien sowie eine fünfte Gruppe, in die alle restlichen spezifischen Phobien fallen:

Tierphobien

Hunde, Katzen, Pferde, Vögel, Schlangen, Mäuse, Insekten (z.B. Bienen oder Käfer), Spinnen und Schnecken stehen oft in Verbindung mit Tierphobien aus der Kindheit, als diese zumeist irrtümlich als gefährlich eingeschätzt wurden. Die Ängste können auch biologisch vorgeformt oder evolutionär bestimmt sein (z.B. Ängste vor sich am Boden bewegenden Tieren wie etwa Schlangen).

Naturgewalten-Phobien

Naturereignisse: die Angst vor Gewittern, Donner, Blitz, Unwettern oder Feuer ist biologisch geprägt und nicht nur erlernt.

Blut-Injektion-Verletzungs-Phobien

- Blut: im Gegensatz zu allen anderen Phobien, bei denen es zu einem Anstieg von Blutdruck und Herzfrequenz kommt, tritt dabei oft ein schockbedingter Blutdruckabfall in Verbindung mit einer kurzfristigen Ohnmacht auf.
- Verletzungen: dahinter steht oft die Angst vor dem Sterben oder vor Schmerzen.
- Medizinische Geräte, Situationen und Behandlungsmethoden: Nadeln, Spritzen, Infusionen, Operationen und bestimmte Untersuchungsmethoden (Gastroskopie, Lumbalpunktion) werden so gefürchtet, daß Behandlungen (z.B. beim Zahnarzt) nur erschwert möglich sind.

Situative Phobien

- Öffentliche Verkehrsmittel oder Autofahren: Angst vor Busfahren

oder Autofahren, ohne daß gleichzeitig eine umfassendere Bewegungseinschränkung im Sinne einer Agoraphobie gegeben ist.
- Geschlossene Räume bzw. Enge: Aufzüge, Seilbahnen, Tunnel, Unterführungen, Bergwerke oder fensterlose Räume lösen Einengungsängste aus, was früher »Klaustrophobie« genannt wurde.
- Höhen: Typisch sind Ängste vor Brücken, Berggipfeln oder hohen Gebäuden, die durch fehlende Schwindelfreiheit verstärkt werden.
- Fliegen: Bei Flugphobien (Aviophobien), die bei rund einem Drittel der Bevölkerung vorhanden sind, wird weniger das Abstürzen als die Eingeengtheit im Sinne einer Agoraphobie gefürchtet.
- Tiefe Wasser: Schwimmen und Bootfahren werden gefürchtet wegen der Angst zu ertrinken.
- Dunkelheit: eine im Rahmen der Evolution verständliche Angst vor Bedrohung durch unbekannte Gefahrenquellen.

Andere spezifische Phobien

- Gegenstände: Ängste vor spitzen Messern oder Nadeln stehen oft mit einer generellen Verletzungsangst in Verbindung.
- Lärm und Geräusche: überraschende und unidentifizierbare Reize lösen Schreckreaktionen aus.
- Wasserlassen und Stuhlgang auf öffentlichen Toiletten: die Ausscheidungsfunktionen werden durch Beobachtungsängste in öffentlichen Situationen gehemmt.
- Prüfungssituationen: Versagensängste bei Leistungssituationen in der Schule oder im Beruf (ohne gleichzeitiger sozialer Phobie). Sie verhindern, daß das vorhandene Potential adäquat umgesetzt wird.
- Schulangst: Schulunlust aus Angst vor der Schule, den Lehrern oder den Mitschülern (die früher sogenannte Schulphobie beruht dagegen auf der Angst vor Trennung von den wichtigsten Bezugspersonen).
- Erröten: die Angst vor dem Erröten führt auch ohne gleichzeitige soziale Phobie zum Unbehagen in Gesellschaft anderer.
- Schmutz und Bakterien: die Angst vor Verunreinigung führt oft zu Zwangshandlungen (Waschen und Reinigen).

Wie spezifische Phobien entstehen

Viele spezifische Phobien haben ihre Wurzeln in der Kindheit und spiegeln die falsche Einschätzung von bestimmten Objekten und Situationen als gefährlich wider. Als weitere Ursachen gelten traumatische Erlebnisse (z. B. Hundebiß, Autounfall, Steckenbleiben des Lifts) oder eine biologische Vorgeformtheit durch die Evolution (z. B. bei Tier-, Gewitter-, Dunkel- oder Höhenängsten).

Immer sind jedenfalls in bestimmten Situationen belastende körperliche und/oder psychische Zustände aufgetreten; sie sollen möglichst verhindert werden, indem man die betreffenden Objekte und Situationen einfach umgeht. Dadurch wird aber die weitere Angstbereitschaft verstärkt, weil im Gehirn keine erfolgreiche Bewältigungserfahrung eingespeichert wird. Wir kennen ähnliche »Spiralen« bereits von den ersten beiden »Gesichtern der Angst«.

Der Schlüssel: Stellen Sie sich Schritt für Schritt der angstauslösenden Situation

Es ist der einzig sinnvolle Weg, der zum Ziel führt: Ähnlich wie bei einer Agoraphobie stellt die mentale und reale Konfrontation mit den gefürchteten Objekten und Situationen die zentrale Bewältigungsstrategie dar. Schritt für Schritt soll das Selbstvertrauen langsam wieder aufgebaut werden. Genauere Anleitungen dazu erhalten Sie im Selbsthilfeteil dieses Buches.

Es ist dabei nicht erforderlich und auch nicht immer sinnvoll, gar keine Angst mehr zu haben. Ziel ist zunächst, mit den Angstreaktionen einfach besser umgehen zu lernen. Es reicht bei bestimmten Phobien, wie etwa Hunde-, Dunkelheits- oder Flugphobien, die Bewegungsfreiheit wiederzugewinnen und schlicht die Lebensqualität wieder spürbar zu verbessern. Durch die Bewältigung einer Seilbahnphobie rückt der früher heißgeliebte Skiurlaub wieder in greifbare Nähe; die Überwindung der Angst vor dem Zahnarzt garantiert in naher Zukunft das ersehnte strahlende Lächeln etc. Das ist doch allemal ein Anreiz, sich Schritt für Schritt mit Ihrer Angst zu beschäftigen, oder?

Angst vor anderen Menschen – Angst vor sozialer Kritik: soziale Phobie

»Ich habe ständig Angst, mich zu blamieren oder zu versagen.«

Herr Schmidt, 34 Jahre, arbeitet als kaufmännischer Sachbearbeiter und hat sich im Laufe der Jahre einen guten Ruf als verläßlicher und fleißiger Mitarbeiter aufgebaut. Eines Tages wird die Stellung eines Filialleiters innerhalb seines Konzerns vakant, und wohl auch mangels anderer Befähigter fällt die Wahl auf Herrn Schmidt. Eine Beförderung mit keineswegs nur positiven Auswirkungen: von diesem Zeitpunkt an leidet Herr Schmidt in allen öffentlichen Situationen, denen er sich nun jobbedingt stellen muß, abwechselnd unter Herzrasen, Schwitzen, Übelkeit, Harndrang, Angst vor Händezittern und Stottern. Er fürchtet sich davor, eine Rede zu halten, Feiern einzuleiten und Ehrungen durchzuführen. Nur ungern fährt er zu Besprechungen mit anderen Filialleitern. Vor Gesprächen mit wichtigen Geschäftspartnern kann er oft nicht schlafen und benötigt deshalb ein Schlafmittel. Wenn er weiblichen Beschäftigten etwas anordnen muß, wird er leicht rot und verlegen. Wenn es Streit unter Mitarbeitern gibt, will er am liebsten nicht eingreifen, um sich bei keinem unbeliebt zu machen. Niemals in seinem Leben litt er so unter psychovegetativen Symptomen wie nach dem Karriereschub. Er fürchtet sich mehr vor seinen Mitarbeitern als diese vor ihm und hat ständig Angst, sich zu blamieren. Wenn sein Vorgesetzter in die Filiale kommt, fürchtet er dessen Kritik, obwohl er durch diesen seine jetzige Position erhalten hat. Er lebt in ständiger Angst, bei seiner Führungsaufgabe zu versagen und abgesetzt zu werden.

Haben Sie übermäßige Angst vor öffentlicher Beachtung oder vor Kritik?

1. Fürchten Sie sich, in belastendem Ausmaß im Zentrum der Aufmerksamkeit zu stehen, sich peinlich oder demütigend zu verhalten? ❍

2. Vermeiden Sie es möglichst, im Zentrum der Aufmerksamkeit zu stehen, oder vermeiden Sie Situationen, in denen Sie Angst haben, sich peinlich oder erniedrigend zu verhalten? ❍

3. Treten diese Ängste in sozialen Situationen auf, wie Essen, Sprechen in der Öffentlichkeit, öffentliche Begegnungen, Hinzukommen oder Teilnahme an kleinen Gruppen wie z.B. Partys, Konferenzen oder in Klassenräumen? ❍

4. Treten dabei folgende Angstsymptome auf?
   - Herzrasen, Herzklopfen oder erhöhte Herzfrequenz ❍
   - Schweißausbrüche ❍
   - fein- oder grobmotorisches Zittern ❍

- Mundtrockenheit ❍
- Atembeschwerden ❍
- Beklemmungsgefühl ❍
- Schmerzen oder Mißempfindungen in der Brust ❍
- Übelkeit oder Mißempfindungen im Bauchraum (z. B. Unruhegefühl im Magen) ❍
- Gefühl von Schwindel, Unsicherheit, Schwäche oder Benommenheit ❍
- Gefühl, daß Sie weit entfernt sind, nicht »wirklich hier sind«, »neben sich stehen« (Depersonalisation) oder die Umwelt und die Objekte unwirklich sind (Derealisation) ❍
- Angst vor Kontrollverlust, verrückt zu werden oder »auszuflippen« ❍
- Angst zu sterben (als Reaktion auf die körperlichen Zustände) ❍
- Hitzegefühle oder Kälteschauer ❍
- Gefühllosigkeit oder Kribbelgefühle ❍

5. Treten dabei zusätzlich noch folgende Symptome auf?
   - Erröten oder Zittern ❍
   - Angst zu erbrechen ❍
   - Harn- oder Stuhldrang oder Angst davor ❍

6. Erleben Sie durch die Angstsymptome oder das Vermeidungsverhalten eine deutliche emotionale Belastung und haben Sie dabei die Einsicht, daß diese Ängste übertrieben oder unvernünftig sind? ❍

7. Beschränken sich die Symptome ausschließlich oder vornehmlich auf die gefürchteten Situationen oder Gedanken an sie? ❍

8. Sind die Angstzustände nicht bedingt durch eine andere psychische Störung (Depression, Zwangsstörung usw.)? ❍

   Wenn Sie die Fragen 1, 2, 3, 6, 7 und 8 sowie mindestens zwei Symptome bei Frage 4 und mindestens ein Symptom bei Frage 5 angekreuzt haben, haben Sie möglicherweise eine soziale Phobie.

Das Wesen einer sozialen Phobie

Die zentralen Merkmale kurzgefaßt:

A. Eine soziale Phobie besteht in einer deutlichen Furcht, im Zentrum der Aufmerksamkeit zu stehen oder sich unpassend oder peinlich zu verhalten, oder in der deutlichen Vermeidung derartiger Situationen. Diese Ängste treten in sozialen Situationen auf, wie Essen oder Sprechen in der Öffentlichkeit, Begegnung von Bekannten in der Öffentlichkeit, Hinzukommen oder

Teilnahme an kleinen Gruppen, wie z.B. bei Partys, Konferenzen oder in Klassenräumen.

B. In den gefürchteten Situationen treten mindestens zwei der 14 Angstsymptome wie bei einer Agoraphobie auf sowie zusätzlich noch mindestens eines der folgenden Symptome:
   1. Erröten oder Zittern
   2. Angst zu erbrechen
   3. Harn- oder Stuhldrang bzw. Angst davor.

C. Es besteht eine deutliche emotionale Belastung durch die Angstsymptome oder durch das Vermeidungsverhalten. Die Einsicht, daß die Symptome oder das Vermeidungsverhalten übertrieben und unvernünftig sind, ist dabei gegeben.

D. Die Symptome beschränken sich ausschließlich oder vornehmlich auf die gefürchteten Situationen oder auf Gedanken an diese.

E. Häufigstes Ausschlußkriterium: Die Symptome hängen nicht zusammen mit anderen psychischen Störungen, organischen Ursachen oder kulturell akzeptierten Anschauungen.

Die Angst vor dem Nächsten

Angst davor, von anderen beurteilt, prüfend betrachtet und möglicherweise kritisiert zu werden – oder überhaupt im Blickpunkt der Aufmerksamkeit zu stehen: das macht eine soziale Phobie aus. Wer darunter leidet, wird die gefürchteten Situationen tunlichst meiden, da er sie nur unter großer Anstrengung überstehen kann, und wird seine sozialen Kontakte dadurch mehr und mehr einschränken. Eine Sozialphobie besteht im wesentlichen aus einer Beurteilungsangst. Die Betroffenen wissen zwar, daß ihre Ängste übertrieben oder unbegründet sind, sie können ihr Angst- und Vermeidungsverhalten aber nicht kontrollieren.

Als Folge der Angst treten in sozialen Situationen auch verschiedene körperliche Symptome auf, die wie eine Spirale die Furcht aufzufallen noch mehr verstärken, etwa Erröten, Schwitzen, Zittern, Übelkeit mit Brechreizneigung, Harn- oder Stuhldrang. Situationsabhängige Panikattacken sind oft als Ausdruck einer ausgeprägten Sozialphobie und nicht einer Agoraphobie zu verstehen.

Sozialphobiker können sich vor denselben Situationen wie Agoraphobiker fürchten, jedoch aus anderen Gründen, nämlich wegen der unerträglichen sozialen Beachtung und Beurteilung der eigenen Person. Ihre Gedanken kreisen beispielsweise um Fragen wie »Was werden sich die anderen von mir denken?«, »Bestimmt halten sie mich für dumm«, »Ich könnte mich blamieren«. Nicht selten greifen Sozialphobiker in ihrer Not zu Ausreden und Ausflüchten, wie »Ich kann nicht mehr so viel fortgehen wie früher, weil ich so viel Arbeit habe«, »Ich kann leider nicht mit ins Kino, ich muß noch eine total wichtige Arbeit erledigen«.

Wenn jemand etwas allein und ohne Angst ausführen kann, was in Gegenwart anderer große Angst macht, bestätigt sich dadurch die Diagnose einer sozialen Phobie eindeutig.

Typische Situationen, in denen soziale Ängste auftreten, sind:

- sich in Gegenwart anderer äußern,
- in der Öffentlichkeit eine Rede halten,
- bei einem bestimmten Anlaß öffentlich in Erscheinung treten,
- Personen des anderen Geschlechts ansprechen,
- Essen und Trinken mit anderen (das Glas oder die Tasse heben ohne Zittern),
- Teilnahme an Gruppenaktivitäten (Partys, Feiern, Treffen, Verabredungen, Geschäftsessen),
- telefonische Kontakte,
- unter Beobachtung anderer schreiben oder eine Unterschrift leisten,
- in einer Leistungssituation von anderen beobachtet werden (z. B. bei einer Arbeit),
- sportliche Betätigung, während andere zuschauen (z. B. Gymnastik, Schwimmen),
- Teilnahme bei Tests und Wettbewerben,
- beim Rotwerden, Zittern oder Schwitzen sich beobachtet fühlen,
- in einem Lokal in der Mitte sitzen,
- in öffentlichen Verkehrsmitteln anderen gegenübersitzen und dabei auffallen,
- Erstkontakte mit fremden Menschen (z. B. anderen Personen vorgestellt werden),
- Besuch öffentlicher Toiletten,
- Bewerbungsgespräche vornehmen,
- Autoritätspersonen oder Prüfern u. ä. gegenübertreten.

Auch Kinder können bereits unter einer sozialen Phobie leiden. Bei ihnen zeigen sich soziale Ängste am häufigsten in Form der

Schulphobie und der »klassischen« Prüfungsangst. Oder sie fürchten, von anderen ausgelacht und damit ausgegrenzt zu werden, wenn die anderen als Gruppe und damit als bestimmende Mehrheit erlebt werden. Schüler mit einer sozialen Phobie schneiden wegen ihrer Prüfungsängste und des häufigen Fehlens in der Schule bei Prüfungen meist schlechter ab als andere Kinder, was die Angst vor Leistungsbeurteilungen erst recht wieder verstärkt. Wieder ist es ein Teufelskreis!

Und dabei gilt die soziale Phobie als sehr verbreitete Angststörung, rund jeder zehnte – 8 bis 13 Prozent der Bevölkerung – leidet im Laufe seines Lebens irgendwann einmal daran. Kennen wir nicht alle ein wenig diese Erfahrungen, allerdings ohne dadurch erheblich eingeschränkt zu sein? Die Sozialphobie stellt nach Alkoholmißbrauch/-abhängigkeit und depressiven Störungen die dritthäufigste psychische Beeinträchtigung dar. Das Gefährliche: wenn sie nicht erfolgreich behandelt wird, kann sie sich zur »Einstiegsstörung« in schwerere psychische Störungen (Alkohol- und Medikamentenmißbrauch, Depressionen, schwere Angststörungen) entwickeln! Auch wenn die soziale Phobie also sehr weit verbreitet ist und viele Menschen irgendwann einmal mit einer ihrer Ausprägungen zu kämpfen hatten: sie darf nicht auf die leichte Schulter genommen werden und sollte unbedingt behandelt werden!

Grundsätzlich kann man vier Formen sozialer Ängste unterscheiden, die die ganze Bandbreite von normal bis krankhaft umfassen:

- Lampenfieber (»Bammel«): normale, situationsgebundene soziale Angst.
- Soziale Phobie: situationsgebundene, krankhafte Angst.
- Schüchternheit: normale, generalisierte soziale Angst.
- Ängstlich-vermeidende Persönlichkeit: generalisierte, krankhafte soziale Angst im Sinne eines Persönlichkeitsfaktors.

Zwei Formen sozialer Phobien

Nach dem Ausmaß der Generalisierung der sozialen Ängste kann man eine spezifische und eine generalisierte Sozialphobie unterscheiden.

Spezifische Sozialphobie (Sozialphobie vom Leistungstyp)

Eine spezifische Sozialphobie wird auch »Sozialphobie vom Leistungstyp« genannt, weil die sozialen Ängste nur in ganz bestimmten Situationen auftreten, und zwar dann, wenn eine Leistung im weitesten Sinn zu erbringen ist. Sie beziehen sich beispielsweise auf öffentliche

Reden, Essen, Schreiben, Leistungssituationen aller Arten (Prüfung, Vorträge, sportliche Betätigung usw.). Als Auslöser dient oft ein einschneidendes Erlebnis (z.B. Ausgelachtwerden beim Stottern während eines Referats, Händezittern beim Essen in einem Restaurant).

Ein mögliches Szenario könnte etwa so aussehen: Während eines Referates passieren einem sonst sehr guten und redegewandten Schüler ein paar »Aussetzer«, er beginnt zu stottern und wird kräftig ausgelacht. Das schmerzt, tut weh – besonders einem Halbwüchsigen. Der Schüler reagiert – von den anderen unbemerkt – mit einer Panikattacke oder einer panikähnlichen Reaktion, die ihrerseits die Angst vor einer weiteren Auffälligkeit verstärkt. Fazit: Er traut sich von da an vorhandene Fertigkeiten wie Reden vor anderen nicht mehr zu, dazu kommen noch belastende körperliche Symptome. Die Störung ist typischerweise begrenzt auf bestimmte Leistungssituationen vor den Augen anderen, in allen anderen Bereichen ist die soziale Funktionsfähigkeit intakt.

Soziale Ängste vom Leistungstyp führen oft wegen der damit verbundenen körperlichen Symptome zu einer plötzlichen Veränderung des Betroffenen, die der Umwelt völlig unerklärlich erscheint, vor allem wenn der Betroffene vorher als kontaktfreudig und selbstbewußt galt.

Eine spezifische Sozialphobie beginnt gewöhnlich im 16. oder 17. Lebensjahr und hängt oft mit situativ bedingten Panikattacken zusammen. Die Beeinträchtigungen zeigen sich meist im schulischen und beruflichen Bereich. Bei zahlreichen Betroffenen wirkt sich die Sozialphobie vom Leistungstyp erst später sehr belastend aus, vor allem wenn sie im Rahmen eines beruflichen Aufstiegs im Mittelpunkt der Aufmerksamkeit anderer stehen.

Generalisierte Sozialphobie

Ganz anders das Erscheinungsbild einer generalisierten sozialen Phobie. Ängste treten dabei in vielen und verschiedenen sozialen Situationen auf. Betroffene fürchten meist sowohl öffentliche Auftritte (vor anderen reden, essen, schreiben usw.) als auch soziale Situationen (z.B. Gespräche mit Fremden oder dem anderen Geschlecht). Eine generalisierte Sozialphobie hängt immer mit mangelnden sozialen Fertigkeiten und einer allgemeinen Selbstunsicherheit zusammen.

Im Laufe der Zeit entwickeln sich schwere Beeinträchtigungen in allen Lebensbereichen, so daß gravierende soziale, schulische und berufliche Probleme auftreten. Oft kommt es zudem zu depressiven Verstimmungen und Alkoholmißbrauch. Generalisierte soziale Ängste beginnen gewöhnlich schon sehr früh (durchschnittlich mit 11 bis 12 Jahren), jedenfalls vor dem 15. Lebensjahr.

Wie soziale Phobien entstehen

Menschen mit einer sozialen Angststörung befinden sich in einem unlösbaren Dilemma: Sie möchten ständig einen guten Eindruck machen und bezweifeln gleichzeitig ihre Fähigkeit, dies zu erreichen.

Sie richten ihre Aufmerksamkeit im Umgang mit anderen Menschen stark auf sich selbst, beobachten sich aus Angst und Unsicherheit ständig und wirken somit erst recht verkrampft. Das ständige Reflektieren und Sich-selbst-Beurteilen untergräbt jede Spontaneität im Umgang mit anderen. Diese Menschen wirken permanent angespannt und kontrolliert, was auch die Umgebung mehr oder weniger stark registriert. Aus Angst, in sozialen Situationen zu versagen oder kritisiert zu werden, neigen sie dazu, potentielle Gefahren extrem überzubewerten; die hohe Empfindlichkeit den eigenen körperlichen Reaktionen gegenüber verstärkt die permanente Selbstbeobachtung. All das führt unweigerlich dazu, daß das Selbstvertrauen der Betroffenen geschwächt wird und die Bewertung ihrer eigenen Person völlig verzerrt ist. Der nächste Schritt – das konsequente Vermeiden der gefürchteten Situationen – reduziert nur kurzfristig die Angst; langfristig kann es jedoch keine Besserung bringen, weil es den Betroffenen die Chance auf positive Erfahrungen nimmt! Der soziale Rückzug verhindert alle Lernerfahrungen, die ihnen mehr Selbstsicherheit vermitteln könnten.

Es entwickelt sich ein Teufelskreis: Die Angst vor sozialen Mißerfolgen und kritischen Urteilen führt zu einem verkrampften Bemühen um Fehlervermeidung, Unauffälligkeit und positiver Selbstdarstellung, das bewirkt eine übertriebene Aufmerksamkeit auf das eigene Tun und den Wunsch, immer alles richtig zu machen. Die Konzentration auf die Interaktionspartner (»Was sehen die anderen an mir?«) beeinträchtigt das spontane Verhalten und die Zuwendung zum Gegenüber, was subjektiv als Konzentrationsstörung oder gar als Merkfähigkeitsstörung erlebt werden kann. Die damit verbundene Gefahr der Auffälligkeit wird durch »Zusammenreißen« zu überspielen versucht, so daß eine entspannte Kommunikation und Interaktion völlig unmöglich ist.

Sozialphobiker weisen angstverstärkende Muster auf:

- negative Bilder zur eigenen Person (»Ich bin langweilig«),
- falsche Überzeugungen zur sozialen Bewertung (»Wenn sie mich näher kennen würden, würden sie mich ablehnen«),
- überhöhte Maßstäbe für das Sozialverhalten (»Ich darf niemals meine Angst zeigen«).

Eines bedingt das andere: negative Erwartungen bewirken eine übersteigerte Selbstaufmerksamkeit, Selbstbeobachtung und Selbstbewertung (einseitige Konzentration auf mögliche Fehler, Versagen, Blamagen und Peinlichkeiten im Verhalten). Wegen der großen Angstgefühle oder der körperlichen Erregung schließen die Betroffenen sofort auf eine negative Bewertung durch andere (»Die anderen sehen in meiner Aufregung meine Schwäche«). Sie erleben sich wie ein »gläserner Mensch« (total durchsichtig) und glauben, daß die anderen tatsächlich auch sehen können, was sie spüren.

Sie interpretieren zudem die körperlichen Symptome als Beweis für die negative Beurteilung von seiten der Umwelt, was den Teufelskreis bis zu situativen Panikattacken aufschaukeln kann. Bestimmte Sicherheitsverhaltensweisen sollen in unvermeidbaren Situationen die Ängste und erwarteten negativen Bewertungen vermindern (z. B. ständiges Reden).

Der Schlüssel: Seien Sie sich Ihrer selbst sicher!

Wenn Sie sich erst einmal darüber im klaren sind, daß eine soziale Phobie im wesentlichen in der Angst vor Beurteilung ihre Ursache hat, haben Sie den ersten, entscheidenden Schritt zur Bewältigung schon gesetzt! Wenn Sie wissen, was Sie sind und was Sie nicht sind, was Sie können und was nicht – und wenn Sie dazu stehen, ohne sich ständig selbstkritisch zu beobachten und zu verunsichern, dann brauchen Sie sich nicht mehr vor dem Urteil der anderen zu fürchten. Denn dann haben Sie die Angst vor Ihrer eigenen Kritik überwunden. Wenn Sie etwas, das Sie nach eigener Auffassung nicht gut können, trotzdem tun (z. B. Skifahren oder Tanzen) und Kritik dabei in Kauf nehmen, dann hilft Ihnen bestimmt der Gedanke »Die anderen können mich jetzt nur deshalb kritisieren, weil ich den Mut gefunden habe, mich so zu zeigen, wie ich eben bin. Ich offenbare den anderen, was ich kann und was nicht.«

Stehen Sie zu sich, akzeptieren Sie Ihr So-Sein, sagen Sie sich »Ich darf so sein«, und die anderen werden mit Urteilen keine unheilvolle Macht mehr über Sie haben.

Wenn Sie mit anderen Leuten zusammen sind, gehen Sie auf diese ein und konzentrieren Sie sich nicht auf Ihre Angst und Ihre körperlichen Symptome. Sie werden sonst ständig zum Beobachter Ihrer selbst, verlieren tatsächlich den sozialen Bezug und bekommen Kommunikationsschwierigkeiten, etwa wenn Sie gar nicht wissen, was der andere gesagt hat, weil Sie so auf Ihr Rotwerden oder Händezittern geachtet haben. In gleicher Weise sollten Sie sich, wenn Leistung von Ihnen gefordert wird, auf die gestellte Aufgabe und nicht auf Ihren Körper und die anderen Menschen konzentrieren.

Angst vor allem und jedem – unkontrollierbare Sorgen und Befürchtungen: generalisierte Angststörung

»Schon meine Mutter hat sich immer nur Sorgen gemacht.«

Frau Albrecht ist 41 Jahre alt, Hausfrau, verheiratet und Mutter von drei Kindern. Sie leidet seit Jahren unter ständigen unkontrollierbaren Sorgen und Befürchtungen, die sich im wesentlichen um alltägliche Dinge des Lebens drehen. Andere Menschen könnten ebenso besorgt sein, aber sie gehen besser damit um – getreu dem Motto »Das Leben ist immer lebensgefährlich«.

Frau Albrecht hat z.B. Angst, daß ihr Mann bei beruflich oft notwendigen Auslandsaufenthalten überfallen werden oder bei einem Verkehrsunfall ums Leben kommen könnte. Wegen ihrer ständigen Angst um ihn und ihre Kinder muß er jederzeit über das Handy erreichbar sein, damit sie ihm ihre Sorgen mitteilen kann. Wenn dies einmal nicht möglich ist, bekommt sie Angst, es könnte ihm etwas zugestoßen sein. Sie hat auch die unbegründete Befürchtung, daß ihre Ehe in die Brüche gehen könnte, denn ihr Mann könnte sich ja im Rahmen seiner zahlreichen beruflichen Kontakte in eine andere Frau verlieben. Wenn sie von betrieblichen Umstrukturierungsmaßnahmen in der Firma ihres Mannes hört, befürchtet sie, er könnte mit 45 Jahren gekündigt werden und dann vielleicht keine andere Arbeit mehr finden, so daß der Familienunterhalt bedroht wäre.

Nicht selten beschäftigt sie sich mit der Frage, wie es mit der Familie weitergehen würde, wenn sie plötzlich zu einem Pflegefall werden sollte. Sie wird ganz unruhig bei dem immer wiederkehrenden Gedanken, daß sie sterben könnte, bevor alle drei Kinder verheiratet und damit versorgt sind.

Keiner »entkommt« ihrer übertriebenen Ängstlichkeit: der 17jährige Sohn könnte mit dem Mofa verunglücken, die 16jährige Tochter ungewollt schwanger werden, der jüngste Sohn in der Schule durchfallen, weil ihm der Computer wichtiger sei, ihre Mutter könnte bald sterben und so weiter und so fort.

Die anhaltenden und ständig wechselnden Sorgen bewirken zahlreiche körperliche Symptome, vor allem Schwindel, Benommenheit, häufige Übelkeit, Luftmangel und Herzklopfen. Die körperliche Verspannung zeigt sich vor allem in Kopfschmerzen und Schulter-Nacken-Verspannung, weshalb sie zeitweise auch zur Massage geht. Frau Albrecht kann sich kaum mehr entspannen, leidet öfter unter einer Einschlafstörung und benötigt gelegentlich Schlaf- oder Beruhigungsmittel.

Rauben Ihnen ständige Befürchtungen und Sorgen den Schlaf?

1. Erlebten Sie einmal einen Zeitraum von mindestens sechs Monaten mit vorherrschender Anspannung, Besorgnis und Befürchtungen in bezug auf alltägliche Ereignisse und Probleme? ❍

2. Traten dabei folgende Symptome auf?
   - Herzrasen, Herzklopfen oder erhöhte Herzfrequenz ❍
   - Schweißausbrüche ❍
   - fein- oder grobmotorisches Zittern ❍
   - Mundtrockenheit ❍
   - Atembeschwerden ❍
   - Beklemmungsgefühl ❍
   - Schmerzen oder Mißempfindungen in der Brust ❍
   - Übelkeit oder Mißempfindungen im Bauchraum (z.B. Unruhegefühl im Magen) ❍
   - Gefühl von Schwindel, Unsicherheit, Schwäche oder Benommenheit ❍
   - Gefühl, daß Sie weit entfernt sind, nicht »wirklich hier« sind, »neben sich stehen« (Depersonalisation) oder die Umwelt und die Objekte unwirklich sind (Derealisation) ❍
   - Angst vor Kontrollverlust, verrückt zu werden oder »auszuflippen« ❍
   - Angst zu sterben ❍
   - Hitzegefühle oder Kälteschauer ❍

- Gefühllosigkeit oder Kribbelgefühle ❍
- Muskelverspannung, akute und chronische Schmerzen ❍
- Ruhelosigkeit und Unfähigkeit zum Entspannen ❍
- Gefühle von Aufgedrehtsein, Nervosität und psychischer Anspannung ❍
- Kloßgefühl im Hals oder Schluckbeschwerden ❍
- übertriebene Reaktionen auf kleine Überraschungen oder Erschrecktwerden ❍
- Konzentrationsschwierigkeiten, Leeregefühl im Kopf wegen Sorgen oder Angst ❍
- anhaltende Reizbarkeit ❍
- Einschlafstörungen wegen der Besorgnis ❍

3. Sind Sie sicher, daß Ihre Symptomatik nicht die Kriterien einer Panikstörung, phobischen Störung, Zwangsstörung oder hypochondrischen Störung erfüllt? ❍

4. Sind die Angstzustände nicht bedingt durch eine organische Störung (z. B. Schilddrüsenüberfunktion), eine Erkrankung des Gehirns oder die Einwirkung von Substanzen (Alkohol, Beruhigungsmittel, Drogen)? ❍

Wenn Sie die Fragen 1, 3 und 4 sowie mindestens vier Symptome bei Frage 2 (davon mindestens ein Symptom aus den vier erstgenannten Symptomen) angekreuzt haben, haben Sie möglicherweise eine generalisierte Angststörung.

Wenn unkontrollierbare Ängste das Leben dominieren

Die zentralen Merkmale kurzgefaßt:

A. Eine generalisierte Angststörung besteht aus mindestens sechs Monate andauernden Anspannungen, Besorgnissen und Befürchtungen in bezug auf alltägliche Ereignisse und Probleme.

B. Mindestens vier Symptome der unten angegebenen Liste, davon eines aus der Liste der vegetativen Symptome, müssen vorliegen:

Vegetative Symptome:
- Herzrasen, Herzklopfen oder erhöhte Herzfrequenz
- Schweißausbrüche
- fein- oder grobmotorisches Zittern
- Mundtrockenheit

Symptome, die Brust- und Bauchraum betreffen:
- Atembeschwerden

- Beklemmungsgefühl
- Schmerzen oder Mißempfindungen im Brustbereich
- Übelkeit oder Mißempfindungen im Bauch (z.B. Unruhegefühl im Magen)

Psychische Symptome:

- Gefühl von Schwindel, Unsicherheit, Schwäche oder Benommenheit
- Gefühl, die Objekte sind unwirklich (Derealisation), oder man selbst ist weit entfernt oder »nicht wirklich hier« (Depersonalisation)
- Angst vor Kontrollverlust, verrückt zu werden oder »auszuflippen«
- Angst zu sterben

Allgemeine Symptome:

- Hitzewallungen oder Kälteschauer
- Gefühllosigkeit oder Kribbelgefühle

Symptome der Anspannung:

- Muskelverspannung, akute und chronische Schmerzen
- Ruhelosigkeit und Unfähigkeit zum Entspannen
- Gefühle von Aufgedrehtsein, Nervosität und psychischer Anspannung
- Kloßgefühl im Hals oder Schluckbeschwerden

Andere unspezifische Symptome:

- übertriebene Reaktionen auf kleine Überraschungen oder Erschrecktwerden
- Konzentrationsschwierigkeiten, Leeregefühle im Kopf wegen Sorgen oder Angst
- anhaltende Reizbarkeit
- Einschlafstörung wegen der Besorgnis

C. Die Symptomatik ist nicht erklärbar durch eine andere psychische Störung, eine körperliche Erkrankung oder Drogen- bzw. Medikamenteneinwirkung.

Ständige Befürchtungen, Verspannungen und Übererregtheit

Eine generalisierte Angststörung ist nicht auf bestimmte Situationen in der Umgebung beschränkt, sondern frei flottierend. »Generalisiert« heißt, daß diese Form der Angststörung durch übertriebene, unrealistische, andauernde Besorgnisse, Ängste und Befürchtungen in bezug auf vielfältige Aspekte des Lebens charakterisiert ist. Diese Ängste dauern mindestens sechs Monate an, ohne daß die Betroffenen sie kontrollieren können, obwohl ihnen klar ist, daß sie unbegründet sind.

Die häufigsten Sorgen beziehen sich auf das Wohlbefinden der

Familie, auf die Arbeit, die finanzielle Lage oder die Gesundheit. Menschen mit einer generalisierten Angststörung und psychisch gesunde Personen unterscheiden sich nicht bezüglich der Inhalte, über die sie sich sorgen, wohl aber hinsichtlich der Zeitdauer und Intensität der Befürchtungen.

Dazu gesellt sich ein permanent erhöhter Angstpegel, der in der Regel keine Panikattacken bewirkt, jedoch mit motorischer Anspannung und vegetativen Symptomen verbunden ist.

Folgende Symptome sind typisch:

1. *Befürchtungen:*

- Sorgen über zukünftiges Unglück und entsprechende Vorahnungen: Angehörige könnten demnächst erkranken oder verunglücken, unbegründete Geldsorgen, übertriebene Sorgen um die Leistungsfähigkeit in der Schule oder im Beruf,
- Nervosität: ständige geistige Übererregbarkeit, erhöhte Aufmerksamkeit und Gereiztheit angesichts der unkontrollierbaren Befürchtungen und Schreckhaftigkeit,
- Konzentrationsschwierigkeiten oder Vergeßlichkeit.

2. *Motorische Spannung:*

- körperliche Unruhe,
- Spannungskopfschmerz,
- Zittern: sichtbarer Ausdruck der Muskelanspannung, unwillkürliches Zucken, »wackelig auf den Beinen« sein,
- Unfähigkeit, sich zu entspannen: ständige muskuläre Anspannung, verbunden mit rascher Ermüdbarkeit und Erschöpfung.

3. *Vegetative Übererregbarkeit:*

- Schwindel oder Benommenheit,
- Atemnot, Erstickungsgefühle oder Atembeschleunigung,
- Herzrasen,
- Schwitzen,
- Hitzewallungen oder Frösteln,
- feucht-kalte Hände,
- Magen-Darm-Beschwerden: Übelkeit, Bauchschmerzen, Durchfall,
- häufiges Wasserlassen (Harndrang),
- Mundtrockenheit,
- Schluckbeschwerden oder Gefühl, einen »Kloß im Hals« zu haben,
- Ein- oder Durchschlafstörungen.

Die Ängste werden meistens nicht durch bestimmte äußere Reize oder Situationen ausgelöst, weshalb das Vermeidungsverhalten hier keine so große Rolle spielt wie bei Phobien, auch nicht durch bestimmte Körperwahrnehmungen wie bei Panikattacken. Äußere Reize können jedoch die innere Bereitschaft, sich Sorgen zu machen, aktivieren. Latent vorhandene Ängste etwa vor Erkrankungen in der Familie können durch Informationen über momentan gehäuft auftretende Fälle einer bestimmten Krankheit sofort manifest werden.

Die Symptomatik wird häufig mit einer Depression verwechselt. In mehr als der Hälfte bis zwei Drittel der Fälle kommt im Laufe der Zeit tatsächlich auch eine Depression hinzu, sozusagen als resignativer Folgezustand der chronischen Sorgen und Befürchtungen, die kein Abschalten mehr erlauben. Oft werden auch abhängig machende Beruhigungsmittel oder Alkohol als vorübergehende Entspannungsmittel eingesetzt, bis diese selbst zu einem Problem werden.

Eine generalisierte Angststörung findet sich häufiger bei Frauen, oft in Zusammenhang mit langdauernden Belastungen durch äußere Umstände. Der Verlauf ist unterschiedlich, kann aber ohne Behandlung chronisch werden.

Wie generalisierte Ängste entstehen und aufrechterhalten werden

Eine generalisierte Angststörung kann viele Ursachen und Auslöser haben: Streß, Überforderung, Lebenskrisen, negative Lebenserfahrungen, Veranlagung, körperliche Erkrankungen und Beschwerden sowie mentale Mechanismen (negative Denkmuster). Die Symptome zeigen sich zu Beginn meist recht abgeschwächt und in Zusammenhang mit bestimmten Belastungen und Lebensproblemen, aber im Laufe der Jahre prägen sie sich immer stärker aus.

Man kann die ständigen Sorgen und Befürchtungen auch als »Problemlösungsprozeß ohne Problemlösung« verstehen. Die Betroffenen spielen gedanklich alle möglichen Katastrophen durch, ohne jemals zu Lösungen zu gelangen, wie diese Katastrophen vermieden werden könnten.

Das ständige Grübeln ist nicht nur die Wurzel des Übels, sondern auch ein Lösungsversuch. Denn: sich zu sorgen, scheint – ähnlich einem magischen Ritual – noch größeres Leid verhindern zu können, nach dem Motto: »Ich muß mich ständig sorgen, sonst passiert noch etwas Schlimmes«. Der Zukunft ohne große Befürchtungen entgegenzublicken wäre ja geradezu eine Provokation großen Unheils! Wenn die Betroffenen dann tatsächlich eine vorübergehende Erleichterung erleben, weil sie sich lange genug mit einer Befürchtung beschäftigt haben und nun gleichsam vor einer realen Gefahr bewahrt bleiben, haben sie das Grübeln letztlich verstärkt.

Wer an einer generalisierten Angststörung leidet, dem fehlen also einerseits verläßliche Sicherheitsvorkehrungen oder -signale, zum anderen überschätzt er die Wahrscheinlichkeit von Gefahren und deren Auswirkungen. Wenn tatsächlich ein Verlust an Sicherheit erlebt wird, dreht sich die Spirale weiter – die Suche nach Sicherheit verstärkt sich noch mehr.

Blicken wir einmal auf den »Ort des Geschehens«. Solange der Betroffene dort gewisse Sicherheitssignale ortet, geht es ihm noch halbwegs gut. Wenn aber diese Krücke – etwa eine bestimmte Person – verschwindet, schwindet mit ihr auch das Fünkchen Sicherheit. Dies macht blitzartig den generalisierten Ängsten Platz und führt zu einer rastlosen Suche nach einer anderen Quelle der Sicherheit. Die Betroffenen können sich kaum ein Gefühl von Sicherheit verschaffen und verlassen sich daher auf bestimmte Verwandte oder Freunde. Es fehlt ihnen das Vertrauen, daß sie selbst oder andere in bestimmten Situationen schon das Richtige oder Bestmögliche tun werden. Indem sie sich verzweifelt bemühen, ein bestimmtes Restrisiko auszuschalten, stellen sie es durch das permanente angstvolle Grübeln erst recht in den Mittelpunkt.

Der Schlüssel: Finden Sie ein erträgliches Ende für Ihren Angstfilm im Kopf!

Ihre unkontrollierbaren Sorgen und Befürchtungen laufen nach dem Motto »Was wäre, wenn …« so plastisch-bildhaft ab, daß Sie sich mehr und mehr in Angst und Panik hineinsteigern und sich den katastrophalen Ausgang in allen Farben ausmalen. Ihre Angst nährt die Angst – und auch Ihre ungebremsten Phantasien, die Kontrolle zu verlieren. Ihre gedanklichen Katastrophenbilder führen zu einer ständigen körperlichen und psychischen Verspannung, die im Bedarfsfall kein konstruktives Handeln ermöglicht.

Was bringen Ihnen eigentlich Ihre Katastrophenphantasien, die Sie unruhig und schlaflos halten? Können Sie auf diese Weise vielleicht magisch ein befürchtetes Unglück abwehren, nur weil Sie es vorhergesehen haben und es dann nicht passieren muß? Gibt es nicht auch einen Erfolg ohne den typischen Spruch eines guten Schülers »Ich bekomme bestimmt eine schlechte Note«?

Wenn Ihr ängstliches Grübeln erst einmal eine bildhafte, lebendige und detailreiche Gestalt angenommen hat, helfen Ihnen keine Ablenkungsstrategien mehr und auch kein vages positives Denken. Kennen Sie den Spruch: »Das Unbewußte kennt keine Verneinung«? Wenn Sie sich etwas so intensiv vorstellen, daß es nicht passieren soll (»Hoffentlich hat mein Mann bei diesem Wetter heute keinen schweren Verkehrsunfall«), haben Sie es in Ihrer Phantasie bereits so lebendig erlebt, daß die reine Negation viel zu schwach ist, um die Macht Ihrer Vorstellungen aufzuheben.

Durchbrechen Sie den Teufelskreis der ständigen Prophezeiungen, die sich – zumindest in Ihrer Phantasie – selbst erfüllen! Lernen Sie, mit Mißerfolgsbefürchtungen anders umzugehen.

Sagen Sie sich: »Das bin nicht ich, das ist meine Krankheit! Ich kann die Ängste jedoch bewältigen.« Unkontrollierbare Ängste sind eine Krankheit wie Depressionen oder Eßstörungen. Lernen Sie, Ihre Ängste vorerst einmal zu verstehen und anzunehmen, bevor Sie sich daran machen, den Teufelskreis zu durchbrechen.

Lassen Sie den Angstfilm in Ihrem »Kopfkino« einmal so ablaufen, daß er weniger katastrophal endet. Wenn Sie das als Ihr eigener Regisseur im Kopf erfolgreich durchgeführt haben, dann fahren Sie fort und entwickeln Sie gleich noch zwei Varianten eines nicht gar so schlimmen Endes. Sie werden sehen, wie leicht Ihnen das fällt – und wie befreiend es wirkt. Sie sollen kein »Happy End« im Sinne eines unkritischen positiven Denkens erfinden, sondern Ihre Phantasie trainieren, akzeptable Überlebensvorstellungen bei erwarteten Problemen zu entwickeln. Konstruktives Tagträumen ist heute wieder als erster Schritt auf dem Weg zu einem großen Ziel anerkannt und wird nicht mehr länger als Realitätsflucht angesehen.

Angst durch einen bleibenden Schock – Angst vor ungewollter Erinnerung an ein Trauma: posttraumatische Belastungsstörung

»Mir kommen diese Horrorbilder immer wieder vor Augen, als müßte ich alles neu durchleben.«

Herr Schuster, 37 Jahre alt, verheiratet, zwei Kinder, von Beruf Pharmareferent, hat auf dem Rückweg von einem Kunden spätabends auf regennasser Fahrbahn einen Verkehrsunfall. Sekundenschlaf aus Übermüdung, dazu noch bei hoher Geschwindigkeit. Als er aufwacht, ist es schon zu spät: Sein Auto rammt die rechte Leitplanke, rast ungebremst die 15 Meter hohe Böschung hinunter, überschlägt sich und bleibt schließlich mit verformten Seitenteilen stehen. Herr Schuster ist eingeklemmt und kann sich selbst nicht befreien. Er ist bei Bewußtsein, hat Schmerzen am ganzen Körper, vor allem im Bereich der Brust. Herr Schuster steht Todesängste aus, fühlt sich von Gott und der Welt verlassen und hat keinen Zugriff auf das rettende Handy. Er fürchtet zu verbluten oder zu erfrieren, denn es ist an jenem Dezembertag empfindlich kalt. Erst am frühen Morgen bemerkt ihn ein LKW-Fahrer, der Polizei, Feuerwehr und Rettung verständigt. Herr Schuster muß aus dem Auto herausgeschnitten werden und wird in das nächste Krankenhaus gebracht. Dort wird festgestellt, daß er neben einem Bruch des rechten Fußes, einem Bluterguß und verschiedenen Hautabschürfungen keine weiteren Verletzungen erlitten hat. Am Tag nach dem Unfall verstärken sich im Krankenhaus die Schmerzen im Bereich der Brust, der Schultern und der Halswirbelsäule. Drei Wochen nach der Entlassung kann er abends tagelang nicht einschlafen: Sobald er die Augen schließt, hat er die Bilder des schrecklichen Unfalls vor sich. Ein wenig Abhilfe bringt es, auch nachts das Licht anzulassen. Bald aber überfallen ihn die furchtbaren Erinnerungen an den Unfall auch tagsüber. Er muß immer wieder daran denken, wie er hilflos im Auto eingeklemmt war und Angst vor diesem einsamen Tod hatte. Als er nach der Gipsabnahme wieder Auto fahren kann, kommt er drei Tage später an der Unfallstelle vorbei und wird neuerlich durch heftige Erinnerungen aufgeschreckt. Von da an fürchtet er sich permanent vor einem neuerlichen Unfall und schafft es kaum mehr, in der Dunkelheit Auto zu fahren. Wenig später kann er nicht einmal mehr tagsüber in den Wagen steigen, weil er sofort wieder Schmerzen bekommt und den Gurt nicht mehr anlegen kann – aus Angst, dieser könnte das Engegefühl in der Brust noch verstärken.

Haben Sie ein sehr einschneidendes und extrem belastendes Erlebnis hinter sich?

1. Waren Sie einmal einem kurz- oder langanhaltenden Ereignis oder Geschehen von außergewöhnlicher Bedrohung oder mit katastrophalem Ausmaß ausgesetzt, das nahezu bei jedem tiefgreifende Verzweiflung

auslösen würde (Unfall, Überfall, Vergewaltigung, Mißhandlung, Naturkatastrophe, Kriegshandlung, andere Form von Gewalteinwirkung, massive körperliche Symptomatik mit Traumatisierung usw. – Sie können die Symptome auch als Zeuge erlebt haben)? ❍

2. Leiden Sie unter anhaltenden Erinnerungen, einem Wiedererleben durch aufdringliche Nachhallerinnerungen (Flashbacks), lebendigen Erinnerungen, sich wiederholenden Träumen oder innerer Bedrängnis in Situationen, die der Belastung ähneln oder mit ihr in Zusammenhang stehen? ❍

3. Vermeiden Sie tatsächlich oder möglichst alle Umstände, die der Belastung ähneln oder mit ihr in Zusammenhang stehen, was Sie vor dem belastenden Erlebnis nicht getan haben? ❍

4. Erleben Sie eine teilweise oder vollständige Unfähigkeit, sich an einige wichtige Aspekte der Belastung zu erinnern? ❍

5. Erleben Sie folgende anhaltende Symptome einer erhöhten psychischen Sensitivität und Erregung (nicht vorhanden vor der Belastung)?
   - Ein- und Durchschlafstörung ❍
   - Reizbarkeit oder Wutausbrüche ❍
   - Konzentrationsschwierigkeiten ❍
   - geistige Überwachheit (Hypervigilanz) ❍
   - erhöhte Schreckhaftigkeit ❍

6. Traten die Kriterien der Fragen 2, 3, 4 und 5 innerhalb von sechs Monaten nach dem Belastungsereignis oder nach dem Ende einer Belastungsperiode auf (in einigen speziellen Fällen ist ein späterer Beginn möglich)? ❍

Wenn Sie die Fragen 1, 2, 3 und 6 sowie entweder die Frage 4 oder die Frage 5 (mindestens zwei Symptome davon) bzw. sogar beide Fragen 4 und 5 angekreuzt haben, haben Sie möglicherweise eine posttraumatische Belastungsstörung.

Was eine posttraumatische Belastungsstörung ausmacht

Die zentralen Merkmale kurzgefaßt:

A. Die Betroffenen sind einem kurz- oder langdauernden Ereignis oder Geschehen von außergewöhnlicher Bedrohung oder mit katastrophalem Ausmaß ausgesetzt, das nahezu bei jedem tiefgreifende Verzweiflung auslösen würde.

B. Es bestehen anhaltende Erinnerungen oder ein Wiedererleben der Belastung durch aufdringliche Nachhallerinnerungen (Flashbacks), lebendige Erinnerungen, sich wiederholende Träume oder durch innere Bedrängnis in Situationen, die der Belastung ähneln oder mit ihr in Zusammenhang stehen.

C. Umstände, die der Belastung ähneln oder mit ihr im Zusammenhang stehen, werden tatsächlich oder möglichst vermieden. Dieses Verhalten bestand nicht vor dem belastenden Erlebnis.

D. Es bestehen entweder eine teilweise oder vollständige Unfähigkeit, sich an einige wichtige Aspekte der Belastung zu erinnern oder anhaltende Symptome einer erhöhten psychischen Sensitivität und Erregung (nicht vorhanden vor der Belastung) mit zwei der folgenden Merkmale:
- Ein- und Durchschlafstörungen
- Reizbarkeit oder Wutausbrüche
- Konzentrationsschwierigkeiten
- Hypervigilanz
- erhöhte Schreckhaftigkeit

E. Die genannten Kriterien treten innerhalb von sechs Monaten nach dem Belastungsereignis oder nach dem Ende einer Belastungsperiode auf. (In einigen speziellen Fällen kann ein späterer Beginn berücksichtigt werden, dies sollte aber gesondert angegeben werden.)

Horror ohne Ende

Bei der posttraumatischen Belastungsstörung handelt es sich um eine verzögerte Reaktion auf ein belastendes Ereignis oder eine Situation außergewöhnlicher Bedrohung bzw. katastrophalen Ausmaßes (kurz- oder langanhaltend), die bei fast jedem Menschen eine tiefe Verzweiflung hervorrufen würde. Die Betroffenen haben die Erfahrung von Todesbedrohung, Lebensgefahr oder starker Körperverletzung gemacht bzw. die Bedrohung der eigenen körperlichen Unversehrtheit oder einer anderen Person erlebt. Bei Kindern sind aufgrund des Entwicklungsstandes unangemessene sexuelle Erfahrungen inbegriffen.

Die Störung und dessen Ausmaß wird nicht allein durch das Trauma an sich hervorgerufen, sondern vielmehr auch durch die subjektive Reaktion darauf bzw. wie erfolgreich das Geschehen verarbeitet werden kann. Intensive Furcht, Hilflosigkeit oder Entsetzen, bei Kindern oft chaotisches oder erregtes Verhalten: alles Anzeichen dafür, daß das Vorgefallene unzureichend bewältigt wurde.

Traumatisierend wirkt nicht nur der körperliche Übergriff, sondern auch der seelische Übergriff bzw. die akute Bedrohung der tiefgreifenden menschlichen Erfahrung, eine autonom handelnde und denkende Person zu sein. Wenn sich die Betroffenen aufgeben und in der Zeit der traumatischen Erfahrung jegliche Autonomie verlieren, verstärkt dies nach neueren Erkenntnissen durch Untersuchungen an vergewaltigten oder inhaftierten Menschen – unabhängig von der Lebensbedrohung – die Belastung.

Die Störung entwickelt sich charakteristischerweise nicht sofort nach dem traumatischen Erlebnis, wie dies bei einer akuten Belastungsreaktion oder einer Anpassungsstörung der Fall ist, sondern erst Wochen bis Monate später, doch selten später als 6 Monate nach dem Trauma.

Eine posttraumatische Belastungsstörung ist durch drei zentrale Symptomgruppen charakterisiert:

1. *Aufdringliches Wiedererleben.* Das wesentlichste Merkmal stellt das ungewollte aufdringliche Wiedererleben von Aspekten des Traumas dar. Es treten dieselben sinnlichen Eindrücke (bestimmte Bilder, Geräusche, Geschmacksempfindungen, Körperwahrnehmungen) sowie gefühlsmäßigen und körperlichen Reaktionsweisen auf wie zum Zeitpunkt der traumatischen Erfahrung.
2. *Vermeidung traumarelevanter Reize bzw. reduzierte emotionale Reaktionsfähigkeit.* Alles, was an das Trauma erinnert, wird als sehr belastend erlebt und deshalb instinktiv gemieden. Bestimmte Gedanken, Bilder und Erinnerungen werden unterdrückt und verschiedene Situationen des Alltagslebens vermieden. Die emotionale Befindlichkeit kann sehr verschieden sein, ist jedoch gewöhnlich charakterisiert durch eine Mischung aus panischer Angst, großer Traurigkeit, intensivem Ärger und starken Schuldgefühlen, Selbstvorwürfen und Schamgefühlen. Im Sinne einer Vermeidung derart belastender Gefühlszustände entwickeln sich öfter eine Nivellierung der Gefühle, eine emotionale Taubheit und ein Gefühl der Entfremdung (Depersonalisation).
3. *Übererregtheit.* Es besteht eine ausgeprägte emotionale, kognitive und psychovegetative Übererregbarkeit selbst bei kleineren Belastungen, die gar nichts mit dem Trauma zu tun haben. Typisch sind ständige Alarmiertheit am Tag ohne Anlaß, heftige Schreckreaktionen bei geringfügigen Anlässen (z. B. bei bestimmten Geräuschen oder sanften Berührungen) sowie Schlaflosigkeit in der Nacht.

Man kann folgende Arten traumatischer Erfahrungen unterscheiden:

- *Individuelle Gewalt:* ständige körperliche Mißhandlung als Kind, einmalige oder mehrfache Vergewaltigung, als Kind ständiger Zeuge von Gewalt in der Familie, Verbrechen wie z. B. Banküberfall, Entführung, Geiselhaft, versuchter Raubmord, Körperverletzung, Mißhandlung, Folterung, angedrohte Ermordung.
- *Kollektive Gewalt:* Erfahrung von Krieg, Kampfhandlungen oder Terrorismus, Kriegsverwundung, Aufenthalt im Luftschutzkeller bei Fliegeralarm, gewaltsame Entwurzelung (Verschleppung, Verfolgung, Vertreibung), unmenschliche Haftbedingungen (Konzentrationslager, politisch motivierte Haft).
- *Naturkatastrophen:* Großbrand, Blitzschlag, Überschwemmung, Dammbruch, Bergrutsch, Grubenunglück, Lawinenunglück.
- *Technikkatastrophen:* Zeuge oder Beteiligter an einem schweren Autounfall, Eisenbahn-, Schiffs- oder Flugzeugunglück, Explosion, Arbeitsunfall, Chemieunfall.
- *Berufsbedingte Unfälle:* traumatische Erfahrungen im Rahmen der Tätigkeit bei Militär, Polizei, Feuerwehr und Rettung.
- *Körperliche oder psychische Extrembelastungen:* Giftgasunfall, schwere Verbrennungen oder Schmerzzustände, Gehirnblutung, überlebter Herzstillstand, schwerer allergischer Schock, Knochenmarktransplantation, lebensbedrohliche Erkrankung.

Wie aus einem Trauma eine Störung wird

Wenn die traumatische Erfahrung im Gedächtnis nur bruchstückhaft und ungeordnet gespeichert wird, gleichsam in »Rohform«, nicht verarbeitet und nicht integriert in die Lebensgeschichte, kommt es zum typischen Wiedererleben des Vorfalls, als ob sich alles in der Gegenwart neuerlich ereignen würde. Neutrale Reize wie etwa bestimmte Objekte, Bilder, Geräusche, Töne oder Gerüche, können das Ereignis in Rohform plötzlich so lebendig werden lassen, daß derselbe Horror abermals ausgelöst wird. Die Betroffenen versuchen dies mit aller Macht zu vermeiden und verstärken damit ihre Probleme, weil sie ihre Erinnerungen nicht verarbeiten lernen.

Das Gefühl von Gefahr oder Lebensbedrohung wird zur fundamentalen Lebenseinstellung nach dem Trauma. Die Betroffenen entwickeln eine sogenannte »Furchtstruktur«. Sie fühlen sich so lange bedroht, wie keine Zeichen der Sicherheit erkennbar sind, während andere Personen sich so lange sicher fühlen, wie keine Zeichen der Gefahr vorhanden sind.

Erhöhte Aufmerksamkeit für angstbezogene Reize ist ein zentrales Merkmal der posttraumatischen Belastungsstörung. Es kommt zu einer chronischen Übererregung, die Aufmerksamkeit ist ausschließlich auf das Entdecken entsprechender »Gefahren« ausgerichtet. Im Sinne eines Teufelskreises kann diese Übererregung aber selbst wieder zum Auslöser einer falschen Alarmreaktion und der damit verbundenen Erinnerungen werden. Die Betroffenen weisen also eine selektive Aufmerksamkeit für traumaspezifische Gefahrenreize und eine selektive Gedächtnisspeicherung von bedrohlichen Informationen auf; sie filtern, analysieren und erleben Aspekte der Gegenwart vor allem auf der Basis ihrer traumatischen Erfahrungen. Diese verändern allmählich auch kognitive Schemata, das heißt Grundüberzeugungen hinsichtlich der eigenen Person und der Umwelt, die die Wahrnehmung und das Verhalten des Menschen steuern.

Menschen, die nach einem Trauma eine posttraumatische Belastungsstörung entwickeln, unterscheiden sich durch bestimmte kognitive Gesichtspunkte von Personen, die ähnliche Erfahrungen ohne Störung überwinden.

- übermäßige selektive Aufmerksamkeit auf Gefahrenreize,
- einseitige Interpretation von Reizen und Situationen als gefährlich,
- kognitive Fehlinterpretationen, die falsche Alarmreaktionen des Körpers auslösen,
- Unterdrückung der traumatischen Erinnerungen und Gedanken aus Angst vor deren Nicht-Bewältigbarkeit, was einen ständigen biologischen Stressor darstellt,
- Abspaltung der Gefühle bis zur emotionalen Taubheit, wodurch kein Umgang mit negativen Emotionen erlernt wird, so daß deren Auftreten extrem gefürchtet wird,
- Vermeidung aller Situationen, Gedanken und Bilder, die an das Trauma erinnern und das Gefühl von Hilflosigkeit verstärken.

Der Schlüssel: Lernen Sie, Ihr Erleben in Ihre Gedächtnisstrukturen zu integrieren – die Sache ist Vergangenheit!

Das ungewollte, aufdringliche Wiedererleben des Traumas ist wie ein ständiger Alptraum bei Tag. Es ist ein permanenter, ungebetener Begleiter in der Gegenwart und löst immer und immer wieder den gleichen Horror aus. Betroffene unterliegen somit einer Täuschung ihres Gedächtnisses, das das Erlebte stets so präsentiert, als müßten sie alles nochmals und immer wieder durchleben. Wenn Sie davon betroffen sind, sollten Sie als ersten, zugegebenermaßen mühsamen Schritt erkennen: Unterdrückungs- und Vermeidungsstrategien helfen hier nicht weiter! Sie müssen vielmehr das Erlebte verarbeiten, indem Sie es gründlich »durcharbeiten«. Es handelt sich dabei um eine »Konfrontationstherapie im Kopf«. Sie üben dabei regelmäßig, wie Sie die traumatischen Bilder immer besser als vergangen betrachten lernen, ohne daß diese aktuell körperliche und seelische Symptome auslösen.

Stellen Sie sich in mehrfachen Varianten das gesamte traumatische Erleben – anfangs am besten in Anwesenheit einer Vertrauensperson – möglichst lebendig vor, sprechen Sie laut oder innerlich mit, was gerade passiert, und lassen Sie alles im Zeitlupentempo wie einen Videofilm vor Ihren Augen ablaufen. Wichtig: Sie bleiben dabei immer im Hier-und-Jetzt, verankert in der Gegenwart und nicht ständig zurückversetzt in die Vergangenheit. Sie müssen lernen, das Vergangene als vergangen zu begreifen. Sie müssen hart trainieren, Ihr traumatisches Erlebnis so in Ihre Gedächtnisstrukturen zu integrieren, daß die Horrorbilder immer als Vergangenheit und nicht als bedrohliche Gegenwart auftreten. Bald werden Sie sich sagen können: »Das Ganze war wirklich schlimm, ein Horror, aber jetzt bin ich dieser Situation für immer entkommen, auch wenn ich daran denke, denn ich blicke darauf zurück wie auf andere Erlebnisse in der Vergangenheit, die mit positiven oder negativen Gefühlen und körperlichen Zuständen verbunden sind.«

Konkretere Hilfestellungen dazu erhalten Sie im Selbsthilfeteil dieses Buches.

Angstbewältigung durch Zwänge – Zwangsrituale zur Vermeidung von Angst und Unsicherheit: Zwangsstörung

»Ich muß immer wieder meine Hände waschen und die elektrischen Geräte kontrollieren, obwohl ich weiß, daß ich alles viel gründlicher mache als andere Leute.«

Frau Pfeiffer, 26 Jahre, verheiratet, Mutter eines einjährigen Kindes, leidet seit ihrer Schwangerschaft an einer sogenannten Bakteriophobie, die zu einem extremen Händewaschzwang geführt hat. Sie hat ständig Angst, daß jemand beim Händeschütteln Krankheitskeime oder andere gefährliche Stoffe auf sie übertragen könnte, wodurch sie dann selbst andere Menschen, vor allem ihre kleine Tochter, anstecken könnte. Mit unsauberen Händen Nahrungsmittel zu berühren könnte dazu führen, daß sie über die Nahrungskette ihr Kind gefährdet. Sie vermeidet es möglichst, anderen Menschen die Hand zu geben, um nicht schuldig zu werden am Unglück anderer, obwohl sie weiß, daß sich ihr Mann nicht an ihre Spielregeln hält und dadurch jene Menschen anstecken könnte, die sie vor Unglück bewahren will. Sie kann bestimmte Gegenstände (Türklinken, Mülltonne, gebrauchte Damenbinden, Pampers u.a.) nur mit großer Überwindung berühren und muß in ihrem Haus unbedingt eine zweite Toilette aufsuchen, die ihr Mann eigens für sie allein gebaut hat. Unterwegs kann sie wegen ihrer Angst vor AIDS und verschiedenen Krankheitskeimen überhaupt nicht auf die Toilette gehen, weshalb weite Reisen unmöglich sind.

Wenn sie den gefürchteten unsichtbaren Keimen nicht vollständig ausweichen kann, flüchtet sie sich in die oft stundenlange Prozedur des Händewaschens, in ein Ritual, um den früheren sauberen Zustand wiederherzustellen. Sie benötigt dazu mindestens zwei Stunden und eine ganze Seife pro Tag. Sie putzt alles, was sie vorher mit ihren vermeintlich verseuchten Händen berührt hat, so daß sie abends völlig erschöpft ins Bett fällt, ohne ihre Wasch- und Reinigungszwänge perfekt erledigt zu haben. Ihr Mann muß sich zunehmend um ihr geliebtes Kind kümmern, weil sie Angst hat, es anzustecken und lebensgefährlich zu bedrohen.

Während eines einwöchigen beruflich bedingten Auslandsaufenthaltes ihres Mannes entwickelt sie auch einen starken Kontrollzwang. Er bezieht sich in der Wohnung auf alles, das gefährlich für sie und ihr Kind werden könnte. Bestimmte Gegenstände (Ofen, Kaffeemaschine, Fernsehapparat, Fön, Lichter u.a.) könnten nicht abgeschaltet sein, sich übermäßig erhitzen und dann einen Brand auslösen. Wenn sie mit ihrem Kind einkaufen geht, muß sie mehrfach kontrollieren, ob Fenster und Türen verschlossen sind, damit ja kein Einbrecher in ihr Haus eindringen kann. Ihr Mann, der anfangs sehr viel Verständnis gezeigt und ihre zwanghaften Fragen nach Bestätigung (»Bin ich jetzt wirklich sauber?«; »Ist wirklich alles abgedreht?«) geduldig beantwortet hat, ärgert sich wird im Laufe der Zeit immer mehr über seine Frau, so daß es öfter zu Streit kommt.

Müssen Sie viel öfter Ihre Hände waschen, Ihre Wohnung reinigen oder Ihre Arbeiten kontrollieren als andere Menschen und sind Sie dennoch unzufrieden damit?

1. Haben Sie Zwangsgedanken oder Zwangshandlungen (oder beides) an den meisten Tagen über einen Zeitraum von mindestens zwei Wochen? ❍

2. Treffen auf Ihre Zwangsgedanken und Zwangshandlungen folgende Merkmale zu:
   - Erleben Sie diese als Ihre eigenen Gedanken und Handlungen und nicht von anderen Personen oder Einflüssen eingegeben? ❍
   - Müssen Sie diese ständig wiederholen, erleben Sie diese dauernd, erleben Sie diese als unangenehm und erkennen Sie mindestens einen Zwangsgedanken oder eine Zwangshandlung als übertrieben und unsinnig? ❍
   - Versuchen Sie Widerstand zu leisten und leisten Sie mindestens gegen einen Zwangsgedanken oder eine Zwangshandlung erfolglos Widerstand? ❍
   - Erleben Sie die Ausführung eines Zwangsgedankens oder einer Zwangshandlung für sich genommen nicht als angenehm? ❍

3. Leiden Sie unter den Zwangsgedanken und Zwangshandlungen oder werden Sie meist durch den besonderen Zeitaufwand in Ihrer sozialen oder individuellen Leistungsfähigkeit behindert? ❍

4. Haben Sie folgende Zwangshandlungen:
   - Waschzwänge ❍
   - Reinigungszwänge (Putzzwänge) ❍
   - Kontrollzwänge ❍
   - Ordnungszwänge ❍
   - Wiederholungszwänge (inklusive Zählzwänge) ❍
   - Sammeln, Stapeln oder Horten ❍

5. Haben Sie Zwangsgedanken mit folgenden Inhalten:
   - aggressive Themen ❍
   - sexuelle Themen ❍
   - religiöse Themen ❍
   - Verschmutzung ❍
   - sonstige: ❍

Wenn Sie die Fragen 1 und 3, alle Punkte von Frage 2 sowie mindestens einen Zwang von Frage 4 oder 5 bejahen, haben Sie wahrscheinlich eine Zwangsstörung.

Das Wesen einer Zwangsstörung

Die zentralen Merkmale kurzgefaßt:

A. Es bestehen entweder Zwangsgedanken oder Zwangshandlungen (oder beides) täglich oder fast täglich über einen Zeitraum von mindestens zwei Wochen.

B. Die Zwangsgedanken (Ideen oder Vorstellungen) und Zwangshandlungen zeigen sämtliche folgenden Merkmale:
- Sie werden als eigene Gedanken/Handlungen von den Betroffenen angesehen und nicht als von anderen Personen oder Einflüssen eingegeben.
- Sie wiederholen sich dauernd und werden als unangenehm empfunden, und mindestens ein Zwangsgedanke oder eine Zwangshandlung wird als übertrieben und unsinnig anerkannt.
- Die Betroffenen versuchen, Widerstand zu leisten (bei lange bestehenden Zwangsgedanken und Zwangshandlungen kann der Widerstand allerdings sehr gering sein). Gegen mindestens einen Zwangsgedanken oder eine Zwangshandlung wird gegenwärtig erfolglos Widerstand geleistet.
- Die Ausführung eines Zwangsgedankens oder einer Zwangshandlung ist für sich genommen nicht angenehm, sondern dient nur der Reduktion von Anspannung, Unlust oder Angst (dies sollte von einer vorübergehenden Erleichterung von Spannung und Angst unterschieden werden).

C. Die Betroffenen leiden unter den Zwangsgedanken und Zwangshandlungen oder werden in ihrer sozialen oder individuellen Leistungsfähigkeit erheblich behindert, meist durch den besonderen Zeitaufwand.

D. Die Zwangsstörung ist nicht bedingt durch eine andere psychische Störung.

Die wichtigsten Zwangsstörungen

Unter einem Zwang versteht man Gedanken, Vorstellungen, Impulse und Handlungen, die sich einem Menschen immer wieder stereotyp aufdrängen, obwohl er sich intensiv dagegen zu wehren versucht. Im Laufe der Zeit kann jedoch der Widerstand nachlassen, was bei einer chronifizierten Zwangsstörung häufig vorkommt.

Zwänge werden von den Betroffenen als sinnlos, unangenehm, quälend und psychovegetativ belastend erlebt, sie werden als eigene Gedanken und Impulse erkannt, was große Schuldgefühle auslöst. Zwangsrituale erscheinen als lästig, aber unvermeidlich und dienen nicht der Durchführung an sich nützlicher Tätigkeiten, sondern nur dazu, die Anspannung zu mindern und vermeintliche Gefahren abzuwehren. Wenn die Zwänge nicht ausgeführt werden, kommt es zu großer Unruhe und Angst.

Zwänge sind letztlich erfolglose Versuche, Angstgefühle und andere unangenehme Gefühle zu reduzieren und das Gefühl der Sicherheit zu erhöhen. Wegen des Abwehraspekts von Ängsten wird die Zwangsstörung zu den Angststörungen gezählt.

Menschen mit Zwangsstörungen versuchen die zwangsauslösenden Reize zu vermeiden. Man unterscheidet zwischen »aktiver Vermeidung« (dies ist die motorische Komponente mit Kontrollieren und Saubermachen, das heißt der Versuch, alles wiedergutzumachen und den ursprünglichen Zustand wiederherzustellen, wenn man vermeintlichen Gefahren nicht ausweichen konnte) und »passiver Vermeidung« (Ausweichen vor allem, was zu aktivem Vermeidungsverhalten führen könnte).

Zwangsstörungen werden in zwei große Gruppen eingeteilt:

- Zwangsgedanken, -befürchtungen und -impulse,
- Zwangshandlungen.

Zwangshandlungen sind ständig wiederholte Stereotypien, die angesichts von objektiv ungefährlichen, subjektiv jedoch als sehr bedrohlich erlebten Ereignissen gesetzt werden, um Schaden für sich selbst oder andere Menschen zu vermeiden. Oft wird die Gefahr als von der eigenen Person ausgehend erlebt, was mit allen Mitteln zu verhindern versucht wird. Das Zwangsritual stellt einen letztlich wirkungslosen, symbolischen Versuch dar, eine vermeintliche Gefahr abzuwehren. Die häufigsten Zwangshandlungen sind Kontrollzwänge (Kontrollieren von Ofen, Licht, Gas- und Wasserhahn, Fenster, Türen, Auto usw.), gefolgt von Waschzwängen (besonders Händewaschen), Reinigungszwängen und Ordnungszwängen. Zwangshandlungen treten bei beiden Geschlechtern etwa gleich häufig auf. Handwaschzwänge sind bei Frauen häufiger, Kontrollzwänge eher bei Männern.

Zwangsgedanken sind zwanghafte Ideen, bildhafte Vorstellungen oder Zwangsimpulse, die sich dem Betroffenen in quälender Weise aufdrängen. Sie beziehen sich oft auf aggressive, sexuelle, obszöne oder gotteslästerliche Themen, die von den Patienten als persönlichkeitsfremd und abstoßend erlebt werden (z. B. Zwangsimpulse einer Mutter, ihr geliebtes Kleinkind mit dem Messer zu töten; Zwangsimpuls, von einer Brücke oder einem hohen Gebäude zu springen, obwohl keine Selbstmordgedanken bestehen; Zwangsimpuls zu unkontrollierten verpönten sexuellen Handlungen).

Zwangskranke haben große Angst, daß sie ihre aggressiven oder autoaggressiven Impulse in die Tat umsetzen könnten. Aber dies kommt praktisch nicht vor, weshalb ihre oft sehr umfangreichen Sicherungsstrategien (z.B. Wegschließen aller Messer), die ihr Selbstvertrauen noch weiter untergraben, unnötig sind. Die Betroffenen werden höchstens verbal aggressiv gegenüber jenen, die ihr Zwangsverhalten mit Gewalt unterbrechen wollen.

Zur Diagnose einer Zwangsstörung müssen Zwangsgedanken oder Zwangshandlungen wenigstens zwei Wochen lang täglich oder fast täglich vorhanden sein und zu einer massiven psychosozialen Beeinträchtigung führen, meist bedingt durch den besonderen Zeitaufwand.

80 Prozent der Zwangsstörungen können durch drei Fragen erkannt werden: »Müssen Sie Ihre Hände immer wieder waschen? Müssen Sie manche Dinge immer wieder kontrollieren? Haben Sie Gedanken, die Sie quälen und die Sie nicht loslassen?«

Zwangshandlungen

Zwangshandlungen werden gewöhnlich in folgende Typen unterschieden:
- Wasch- und Säuberungszwänge
- Kontrollzwänge
- Ordnungszwänge
- Wiederholungszwänge

Wasch- und Säuberungszwänge

Wasch- und Reinigungszwänge stehen gewöhnlich in Verbindung mit der Angst vor Ansteckung mit Krankheitskeimen, Verunreinigung mit menschlichen Ausscheidungen bzw. ekelerregenden Stoffen oder Verseuchung durch gefährliche Chemikalien. Die Betroffenen fürchten bei Konfrontation mit diesen Stoffen krank zu werden bzw. zu sterben oder andere durch Übertragung der Keime zu infizieren und zu gefährden.

Wasch- und Putzzwänge haben eine starke Ähnlichkeit mit phobischem Vermeidungsverhalten. Die Angst vor Verunreinigung durch verschiedene Substanzen und deren vermeintliche Folgen (Tod, Krankheit, Unglück) führt zu stundenlangen Wasch- und Reinigungsprozeduren. Bevorzugt gewaschen werden Hände, Arme oder Kleidungsstücke. Überpenibel gereinigt werden meist die Schuhe oder bestimmte Einrichtungsgegenstände.

Besonders gefürchtet werden Körperausscheidungen (Schweiß, Urin, Kot, Sperma, Menstruationsblut, Vaginalsekret), Schmutz (Erde, Fußboden), Keime jeder Art (etwa bei Abfällen, öffentlichen Toiletten, Türgriffen), Bakterien und Viren, Krankheiten (etwa AIDS oder Krebs), bestimmte chemische Substanzen oder Tiere als Überträger gefährlicher Krankheitserreger (wie BSE).

Menschen mit einem Reinigungszwang haben oft große Angst, andere anzustecken, was voraussetzt, daß sie annehmen, sie könnten selbst bereits angesteckt sein, doch dies belastet sie gewöhnlich weniger als die Möglichkeit, andere anstecken zu können.

Wasch- und Putzzwänge sollen ein befürchtetes Unglück (Krankheit oder Tod) verhindern oder das Gefühl des Wohlbehagens wiederherstellen. Reinigungszwänge ufern im Laufe der Zeit immer mehr aus, weil aufgrund möglicher Kontakte und Übertragungen immer mehr Lebensbereiche als verunreinigt angesehen werden.

Wollen Sie sich einmal in so einen armen Menschen hineinversetzen? Dann stellen Sie sich vor, Sie wischen mit einem frischen Lappen den Boden auf. Doch dabei fällt Ihnen plötzlich ein, daß Sie nur den Schmutz von einer Stelle des Bodens auf eine andere übertragen. Also sofort den Lappen auswaschen, doch wo, etwa im schmutzigen Wasser des Kübels? Nein, daher sofort neues Wasser herbeischaffen, doch was nützt dies, der Lappen wird bestimmt nicht ganz sauber. Es bleibt also nichts anderes übrig, als den eben noch neuen Lappen in den Mülleimer zu werfen und sofort zu entsorgen, damit nichts anderes mit den Keimen vom Boden angesteckt wird.

Die Angehörigen müssen bald dieselben Rituale einhalten, um jede Verunreinigung zu vermeiden. Eltern, Partner und Kinder fügen sich oft erstaunlich geduldig den Reinigungsvorschriften des Zwangskranken. Manchmal wehren sie sich aber auch erbittert, so daß ständige Spannungen entstehen. Menschen mit Waschzwängen haben einen hohen Verbrauch von Warmwasser, Seife und Handtüchern. Das Badezimmer wird oft stundenlang nicht verlassen.

Wasch- und Reinigungszwänge beziehen sich entsprechend der zugrundeliegenden Problematik oft nur auf bestimmte Bereiche (z.B. Hände, Toilette), während andere Bereiche sogar ausgesprochen schmutzig sein können. Ein »Sauberkeitsfanatiker« achtet dagegen in allen Bereichen auf Sauberkeit.

Kontrollzwänge

Die Angst vor einer Katastrophe (»Durch mein Verhalten könnte jemand ein Unglück erleiden«; »Ich könnte für einen Fehler bestraft werden«) führt zu einer übermäßigen Kontrolle des Ofens, anderer Elektrogeräte (etwa Kaffeemaschine, Bügeleisen), der Gas- und Wasserhähne, der Türen und Fenster, bestimmter beruflicher oder privater Tätigkeiten (z. B. werden erledigte Arbeiten oder ausgefüllte Zahlscheine ständig überprüft).

Die Betroffenen haben ein übertriebenes Verantwortungsgefühl für eventuelle Fehler und Folgen für andere Menschen. Sie achten durch ständige Kontrollen darauf, daß sie ihre Mitmenschen nicht durch ihre Unachtsamkeit gefährden, oder möchten ihre Angehörigen vor Gefahren bewahren. Zahlreiche Kontrollzwänge werden durch die Angst ausgelöst, daß man andere Menschen unabsichtlich verletzt haben könnte.

Kontrollzwänge führen im Berufsalltag notgedrungen zur verlangsamten Bewältigung der Aufgaben (etwa weil immer wieder alles nachgezählt werden muß), ebenso in der Schule (wenn ein Lernstoff oft wiederholt werden muß) und in der Freizeit (etwa weil ein Ort erst dann verlassen werden kann, wenn man alles genau und lange genug kontrolliert hat, obwohl man bereits etwas anderes tun sollte). Zwangskranken fällt es sehr schwer, den Ort und den Gegenstand der Kontrolle zu verlassen, weil sie wissen, daß sie dann keinerlei Kontrollmöglichkeit mehr haben, z. B. können die Kontrollzwänge bezüglich der Elektrogeräte in der Küche ausufern, wenn man für drei Tage die Wohnung verläßt, während ein halbstündiger Einkauf im nächsten Geschäft keine derart großen Probleme bereitet.

Die Betroffenen kontrollieren ihre Arbeiten immer wieder, um Fehler und damit soziale Kritik oder gar befürchtete Ablehnung zu vermeiden. Sie zweifeln ständig daran, daß sie alles korrekt überprüft haben, beginnen daher immer wieder aufs neue mit dem Kontrollieren und überreden zudem auch oft nahestehende Menschen, doch bitte auch noch ein Auge darauf zu werfen. Die ständigen Kontrollfragen (»Habe ich alles richtig gemacht?«; »Kann wirklich nichts passieren?«) können Menschen in der Umgebung zur Verzweiflung bringen. Angehörige versuchen in anfangs gutgemeinter Art und Weise zu beruhigen, verstärken damit jedoch ungewollt die Unsicherheit des Zwangskranken.

Zahlreiche Betroffene nehmen Zuflucht zu magischen Praktiken, um die langen Kontrollrituale abzukürzen. Magische Rituale haben eine ökonomische Funktion, wenn es beispielsweise gelingt, 20 Kontrollen des Ofens vor dem Verlassen des Hauses auf zwei zu reduzieren. Es handelt sich dabei um bestimmte Gesten oder Bewegungen, Sätze, Zahlen oder Gebete, die auf ganz spezielle Weise ausgeführt werden. Häufig dienen bestimmte »gute« Zahlen als Leitlinie (etwas dreimal machen müssen, etwas anderes sechsmal machen müssen usw.).

Viele Kontrollzwänge laufen auf geistiger Ebene ab und sind somit von anderen Menschen überhaupt nicht beobachtbar. Es fällt oft gar nicht auf, wie sehr die Betroffenen mit ihren Ritualen beschäftigt sind, und es ist für andere auch kaum nachvollziehbar, warum sie in Gesprächen oft so abwesend wirken.

Ordnungszwänge

Hier wird die gesamte Umgebung, Lebenswelt nach einem bestimmten, individuellen und oft nicht näher begründbaren festen Ordnungssystem strukturiert. Bettzeug, Wäsche, Kleidung, Zahnbürsten, Schuhe, Wohnungsgegenstände, Schreibtisch-Utensilien, Arbeitsgeräte u.a. müssen nach einem ganz bestimmten Muster angeordnet sein. Oft spielt die symmetrische oder millimetergenaue Ausrichtung eine große Rolle.

In ihrem Perfektionsdrang verbringen die Betroffenen oft Stunden, alles »richtig« an seinen Platz zu stellen. Wenn die Ordnung oder Symmetrie nicht eingehalten wird, könnte ein Unglück passieren, was große innere Unruhe auslöst. Ordnungsrituale können den Charakter einer magischen Schutzwirkung ausüben. Niemand darf daher das etablierte Ordnungssystem verändern.

Wiederholungszwänge

Wiederholungsrituale (Wiederholungen von Handlungen, Worten, Sätzen, Zahlen oder Gebeten) dienen der Abwehr oder Neutralisierung etwaiger Katastrophen, auch wenn keinerlei logische Beziehung besteht zwischen der Zwangsbefürchtung (»Meine Mutter könnte bald sterben«; »Mein Mann könnte fremdgehen«) und der Zwangshandlung.

Es handelt sich um Rituale wie etwa bestimmte stereotype Bewegungen, ständiges An- und Ausziehen, nach einem bestimmten Muster Zählenmüssen, Handlungen unter dem Diktat einer bestimmten Zahl. Zählzwänge können sich auf alles mögliche beziehen. Die Betroffenen müssen vielleicht eine ganz bestimmte Stundenzahl arbeiten, Blätter in ganz bestimmter Weise beschreiben und Arbeitsschritte genau dreimal wiederholen, ansonsten muß die ganze Arbeit noch einmal gemacht werden, um ein Unglück zu verhindern oder das Gefühl der Unvollkommenheit zu beseitigen. Wiederholungszwänge haben eher magischen als logischen Charakter, und es gibt oft keine äußeren Umstände als Auslöser.

Zwangsgedanken

Zwangsgedanken sind lästige und aufdringliche Gedanken, bildhafte Vorstellungen und dranghafte Impulse. Der Begriff umfaßt zwanghafte Gedanken, Ideen, Vorstellungen, Erinnerungen, Fragen, Befürchtungen und Grübeleien. Die Betroffenen sind fast davon besessen, bestimmte Gedanken, Zahlen, Farben, Dinge, Anordnungen zu vermeiden, weil davon Unglück ausgehen könnte.

Zwangskranke erleben die jeweiligen Inhalte als abstoßend, unannehmbar, moralisch verwerflich und sinnlos, aber kaum ausschaltbar. Sie fühlen sich geistig sehr beunruhigt, vegetativ stark erregt und angespannt. Zwangsgedanken werden inhaltlich folgendermaßen differenziert:

- Zwangsgedanken bezüglich Aggressionen
- Zwangsgedanken bezüglich Sexualität
- Zwangsgedanken bezüglich Verschmutzung
- Zwangsgedanken bezüglich Sammeln und Aufbewahren von Gegenständen
- Zwangsgedanken bezüglich der Religion oder des Gewissens
- Zwangsgedanken bezüglich Symmetrie oder Genauigkeit
- Zwangsgedanken bezüglich des eigenen Körpers
- Zwangsgedanken anderer Art (wie Furcht, Dinge zu tun, zu sagen, zu verlieren).

Zwangsgedanken umfassen verschiedene Arten:

- Zwangsbefürchtungen und Zwangsimpulse
- Denkzwänge
- zwanghaftes Grübeln.

Zwangsbefürchtungen und Zwangsimpulse

Die Betroffenen fürchten ein bevorstehendes Unheil, das eher anderen, nahestehenden Personen droht als der eigenen Person. Sie glauben aber, daran irgendwie schuld zu sein, und fühlen sich für die Abwendung der Katastrophe verantwortlich. Zwangsbefürchtungen und

Zwangsimpulse werden durch ein kognitives oder verhaltensbezogenes Ritual neutralisiert.

Oft bestehen Zwangsgedanken mit aggressivem Inhalt gegen nahestehende Personen (etwa jemand zu verletzen). Zwangsvorstellungen führen zu Angst- und Unruhezuständen, die durch bestimmte Rituale nur kurzfristig erfolgreich reduziert werden können. Man fürchtet, gegen soziale Tabus zu verstoßen, beispielsweise sich unabsichtlich aggressiv, sexuell unanständig, sozial auffällig oder religiös unangepaßt zu verhalten.

Die Zwangsgedanken stehen im krassen Widerspruch zum Wertsystem der Betroffenen (dies macht ihr Wesen aus): gotteslästernde Gedanken eines frommen Menschen, aggressive Impulse eines Pazifisten, Mordphantasien einer überbehütenden Mutter gegenüber ihrer geliebten kleinen Tochter, sexuelle Impulse eines sexuell Gehemmten. Die Zwangsbefürchtungen (»Ich könnte jemanden umbringen«) lösen Ängste aus, die durch beruhigende (ebenfalls zwanghafte) Gegengedanken (»Ich darf niemanden umbringen«) zu bewältigen versucht werden. Die kognitiven Rituale reduzieren kurzfristig Angst und Anspannung. Abergläubische Ängste rund um Todesängste zählen auch zu den Zwangsgedanken.

Denkzwänge

Gedanken- bzw. Denkzwänge sind Rituale, mit denen bestimmte Zwangsimpulse oder -vorstellungen (»Wirf dich vor den Zug«; »Spring vom Balkon hinunter«; »Töte deinen Vater« u. a.) neutralisiert werden sollen. Es werden bestimmte kognitive Rituale eingesetzt wie z. B. ein bestimmter Zählzwang oder »positive« Gedanken wie »Dein Vater ist gut«.

Zwanghaftes Grübeln

Zwanghaftes Grübeln besteht aus langen und unproduktiven zwanghaften Gedankenketten, die sich um bestimmte Themen drehen, die jedoch rasch wechseln können (wie etwa »Ich komme in die Hölle«; »Was habe ich Schlechtes gesagt oder getan?«). Derartige Gedankenzwänge, hinter denen oft Ängste stehen, haben meistens einen angstverstärkenden Effekt, weil sie durch keinen Gegengedanken wirksam neutralisiert werden können.

Wie man scheinbar unverständliche Zwänge verstehen kann

Grundsätzlich besteht jeder Zwang aus zwei Komponenten:

1. Ein bestimmtes Verhalten, Denken oder Fühlen, das negativ bewertet wird (unangenehm, belastend, gefährlich usw.). Dies umfaßt den Angstaspekt von Zwangsstörungen.
2. Ein verhaltensbezogenes oder kognitives Ritual, mit dem das negativ erlebte Verhalten, Denken oder Fühlen auf eine ganz bestimmte Art zu bewältigen bzw. zu neutralisieren versucht wird. Dies nennt man den Abwehraspekt von Zwangsstörungen.

Die Dynamik einer Zwangsstörung besteht darin, daß die aufdringlichen und angstauslösenden Gedanken, Vorstellungen und Impulse durch willkürliche verhaltensbezogene und kognitive Zwangsrituale zu neutralisieren versucht werden. Ziel ist es, Angst, Unruhe und mögliches Unglück zu vermindern bzw. zu verhindern. Die Betroffenen fühlen sich dafür mehr verantwortlich als andere Personen.

Zwänge bestehen aus einem vierstufigen Ablaufschema:

1. *Belastender, aufdringlicher Gedanke/Reiz:* »Ich könnte ein Kind verletzen«; »Das ist schmutzig«.
2. *Bewertung:* »Dies ist schlimm«; »Dies ist gefährlich«; »So darf man nicht denken«. Die Bewertung macht aus dem Gedanken oder Gefühl erst ein richtiges Problem.
3. *Physiologische Erregung und Unbehagen:* körperliche Unruhe, Erregung, Angstzustände, Kontrollverlustangst, Schuldgefühle usw.
4. *Neutralisieren:* Beseitigen der »gefährlichen« Sachen, Abwehr des Gedankens durch ein Ritual (Zwangshandlung, kognitives Ritual).

Am Beginn eines Zwangs stehen aufdringliche Gedanken, die als gefährlich oder moralisch verwerflich bewertet werden. Dies führt zu Erregung und Unruhe, die man durch verschiedene Formen der Entschärfung zu reduzieren versucht. Wenn möglich, wird die zwangauslösende Situation überhaupt gemieden. Wenn dies unmöglich ist, erfolgt ein Ritual, um einen vermeintlichen Schaden zu verhindern bzw. um einen angeblich bereits eingetretenen Schaden wiedergutzumachen. All das kann aber nie vollständig gelingen, und so kommt es daher im Sinne einer Rückkopplung zu erneuter Erregung und Unruhe, zu einem erneuten Auftreten des auslösenden Gedankens, zu intensivierten kognitiven oder verhaltensbezogenen Ritualen. Je stärker die

Zwangsgedanken und Zwangsimpulse unterdrückt werden, desto stärker drängen sie sich auf. Die Kraft bzw. Dynamik der Gedanken können auch davon Nicht-Betroffene in einem kleinen Experiment sofort nachvollziehen: versuchen Sie einmal, NICHT an einen rosaroten Elefanten zu denken...

Menschen mit Zwangsstörungen haben vor der Ausführung der Zwangsrituale keine klar überprüfbaren Kriterien, anhand derer sie hinterher erkennen können, ob sie das entsprechende Verhalten (z.B. Händewaschen) ausreichend ausgeführt haben. Es besteht nur ein nicht näher bestimmbares Gefühl, daß es jetzt paßt oder nicht. Die Betroffenen benötigen klare, von Gefühlen unabhängige Beurteilungsmaßstäbe, wenn sie von starken Emotionen und Unruhezuständen zu neuerlicher Kontrolle gedrängt werden.

Zwangsstörungen drehen sich meist um die Themen Verantwortung, Schuld, Zweifel und Unsicherheit, nicht akzeptierbare sexuelle Handlungen, abgelehnte aggressive Impulse, religiös motivierte Gewissensbisse, Befürchtung negativer Konsequenzen bzw. Katastrophen. Zwangskranke fühlen sich angesichts der Unsicherheit des Lebens verantwortlich dafür, »daß nichts passiert und daß es allen gut geht«.

Zwangskranke überschätzen im Vergleich zu Gesunden die Wahrscheinlichkeit von Gefahren und haben daher bei alltäglichen Verhaltensweisen ständig den Eindruck, ein Risiko einzugehen. Sie überschätzen auch das Ausmaß ihrer persönlichen Verantwortlichkeit für eine befürchtete Katastrophe. Zwänge stellen den Versuch dar, alles zu tun, um sich nicht schuldig oder depressiv fühlen zu müssen, weil man drohendes Unheil nicht abgewendet hat. Zwänge gelten als die »Krankheit des Zweifelns«. Eine massive Unsicherheit, die sich trotz allen Bemühens nicht in ausreichende Sicherheit umwandeln läßt, bildet das Fundament einer Zwangsstörung, insbesondere in bezug auf Garantien, die eine von der Umwelt oder vom Patienten ausgehende Bedrohung abwenden könnten. Aus dieser Konfliktsituation resultieren Angst und Unruhe, was durch die Zwänge zu beseitigen versucht wird.

Die Funktionalität von Zwängen unterscheidet sich teilweise sehr stark von jener phobischen Meidungsverhaltens (Ausnahme: bestimmte Wasch- und Reinigungsrituale). Zwangsstörungen stellen Bewältigungsversuche bei generalisierten vital-bedrohlichen Ängsten, Unsicherheiten und Defiziten dar.

Wasch- und Reinigungszwänge leichter und mittelstarker Ausprägung ähneln phobischem Vermeidungsverhalten wesentlich mehr als die anderen Zwangstypen. Es bestehen phobieähnliche Erwartungsängste, wobei die Auslöser entweder vermieden oder durch Säuberung nachträglich beseitigt werden (Ungeschehenmachen).

Der Sinn besteht in einer Reduktion der auslöserspezifischen Angst. Durch die Rituale besteht die Gewißheit, sich effektiv zu verhalten.

Ordnungs- und Kontrollzwänge dienen oft dazu (als Folge primärer und sekundärer sozialer Defizite), die Selbstunsicherheit und die Angst vor Ablehnung durch andere zu reduzieren. Indem soziale Normen in den Bereichen Ordentlichkeit, Genauigkeit, Gewissenhaftigkeit und Zuverlässigkeit übererfüllt werden, sollen soziale Zustimmung und Belohnung sichergestellt, ja geradezu erzwungen werden. Diese Strategie wird im Alltags- und Berufsleben häufig angewandt und als sogar teilweise wirksam erlebt. Wenn allerdings die erhofften Reaktionen ausbleiben, können die Kontrollhandlungen dermaßen ausufern, daß ein Teufelskreis in Gang gesetzt wird: Das erhöhte Zwangsverhalten führt zu verminderter sozialer Anerkennung und zunehmender Ablehnung, was wiederum ein noch intensiveres Zwangsverhalten bewirkt.

Bei Kontrollzwängen besteht aus Angst vor Fehlern und deren Folgen ein übertriebenes Verantwortungsgefühl. Oft werden auch Verunsicherungen durch neue Lebenssituationen durch Kontrollzwänge zu bewältigen versucht. Auch hier verleihen die Zwänge eine scheinbare Sicherheit. Ähnlich bei Ordnungs- und Kontrollzwängen: die nötigen Rituale geben zwar noch Hoffnung auf die eigene Verhaltenseffektivität, sicherheitshalber werden jedoch – sehr viel früher als bei den anderen Zwängen – magische Elemente (z.B. Zähl- und Wiederholungszwänge) eingebaut. Dadurch verkürzen sich die Zwangshandlungen, weil die Sicherheit nicht mehr durch die eigenen Kontrollen, sondern durch die weniger aufwendigen magischen Rituale (z.B. bestimmte Sprüche oder Gesten) gewährleistet wird.

Säuberungs-, Ordnungs- und Kontrollzwänge haben oft die intrapsychische Funktion, von einer negativen Befindlichkeit bzw. von einer vorhandenen Depression im Sinne einer »Beschäftigungstherapie« abzulenken.

Zähl-, Wiederholungs-, Berührungs- und Sprechzwänge sind oft auch die »Rettung«, um stärker generalisierte Katastrophenängste in bezug auf die eigene oder nahe Personen zu bewältigen. Diese Zwänge charakterisiert ein ausgesprochen magisches Denken (z.B. »gute«

Zahlen wiederholen, bestimmte objektiv unnütze Bewegungen). Die Betroffenen versuchen, durch bestimmte Rituale Unheil von sich oder anderen abzuwenden, obwohl ihnen vom Verstand her klar ist, daß die entsprechenden Vorstellungen und Handlungen unsinnig sind. Sie können ihre Angst und Unsicherheit, daß ihnen oder anderen etwas zustoßen könnte, nicht durch eigene Überlegungen reduzieren, sondern sie nehmen Zuflucht zum Glauben an magische Kräfte. Aus dem Alltagsleben gibt es dafür viele Beispiele (z. B. Geburtsdaten als Lottozahlen).

Neuere Erklärungsmodelle weisen auf die Bedeutung des Gedächtnisses bei der Entwicklung von Zwängen hin. Bei Kontrollzwängen fehlt den Betroffenen die subjektive Gewißheit, daß sie ihre Handlung effizient ausgeführt haben, so daß sie ein Gefühl der »Unvollständigkeit« entwickeln. Sie sagen etwa: »Ich war irgendwie nicht ganz da, als ich den Ofen, den Wasserhahn, die Tür kontrolliert habe, so daß ich alles nochmals kontrollieren muß«, oder sie fragen sich oft: »Habe ich die Tür wirklich zugeschlossen oder nur daran gedacht, daß ich es tun soll?« Menschen mit Kontrollzwängen fällt es oft schwer, zwischen der Erinnerung an tatsächlich ausgeführte und nur vorgestellte Handlungen zu unterscheiden. Eine neuerliche Kontrolle soll dann der unbefriedigend erlebten Erinnerung einen »persönlichen Stempel« aufdrücken. Erinnerungen an die Motorik, an taktile oder sensorische Aspekte werden zuwenig genutzt oder als zuwenig verläßlich empfunden (sie rütteln z. B. an den Fenstern, ob sie wirklich geschlossen sind).

Der Schlüssel: Verschieben und vermindern Sie Ihre Zwangsrituale, um Angst, Unsicherheit und Restrisiko besser ertragen zu lernen

Der Schlüssel zur eigenständigen Bewältigung von Zwangsstörungen besteht aus folgenden Punkten, die im Selbsthilfeteil dieses Buches näher ausgeführt werden:

1. *Konfrontation in der Vorstellung.* Stellen Sie sich vor, wie Sie sich einer bisher gemiedenen Situation aussetzen (Schmutz, Unordnung usw.) und mit dieser viel lockerer und unkomplizierter umgehen können.
2. *Konfrontation in der Realität.* Konfrontieren Sie sich schrittweise oder gleich direkt ohne gestufte Vorgangsweise mit gefürchteten Situationen Ihrer Umwelt (z. B. Verunreinigung Ihres Körpers, Ihrer Kleidung, Ihrer Lieblingsgegenstände und Wohnungseinrichtung mit Blut oder Staub vom Boden).

3. *Ritualverhinderung.* Verzichten Sie auf die Ausführung von kognitiven oder verhaltensbezogenen Ritualen (Waschen, Reinigen, Kontrollieren, zwanghaftes Zählen usw.). Lernen Sie, alle auftretenden Gedanken, Gefühle und körperlichen Empfindungen besser als bisher auszuhalten und alles etwas lockerer anzugehen. Begrenzen Sie vor allem auch das Ausmaß Ihres Verantwortungsgefühls für ein mögliches Unglück, Sie tragen nicht für alles die Verantwortung. Schieben Sie nach und nach wenigstens die Durchführung der Rituale einige Zeit (vielleicht eine halbe Stunde) hinaus, um besser mit Angst und Unruhe umgehen zu lernen.
4. *Änderung der Denkmuster.* Bewerten Sie realistischer als bisher, wie gefährlich bestimmte Situationen und Objekte tatsächlich sind. Analysieren Sie Ihre perfektionistischen Bewältigungsversuche, die jedes Restrisiko ausschließen sollen. Alles unter Kontrolle haben wollen bedeutet, keine Angst haben zu müssen. Dies ist ein unrealistisches Ziel, vor allem bei schweren Zwängen – und überhaupt im Leben!
5. *Effizientere Bewältigung von Gefühlen.* Sie müssen lernen, mit Angstgefühlen und anderen unangenehmen Gefühlen wie Wut oder gar Haß konstruktiver umzugehen als auf zwanghafte Weise.
6. *Bessere Kommunikations- und Interaktionsmuster.* Eine Stärkung der sozialen Kompetenz ist bei vielen Zwangskranken wichtig, damit sie ihre Sozialbeziehungen nicht mehr über den Weg der Zwänge gestalten, wo sich die anderen einfach in das Zwangssystem einzufügen haben.

Angst, die Gesundheit zu verlieren – Angst vor eingebildeten Krankheiten: hypochondrische Störung

»Es gibt keine Krankheit, die ich in meiner Phantasie noch nicht hatte.«

Frau Sommer, 38 Jahre alt, verheiratet, zwei Kinder, berufstätig als Chefsekretärin, leidet seit mindestens 15 Jahren unter einer hypochondrischen Störung. Ihr Mann, die Verwandten und Bekannten lachen über sie: »Es gibt nichts, was du in deiner Phantasie noch nicht gehabt hast. Du gehörst zu den bestuntersuchten Einwohnern in der ganzen Stadt.«

Einerseits weiß sie dies selbst, kann sich jedoch wegen ihrer ständigen Ängste vor irgendeiner Krankheit nicht anders helfen, als immer wieder neue ambulante und stationäre Untersuchungen durchführen zu lassen. Andererseits kränken sie derartige Aussagen maßlos, weil sie sich mit ihren Befürchtungen von niemand ernst genommen fühlt.

Frau Sommer war bereits von klein auf in ihrer Familie mit Tod, Krankheiten und Krankheitsängsten konfrontiert. Im Alter von zwei Jahren stirbt ihre Zwillingsschwester ganz plötzlich, angeblich an einer nicht rechtzeitig erkannten Infektion. Daraufhin konzentriert sich die übertriebene Fürsorge der Eltern ganz auf sie, diese entwickeln zudem extreme hypochondrische Züge. Als Frau Sommer 21 Jahre alt ist, erkrankt die Mutter an Brustkrebs und stirbt trotz Chemotherapie und zahlreicher Operationen. Eine dramatische Erfahrung für sie, daß ihre Mutter trotz aller Krankheitsängste den tödlichen Ausgang nicht verhindern konnte.

Die Lösung kann daher nur darin liegen, noch genauer als ihre Mutter auf die Gesundheit zu achten. Unzählige teure und aufwendige Arzt-, Labor- und Krankenhausbesuche sind die Folge.

Sind Sie überzeugt, krank zu sein – auch wenn alle Untersuchungen dagegensprechen?

1. Sind Sie seit mindestens sechs Monaten anhaltend davon überzeugt, mindestens eine bestimmte ernsthafte körperliche Krankheit zu haben, auch wenn wiederholte Untersuchungen keine ausreichende körperliche Erklärung erbracht haben? ❍

2. Weigern Sie sich ständig, die medizinische Feststellung zu akzeptieren, daß den Symptomen keine körperliche Krankheit zugrunde liegt? ❍

3. Haben die ständigen Sorgen bezüglich Ihrer Überzeugungen und Symptome zu andauerndem Leiden und einer Störung des alltäglichen Lebens geführt (Beeinträchtigung der sozialen oder beruflichen Leistungsfähigkeit) und Sie veranlaßt, medizinische Behandlung oder Untersuchungen (oder entsprechende Hilfe von Laienhelfern) zu suchen? ❍

Wenn Sie die Fragen 1, 2 und 3 angekreuzt haben, haben Sie möglicherweise eine hypochondrische Störung.

Krankheitsängste – Gesundheitsängste

Die zentralen Merkmale kurzgefaßt:

A. Es besteht eine mindestens sechs Monate anhaltende Überzeugung, an einer schweren körperlichen Krankheit zu leiden, wobei im Laufe der Zeit gewöhnlich wechselnde Krankheitsängste auftreten.

B. Die ständigen Sorgen um diese Überzeugungen und um die Symptome führen zu andauerndem Leiden, Beeinträchtigung des Alltagslebens und wiederholter medizinischer Abklärung und Behandlung (oder entsprechender Hilfe von Laienhelfern).

C. Die Betroffenen bezweifeln hartnäckig die medizinische Feststellung, daß keine ausreichenden organischen Ursachen für die körperlichen Symptome oder vermeintlichen Entstellungen vorliegen. Die ärztlichen Feststellungen wirken höchstens für einige Wochen oder unmittelbar nach einer medizinischen Untersuchung beruhigend.

D. Die Krankheitsängste treten nicht ausschließlich während einer anderen psychischen Störung auf.

Zwei Formen der Hypochondrie

Durch das Charakteristikum »Angst vor Krankheiten« weist die hypochondrische Störung eine große Nähe zu den Angststörungen auf. Sie kann als Bindeglied zwischen den Angststörungen und den somatoformen (funktionellen bzw. psychovegetativen) Störungen angesehen werden.

Eine hypochondrische Störung ist durch folgende Merkmale charakterisiert, wobei die zwei erstgenannten als zentrale diagnostische Merkmale anzusehen sind:

1. Die Betroffenen beschäftigen sich beharrlich mit der Möglichkeit, an einer oder mehreren schweren und fortschreitenden körperlichen Krankheiten zu leiden, manifestiert durch anhaltende körperliche Beschwerden.
2. Sie weigern sich anhaltend, den Rat und die Versicherung mehrerer Ärzte zu akzeptieren, daß den Symptomen keine körperliche Krankheit zugrunde liegt.
3. Sie interpretieren normale oder allgemeine Empfindungen oft als abnorm und belastend.
4. Sie richten ihre Aufmerksamkeit meist auf nur ein oder zwei Organe oder Organsysteme.

5. Sie können die befürchtete körperliche Krankheit benennen.
6. Der Grad ihrer Überzeugung, von einer Krankheit oder Entstellung befallen zu sein, kann ebenso schwanken wie die vorwiegende Betonung einer Erkrankung gegenüber einer anderen.

Zur Diagnose einer hypochondrischen Störung sind nicht unbedingt körperliche Symptome erforderlich, die fehlinterpretiert werden, es reichen bereits körperbezogene Ängste ohne aktuelle Beschwerden aus (etwa AIDS- oder Krebsphobie). Die hypochondrischen Ängste können bezogen sein auf Körperfunktionen (Herzschlag, Schwitzen, Darmbewegungen), körperliche Bagatellbeschwerden (eine kleine Wunde, ein gelegentlicher Husten, ein Bienenstich) oder vage und mehrdeutige körperliche Empfindungen (»schmerzende Venen«, »Nervenschmerzen«).

Menschen mit einer Hypochondrie beschreiben dem Arzt ihre Symptome gewöhnlich sehr ausführlich und detailliert. Sie suchen oft verschiedene Ärzte auf (»Doctor Shopping«) und wechseln häufig den Arzt, wenn sie das Gefühl haben, nicht die richtige Untersuchung und Behandlung zu erhalten. Anfängliches überschwengliches Lob für einen bestimmten Arzt oder Psychotherapeuten (»Sie sind mir als Spezialist für mein Problem empfohlen worden«) kann rasch in Enttäuschung enden (»Ich sehe, Sie können mir auch nicht wirklich helfen«).

Hypochondrische Patienten äußern bei einer ärztlichen Untersuchung oft nur die aus ihrer Sicht abklärungsbedürftigen Körperbeschwerden spontan, während die dazugehörigen Überzeugungen und Befürchtungen (z. B. bezüglich AIDS, Tumor, Gehirnschlag), die ständige Beschäftigung damit, die anhaltende Selbstbeobachtung und die Todesangst erst durch nähere Befragung zum Ausdruck gebracht werden.

Den Überweisungen zu Psychiatern oder Psychotherapeuten stehen die Betroffenen oft sehr kritisch gegenüber, weil sie sich dadurch hinsichtlich ihrer körperbezogenen Ängste nicht ernst genommen fühlen. Die Arzt-Patient-Beziehung ist oft durch Frustration und Ärger auf beiden Seiten gekennzeichnet und großen Belastungen ausgesetzt.

Nach den Aspekten von primärer und sekundärer Symptomatik kann man zwei Arten von Hypochondrie unterscheiden:

- *Primäre Hypochondrie.* Die krankheitsbezogenen Ängste stehen in keinem Zusammenhang mit erlebten oder realistischerweise zu fürchtenden Krankheiten und können nicht auf eine andere, ihr übergeordnete Krankheit zurückgeführt werden. Die primäre Hypochondrie gilt im Vergleich zur sekundären Hypochondrie als die schwerere Störung.

- *Sekundäre Hypochondrie.* In mehr als 90 Prozent der Fälle haben sich Krankheitsängste nach einer anderen psychischen Störung (z. B. Panikstörung, Depression) oder einer körperlichen Erkrankung entwickelt, entweder der eigenen Person (oft bereits in der Kindheit, was nicht selten zu anhaltenden ängstlich-besorgten Reaktionen der Mutter geführt hat) oder – was noch häufiger der Fall ist – nach hautnahen Erfahrungen von Krankheit, Leid, Behinderung und Tod von Familienangehörigen, Verwandten oder guten Bekannten. Dies kann durch Modellernen aufgrund guter emotionaler Beziehungen erklärt werden. Häufig ist neben der sekundären Hypochondrie gleichzeitig auch eine Depression gegeben.

Im Mittelpunkt der hypochondrischen Störung stehen übermäßige Krankheitsängste und Krankheitsüberzeugungen. Man kann zwei Arten unterscheiden, je nachdem ob eher eine Angst oder eine Überzeugung im Vordergrund steht:

1. *Krankheitsangst.* Die Angst, krank zu werden, hat Ähnlichkeiten mit einer phobischen Symptomatik. Diese Erwartungsängste führen zu einem phobischen Vermeidungsverhalten. Arztkontakte und Auseinandersetzung mit der Thematik von Gesundheit und Krankheit werden gemieden. Typisch sind Aussagen wie »Ich darf nichts über Krankheiten lesen, sonst steigere ich mich gleich hinein.«
2. *Krankheitsüberzeugung.* Die Überzeugung, bereits krank zu sein, hat Ähnlichkeiten mit einer Zwangsstörung. Die Betroffenen sind Stammgäste bei Ärzten und sie wechseln sie auch häufig in der Hoffnung, endlich auf den »richtigen« Arzt zu stoßen, der die bislang unerkannte Krankheit entdeckt. Alle anderen Ärzte, die dazu nicht in der Lage sind, werden als unfähig abqualifiziert. Die Auseinandersetzung mit der Krankheitsthematik wird intensiv gesucht – ähnlich wie Zwangskranke vom zwangsauslösenden Reiz geradezu magisch angezogen sind. Körpersymptome und Körperfunktionen werden ständig zu kontrollieren versucht (»Checking Behavior«). Alle verfügbaren Informationen in den Medien sowie in Büchern werden als Beruhigungsversuche interessiert aufgenommen. Nicht selten geben die Betroffenen an, die Gedanken an eine

körperliche Erkrankung würden sich in einer Weise aufdrängen, wie dies bei einer Zwangsstörung der Fall ist. Analog zu einem Waschzwang, der vermehrt auftritt, wenn ein reales Restrisiko einer Ansteckung gefürchtet wird, ist das Bedürfnis nach ärztlichen Kontrolluntersuchungen stärker, wenn bestimmten Gefahrenreizen nicht völlig ausgewichen werden kann (z. B. mehrfache AIDS-Kontrollen nach sexuellen Kontakten mit einer anderen Person als dem festen Partner).

Die Diagnose einer hypochondrischen Störung gilt in unserer Gesellschaft nach wie vor als abwertend und stigmatisierend. Die Bezeichnungen »Krankheitsängste« oder »Gesundheitsängste« können dagegen leichter akzeptiert werden.

Dabei sind erstaunlich viele Menschen davon betroffen: 10 bis 20 Prozent entwickeln in bestimmten Lebensphasen vorübergehend hypochondrische Ängste ohne Krankheitswertigkeit. Rund 5 Prozent der Hausarztpatienten in Deutschland weisen laut einer WHO-Studie eine Hypochondrie auf.

Womit auch noch gleich mit einem Vorurteil aufgeräumt werde: Hypochondrische Störungen treten bei Frauen und Männern etwa gleich häufig auf. Behandlungsbedürftig sind sie alle, denn sie gehen oft mit anderen psychischen Störungen einher, vor allem mit Angststörungen, Zwangsstörungen und Depressionen.

Wie man ständige Krankheitsängste entwickeln kann

Menschen mit einer hypochondrischen Störung haben oft einen zu engen und verschärften Gesundheitsbegriff. Sie sehen

- Gesundheit als völlige Symptomfreiheit (»Ich bin gesund, wenn ich nichts spüre und keine körperlichen Empfindungen habe«), was zu übertriebenen Ansprüchen an die moderne Medizin führt;
- unspezifische und mehrdeutige Körpersignale als Zeichen einer Krankheit;
- körperliche Symptome als Zeichen von körperlicher Schwäche.

Menschen mit einer hypochondrischen Störung neigen zu einer kognitiven Fehlbewertung harmloser körperlicher Zustände und lassen sich auch durch negative Untersuchungsbefunde oft nicht beruhigen. Sie weisen eine sehr selektive Erinnerung auf und vergessen Irritationen in der Vergangenheit nicht so leicht wie andere Menschen.

Die Fixierung auf bestimmte nicht organisch bedingte körperliche Symptome wird durch unzureichende oder nicht adäquat verarbeitete Informationen über verschiedene Krankheiten begünstigt; auch gegenwärtige oder frühere Erfahrungen mit bestimmten Krankheiten am eigenen Leib oder in der Umgebung verstärken das Krankheitsbild. Die subjektiven Krankheitstheorien werden geformt durch die jeweiligen Informationen und Erfahrungen in einer bestimmten Lebenssituation und sozialen Umwelt. Dem richtigen »Krankheitswissen« kommt daher eine große Bedeutung zu, weil mangelndes Wissen erst recht Krankheitsängste verstärkt.

Die Hypochondrie als »Checking Behavior« in bezug auf den eigenen Körper wird oft zum »Spektrum der Zwangsstörungen« gezählt. Die ängstlichen Kontrollen der Funktionen und der Organe des eigenen Körpers können analog zu einer Zwangsstörung als Kontrollrituale angesehen werden. Der Betroffene verspürt jedoch trotzdem weiterhin Unsicherheit, Unruhe und Angst, so daß er zur Versicherung den Arzt aufsuchen muß. Bereits ein Telefonat kann beruhigend wirken. Ärzte und Krankenpflegepersonal übernehmen oft – gut gemeint – dieselben langfristig schädlichen Beruhigungsversuche des Patienten, wie dies auch dessen Angehörige kurzfristig erfolgreich und langfristig vergeblich versucht haben. Je nachdem, ob die Krankheitsangst oder die Krankheitsüberzeugung im Vordergrund steht, sind unterschiedliche psychotherapeutische Strategien indiziert.

Das Konzept der Hypochondrie als zwanghafte körperbezogene Kontrollversuche zur Bewältigung von Krankheitsängsten deckt sich mit dem Erleben der Betroffenen und macht die Diagnose akzeptabler. Die Erklärung der hypochondrischen Störung nach dem Modell einer Zwangsstörung wirkt für viele Betroffene plausibel und vermittelt ihnen oft erstmalig ein einsichtiges Modell für ihre typischen Verhaltensweisen (»Checking Behavior« oder ständige Rückversicherungsfragen wie etwa »Sehen Sie wirklich nichts Krankhaftes?«; »Wie sicher kann ich mich darauf verlassen?«; »Wie lange nach dieser Untersuchung brauche ich mir keine Sorgen um eine Krebserkrankung zu machen?«; »Sollten wir nicht doch noch eine Kontrolluntersuchung in einem anderen Krankenhaus machen lassen?«). Auf dem Hintergrund eines akzeptablen Krankheitsverständnisses läßt sich eine effiziente Psychotherapie aufbauen.

Der Schlüssel: Gehen Sie nach einem vernünftigen Plan und nicht nach Ihrem Angstgefühl zum Arzt

Wenn Sie unter hypochondrischen Ängsten leiden, geht es Ihnen so wie Zwangskranken: Mit dem Verstand wissen Sie, daß eine neuerliche Gesundheitskontrolle nach einer vorherigen gründlichen Untersuchung nicht notwendig ist, vom Gefühl her haben Sie jedoch den Eindruck, daß etwas übersehen worden sein könnte, und wünschen eine neuerliche Untersuchung, nötigenfalls bei anderen Ärzten. Die ständigen Kontrollverhaltensweisen wirken jedoch – ähnlich wie bei Zwangskranken – letztlich nicht beruhigend, sondern bewirken vielmehr das Gegenteil! Wie bei Menschen mit Zwangsstörungen oft Familienmitglieder die »Endkontrolle« übernehmen, wenn die Betroffenen selbst keine ausreichende Sicherheit mehr gewinnen, übernehmen bei Menschen mit hypochondrischen Ängsten Personen aus der Medizin (Arzt, Physiotherapeut, Krankenschwester usw.) in gut gemeinter Absicht eine Funktion wie Familienangehörige von Zwangskranken. Dies bringt zwar eine kurzfristige Erleichterung, langfristig jedoch eine verstärkte Abhängigkeit von anderen Personen.

Beherzigen Sie daher folgende Ratschläge:

1. Vereinbaren Sie regelmäßige Arzttermine in größeren Abständen und entkoppeln Sie diese von neu auftretenden bzw. anhaltenden Beschwerden. Gehen Sie nach einem Zeitplan zum Arzt und nicht wegen ansteigender Krankheitsängste ohne tatsächliche körperliche Beschwerden.
2. Vereinbaren Sie regelmäßige körperliche Untersuchungen zum Ausschluß körperlicher Krankheiten sowie zur Verlaufskontrolle in größeren Abständen nach einem Zeitkriterium (z. B. jedes Jahr einmal).
3. Vermindern Sie ständige Rückversicherungen im Medizinsystem und vergegenwärtigen Sie sich Ihre Befunde und die Worte des Arztes Ihres Vertrauens, ohne immer wieder dieselben Fragen zu stellen.
4. Lernen Sie mit einem Restrisiko besser zu leben und konzentrieren Sie sich auf das, was Sie hier und jetzt tun können, um gesund zu bleiben.
5. Setzen Sie sich mit der Möglichkeit eines zu frühen Todes auseinander, stellen Sie sich die Frage nach dem Sinn Ihres Lebens und handeln Sie so, daß Ihr Leben so verläuft, wie Sie sich dies vorstellen, ohne vor lauter Krankheitsängsten am Leben vorbeizugehen.

Angst als Folge einer körperlichen Erkrankung – Angststörung mit einem medizinischen Krankheitsfaktor: organische Angststörung

»Es hat lange gedauert, bis die körperlichen Ursachen meiner Angststörung gefunden wurden.«

Herr Berger, ein 45jähriger Techniker im Industrieanlagenbau, erlebt auf der Baustelle einen massiven Herzanfall mit Todesangst und stundenlang anhaltenden Schmerzen im Brustbereich. Eine gründliche stationäre Untersuchung im Krankenhaus erbringt keinen auffälligen Befund, weshalb er mit dem Verdacht auf eine Panikstörung mit Erschöpfungsdepression in das psychiatrische Krankenhaus überstellt wird. Die Kombination von Psychotherapie und stützender antidepressiver Medikation bringt nach drei Wochen eine Besserung, und die Entlassung mit anschließender psychotherapeutischer Nachbetreuung wird vereinbart. Aber den übernächsten ambulanten Termin muß Herr Berger telefonisch absagen, weil es ihm schon wieder so schlecht gehe. Wegen der angegebenen, den ganzen Tag über anhaltenden Brustschmerzen, die bei einer reinen Panikstörung untypisch sind, empfiehlt der Psychotherapeut telefonisch eine neuerliche stationäre Untersuchung in einem anderen Krankenhaus, wo ein Nebennierenadenom diagnostiziert wird, das heißt ein Tumor auf der Nebenniere, von dem die ganze Symptomatik ausgegangen ist. Nach der Operation geht es Herrn Berger bald besser, die Psychotherapie wird beendet. Nach mehreren Wochen ersucht er jedoch neuerlich telefonisch um einen Psychotherapietermin. Weil keine typischen Paniksymptome im Vordergrund stehen, empfiehlt der Psychotherapeut eine stationäre Aufnahme. Im Rahmen des Aufenthalts in der Psychiatrie erfolgt eine neuerliche organische Abklärung. Dabei wird erkannt, daß bei der Operation die Milz so schwer verletzt wurde, daß sie durch eine weitere Operation entfernt werden muß. Erst danach geht es Herrn Berger dauerhaft gut – ohne weitere psychiatrische und psychotherapeutische Behandlung.

Hat Ihre Angststörung mit einer körperlichen Erkrankung begonnen?

1. Haben Sie vor dem Auftreten einer Panikstörung, einer generalisierten Angststörung oder einer Kombination von beidem eine körper-

liche Erkrankung oder eine Erkrankung bzw. Schädigung des Gehirns erlebt? ❍

2. Haben Sie vor der körperlichen Erkrankung keine Panikstörung und auch keine generalisierte Angststörung gehabt? ❍

3. Sind gegenwärtig die allgemeinen Kriterien für eine psychische Störung aufgrund einer Schädigung oder Funktionsstörung des Gehirns oder einer körperlichen Krankheit gegeben?
   - Nachweis einer zerebralen Erkrankung, Verletzung oder Funktionsstörung oder einer systemischen körperlichen Erkrankung, von der bekannt ist, daß sie mit Angstsymptomen einhergehen kann. ❍
   - Ein zeitlicher Zusammenhang (Wochen oder Monate) zwischen der Entwicklung der zugrundeliegenden Krankheit und dem Auftreten der Angststörung. ❍
   - Rückbildung der psychischen Störung nach Rückbildung oder Besserung der zugrundeliegenden vermuteten organischen Ursache. ❍
   - Kein überzeugender Beleg für eine andere Ursache der Angststörung (z. B. belastende psychosoziale Faktoren). ❍

4. Sind gegenwärtig die Kriterien für eine Panikstörung oder für eine generalisierte Angststörung gegeben? ❍

Wenn Sie die Fragen 1, 2 und 4 sowie mindestens die ersten beiden Kriterien bei Frage 3 angekreuzt haben, haben Sie möglicherweise eine organische Angststörung (Angststörung mit einem medizinischen Krankheitsfaktor).

Das Wesen einer organischen Angststörung

Die zentralen Merkmale kurzgefaßt:

1. Objektiver Nachweis (aufgrund körperlicher, neurologischer oder laborchemischer Untersuchungen) oder Anamnese einer Erkrankung, Schädigung oder Funktionsstörung des Gehirns oder einer systemischen Krankheit, von der bekannt ist, daß sie eine zerebrale Funktionsstörung verursachen kann, einschließlich Hormonstörungen (außer durch Alkohol oder psychotrope Substanzen bedingte Krankheiten) und Effekte, die nicht durch psychoaktive Substanzen bedingt sind.

2. Ein wahrscheinlicher Zusammenhang zwischen der Entwicklung (oder einer deutlichen Verschlechterung) der zugrundeliegenden Krankheit, Schädigung oder Funktionsstörung und der psychischen Störung, deren Symptome gleichzeitig oder verzögert auftreten.

3. Rückbildung oder deutliche Besserung der psychischen Störung nach Rückbildung oder Besserung der vermutlich zugrundeliegenden Krankheit.

4. Kein ausreichender oder überzeugender Beleg für eine andere Ursache der psychischen Störung, wie etwa eine sehr belastete Familienanamnese für eine klinisch gleiche oder ähnliche Störung.

5. Die Kriterien für eine Panikstörung oder eine generalisierte Angststörung sind gegeben.

Wenn die Kriterien 1, 2, 4 und 5 zutreffen, ist eine organische Angststörung wahrscheinlich, wenn auch noch Punkt 3 nachgewiesen ist, kann die Diagnose als sicher gelten.

Von der Erscheinung her wie eine »normale« Angststörung

Eine organische Angststörung wirkt von der Erscheinung her wie eine Panikstörung oder eine generalisierte Angststörung. Erst durch eine umfassende Untersuchung werden die organischen Ursachen deutlich. Organische Ursachen können bereits vermutet werden, wenn eine auffällige zeitliche Überlappung zwischen dem Beginn, der Verschlechterung und der Besserung eines organischen Faktors und der Angstsymptome ersichtlich ist und einige Umstände (z.B. höheres Alter) untypisch sind für eine primäre Angststörung.

Die häufigsten körperlichen Ursachen

Panikartige Angstzustände treten bei vielen körperlichen Krankheiten auf:

- als angst- und panikähnliche Symptomatik, die sich aufgrund einer gründlichen Untersuchung als rein organisch bedingt erweist (z.B. Schilddrüsenüberfunktion),
- als seelisch-körperliche Wechselwirkung (z.B. niedriger Blutdruck, verstärkt in Streßsituationen),
- als seelische Reaktion auf ein bekanntes, organisch bedingtes, beunruhigendes und belastendes Leiden (z.B. Krebs, Herzerkrankung, multiple Sklerose, chronische Schmerzen),
- als Angstzustand vor oder nach einer schweren Operation (z.B. Kopfoperation).

Panikartige Ängste können u.a. folgende organische Ursachen haben:

- endokrinologische Störungen (z.B. Über- oder Unterfunktion der Schilddrüse, Nebennierenrindenüberfunktion, Hormonstörungen bei Frauen, Hypoglykämie, das heißt Unterzuckerung),
- Herz-Kreislauferkrankungen (z.B. organische Arrhythmien, Herzinfarkt, Durchblutungsstörungen insbesondere der Herzkranzgefäße),
- Atemwegserkrankungen (z.B. Asthma, Lungenembolie, Lungenentzündung),
- neurologische Störungen (z.B. Temporallappenepilepsie, Enzephalitis, vestibuläres Syndrom),
- Stoffwechselerkrankungen (z.B. Vitamin-B12-Mangel, Mineralstoffwechselstörungen),
- Infektionen,
- Tumore,
- Allergien.

Der Schlüssel: Lassen Sie sich gründlich untersuchen und die Grundstörung behandeln!

Panikpatienten werden im Rahmen einer organischen Ausschlußdiagnostik gewöhnlich so gründlich untersucht, daß die am häufigsten vorkommenden körperlichen Ursachen kaum übersehen werden. Dennoch ist es in seltenen Fällen möglich, daß an bestimmte medizinische Faktoren im Rahmen der üblichen Routinediagnostik nicht gedacht wird. Vor allem wenn ungewöhnliche körperliche Symptome nicht attackenhaft auftreten, sollten Sie sich an einen entsprechenden Spezialisten wenden. Wenn auch nach der Beseitigung der organischen Ursachen Panikattacken auftreten, kann aufgrund der belastenden Erwartungsängste eine spezielle Psychotherapie erforderlich sein, wie dies etwa nach einem Herzinfarkt oder einer Lungenembolie nicht selten der Fall ist.

Angst als Folge von Alkohol- oder Drogeneinwirkung – Substanzen als Angstauslöser: substanzinduzierte Angststörung

»Nach längerem Haschisch-Konsum begann ich mich zu fürchten.«

Herr Winter, ein 21jähriger Buchhändler, erlebt seine erste Panikattacke mit 17 Jahren, kurze Zeit nach der mehrfachen Einnahme der Modedroge Ecstasy. Trotz Verzicht auf jede weitere Einnahme verfolgt ihn die Angst vor neuerlichen Attacken zwei Monate lang, bis er schließlich wieder Vertrauen zu seinem Körper gewinnt. Seit einem Jahr raucht er mehr oder weniger regelmäßig Haschisch. In diesem Zusammenhang macht er Erfahrungen, die er seit drei Monaten zu fürchten beginnt. Er hat plötzlich Angst, verrückt zu werden, aus sich herauszutreten, neben sich zu stehen, in die Psychiatrie eingeliefert zu werden und für immer dort bleiben zu müssen. Die Angst, die Kontrolle über sich zu verlieren, durchzudrehen und jemand in einer kurzen Blackout-Phase zu verletzen verfolgt ihn die ganze Zeit. Er leidet unter Entfremdungserlebnissen sich selbst gegenüber und beklagt eine eigenartig veränderte Umweltwahrnehmung. Er hat auch verschiedene körperliche Paniksymptome wie Herzrasen, findet diese aber gegenüber seinen psychischen Symptomen vergleichsweise harmlos.

Hat Ihre Angststörung mit dem Mißbrauch von Alkohol, Beruhigungsmitteln oder illegalen Drogen begonnen?

1. Haben Sie vor dem Auftreten einer typischen Angststörung psychotrope Substanzen eingenommen (Vergiftung, Entzug, Abhängigkeit oder Mißbrauch von Substanzen)? ❍

2. Haben Sie vor der Substanzeinwirkung keine typische Angststörung gehabt? ❍

3. Sind gegenwärtig die Kriterien für eine Panikstörung oder für eine generalisierte Angststörung gegeben? ❍

4. Besteht ein glaubhafter Zusammenhang zwischen der Substanzeinwirkung und dem Auftreten der Angststörung (z.B. mehrfacher Ecstasy-Konsum vor einigen Wochen ohne gegenwärtigen Konsum, regelmäßiger Haschisch-Konsum)? ❍

Wenn Sie die Fragen 1, 2, 3 und 4 angekreuzt haben, dann haben Sie möglicherweise eine substanzinduzierte Angststörung.

Das Wesen einer substanzinduzierten Angststörung

Die zentralen Merkmale kurzgefaßt:

A. Ausgeprägte Angst oder Panikattacken stehen im Vordergrund des klinischen Beschwerdebildes.

B. Untersuchungsergebnisse weisen darauf hin, daß die Angst- und Paniksymptome entweder während bzw. innerhalb von einem Monat nach einer Überdosis oder einem Entzug einer Substanz aufgetreten sind oder eine Medikamenteneinnahme in ursächlichem Zusammenhang mit der Störung steht.

C. Das Störungsbild kann nicht besser durch eine andere Angststörung erklärt werden. Es liegt keine substanzinduzierte Angststörung vor, wenn die Angst- und Paniksymptome bereits vor dem Substanzgebrauch vorhanden waren und die Symptome nach einer Überdosis oder Entzugssymptomatik länger als ein Monat andauern oder ausgeprägter sind, als dies bei der Art oder Menge der eingenommenen Substanz oder bei der Dauer der Einnahme erwartet würde.

Substanzen werden als Angstauslöser noch immer unterschätzt

Alkohol, Nikotin, Kaffee, Medikamente und Drogen können Panikattacken auslösen, die ähnlich verlaufen wie spontan aufgetretene Attacken. Panikpatienten weisen in der Vorgeschichte oft Alkohol-, Tranquilizer- oder Drogenmißbrauch, verstärktes Rauchen von Zigaretten und Haschisch sowie übermäßigen Kaffeekonsum auf. Nach dem Auftreten von Panikattacken steigern sie eher noch den übermäßigen Konsum von Alkohol oder Tranquilizern. Durch aufputschende Mittel erleben sie öfter eine übermäßige Kreislaufreaktion, die sie fortan als Panikattacke fürchten, so daß sie anhaltende Erwartungsängste bekommen, auch wenn sie schon seit längerer Zeit keine Substanzen mehr eingenommen haben. Aufgrund von Überdosierungen oder psychischen und körperlichen Entzugserscheinungen können sie eine ängstliche Körperbeobachtung entwickeln.

Viele Drogen (z. B. Kokain, Amphetamine, LSD) entfalten ihre biochemischen Wirkungen gerade in jenen Gehirnstrukturen, die mit emotionalen Reaktionen und Gedächtnisvorgängen zu tun haben.

Dies erklärt die emotionalen Veränderungen, abnormen Erregungs- und Angstzustände (»Horrortrips«) sowie Panikattacken.

Die wichtigsten Substanzen als Auslöser

Durch Mißbrauch, Vergiftung, Nebenwirkungen oder Entzugserscheinungen lösen – zahlenmäßig gesehen – vor allem folgende Mittel eine substanzinduzierte Angststörung aus:

- Koffein,
- Alkohol,
- Tranquilizer (Beruhigungsmittel),
- Amphetamine (Aufputschmittel),
- Kokain,
- Cannabis (Haschisch, Marihuana),
- Halluzinogene (z. B. LSD),
- bestimmte Medikamente.

Der Schlüssel: Meiden Sie Substanzen, die Panikattacken bewirken und Schaden zufügen können!

Ihre Angst- und Paniksymptome sollten Ihnen eine Warnung vor dem (übermäßigen) Konsum bestimmter Substanzen sein. Verzichten Sie auf die weitere Einnahme illegaler Drogen und begrenzen Sie den Konsum von Alkohol, koffeinhaltigen Getränken und Nikotin. Fragen Sie bei regelmäßiger Medikamenteneinnahme erfahrene Haus- und Fachärzte, ob dadurch Angst- und Panikzustände als Nebenwirkungen ausgelöst werden können. Bedenken Sie vor allem auch, daß jene Antidepressiva, die heute als Mittel gegen Angst- und Panikstörungen verschrieben werden (die Gruppe der sogenannten Serotonin-Wiederaufnahmehemmer), anfangs Angst- und Panikzustände bewirken können, weshalb Sie in der ersten Woche zwecks Gewöhnung nur die halbe Dosis einnehmen sollten, das heißt nur eine halbe Tablette.

Teil 2

Befreien Sie sich von Ihrer krankhaften Angst – Das Anti-Angst-Programm in sieben Schritten

Nach der Lektüre des ersten Teils haben Sie erkannt, welchen Namen Ihre Angst trägt. Sie können diese jetzt genau diagnostizieren und verstehen sich besser als zuvor. Im nächsten Schritt geht es darum, Ihre Angst im wahrsten Sinne des Wortes »anzugreifen« und damit »in den Griff zu bekommen«. Wir stellen Ihnen jetzt erprobte und erfolgversprechende Möglichkeiten vor, wie Sie Ihre Angst Schritt für Schritt, in kleinen und überschaubaren Abschnitten bewältigen können. Es gibt immer einen Weg aus Ihrer Angst, Sie müssen ihn nur gehen. Wir wünschen Ihnen viel Mut dazu.

Das Angsttagebuch – ab heute Ihr ständiger Begleiter

Basis unseres Anti-Angst-Programms ist ein Angsttagebuch, das Sie so bald wie möglich anlegen sollten. Darin halten Sie alle Verhaltensweisen, Gedanken, Gefühle und körperlichen Reaktionen in Zusammenhang mit Ihren Ängsten fest, um im Laufe der Zeit die Ursachen und Auslöser Ihrer Ängste zu erkennen.

Halten Sie alle typischen Situationen nach folgendem Schema fest:

- *Datum:* Tag und Zeit.
- *Situation:* möglichst detaillierte Beschreibung (z.B. Busfahrt zur Arbeit).
- *Verhalten:* genaue Reaktion (z.B. nach der 4. Station aus dem Bus ausgestiegen).
- *Körperliche Symptome:* konkrete Auflistung (z.B. Herzrasen, Schwitzen, Atemnot, Beklemmungsgefühl).
- *Gedanken und Gefühle:* differenzierte Darstellung (z.B. »Jetzt bekomme ich einen Herzinfarkt«; »Ich bekomme keine Luft und muß aussteigen«).

- *Allgemeines Befinden:* sonstiger Zustand (z. B. letzte Nacht schlecht geschlafen, am Morgen sehr müde).
- *Besonderheiten und psychosozialer Kontext:* alles, was sonst noch wichtig sein könnte (z. B. eine Stunde vor der Busfahrt Streit mit dem Partner).
- *Angstausmaß:* ein Wert zwischen 0 (keine Angst) und 10 (größte Angst).

Die Aufzeichnungen Ihres allgemeinen Befindens sowie des psychosozialen Kontexts sind sehr wichtig, damit Sie erkennen können, in welchem Bedingungsgefüge Ihre Angst bevorzugt auftritt. Immer besser und genauer lernen Sie Ihre Angst kennen, und aus dieser immer facettenreicheren Analyse können Sie mit Hilfe des Sieben-Schritte-Programms das für Sie passende Behandlungskonzept finden und umsetzen. Wichtig dabei: protokollieren Sie alle Übungen und Fortschritte Ihres Trainings! So haben Sie jederzeit schwarz auf weiß vor sich, was Sie bereits alles bewältigt und geschafft haben – das motiviert!

Psychovegetative Störungen sind oft ein stummer Ausdruck dafür, daß es irgendwo drückt. Regelmäßiges Tagebuchschreiben bei starkem inneren Druck hat einen großen therapeutischen Effekt: Sie setzen sich dabei ganz bewußt mit Ihren Gedanken und Gefühlen auseinander und lernen, damit umzugehen. Sie können bestimmt nicht immer die äußeren Umstände unter Kontrolle bekommen, wohl aber Ihre inneren Zustände! Schon Hippokrates sagte: »Für was man Worte hat, darüber ist man schon hinweg«.

Nehmen Sie sich für Ihre Angstgedanken täglich mindestens eine Viertelstunde Zeit und schreiben Sie auf, was Sie gerade beschäftigt. Halten Sie in Angstsituationen oder möglichst bald danach alles fest, was Sie gedacht und zu sich gesprochen haben. Bannen Sie derartige Gedanken ruhig auch auf ein Tonband. Lesen und hören Sie Ihre Aufzeichnungen immer wieder, um sich damit auseinanderzusetzen, bis die belastenden Dinge für Sie erledigt sind. Beim Schreiben oder Reden zwingen Sie sich dazu, Ihre konfusen Gedanken zu ordnen, Ihre vagen Befürchtungen zu Ende zu denken und damit irgendeinen Lösungsweg anzupeilen. Beim reinen Nachdenken besteht die Gefahr, daß Sie ständig um denselben Gedanken kreisen.

Aber Achtung: wenn Sie Ihre Gedanken und Gefühle in Ihr Angsttagebuch schreiben, kann es anfangs kurzfristig sein, daß es Ihnen seelisch und körperlich nicht besser, sondern schlechter geht, weil Sie ja kontinuierlich und bewußt Ihre bislang gemiedenen Gefühle provozieren, um damit umgehen zu lernen. Lassen Sie sich bitte von einer kurzen Verschlechterung Ihrer Befindlichkeit nicht verunsichern! Rechnen Sie damit, dann wird Sie dies nicht aus der Bahn werfen.

Und das könnte alles in Ihrem Angsttagebuch stehen:

- Führen Sie alle Ängste an, die Sie im Laufe der Zeit bewältigen möchten, und ordnen Sie diese nach der Dringlichkeit. Jene Angst, die Sie am schnellsten verlieren möchten, bekommt die Ziffer »1«.
- Beschreiben Sie alle Panikattacken, Phobien, Ängste und Zwänge möglichst genau nach Zeit, Ort, Erscheinungsform (Symptomen), Intensität und auftretenden Gedanken und Gefühlen. Verwenden Sie dazu am besten übersichtliche Tabellen.
- Halten Sie fest, wie Sie in bestimmten Situationen reagiert haben (körperlich, gedanklich, emotional), und malen Sie sich ebenso genau aus, wie Sie das nächste Mal reagieren möchten.
- Schreiben Sie eine Geschichte zur Thematik »Die Entwicklung meiner Angststörung« und führen Sie dabei auch alle Umstände an, die Sie als Ursachen und Auslöser Ihrer Angststörung für wichtig halten. Gehen Sie dabei auch den scheinbar unwichtigsten Details nach – gerade im Kleinen verbergen sich oft die wahren Auslöser großer Angststörungen!
- Führen Sie einen Dialog mit Ihrer Angst, indem Sie öfter einen Brief schreiben nach dem Motto »Meine liebe Angst!« Stellen Sie sich dabei vor, Ihre Angst sei eine menschliche Person, mit der Sie reden könnten. Wie sieht sie aus, welche Stimme hat sie, wie groß ist sie? Versuchen Sie, ein möglichst konkretes Bild Ihrer Angst zu zeichnen.
- Stellen Sie sich vor, in Ihrem Inneren gibt es jeweils einen personifizierten Teil der Stärke und der Angst. Lassen Sie diese beiden Teile miteinander in einen respektvollen Dialog treten.
- Stellen Sie sich die Angst als Person vor, die nicht Ihr Gegner, sondern Ihr Partner ist. Sagen Sie sich: »Komm her, liebe Angst, ich bin bereit, wir stellen uns jetzt gemeinsam all jenen Situationen, die wir lange gemieden haben!« Schreiben Sie dann eine Geschichte, wie Sie mit der Angst unterwegs sind und alle Situationen aufsuchen können.
- Stellen Sie sich vor, Ihre Angst möchte Sie durch die Symptome nicht nur erschrecken, sondern Ihnen in verschlüsselter Weise etwas Sinnvolles sagen. Was könnte Ihnen die Angst mitteilen?

Worauf sollten Sie zukünftig mehr achten? Wovor will Ihre Angst Sie möglicherweise warnen, worauf möchte sie Sie aufmerksam machen? Schreiben Sie dazu eine Geschichte mit dem Titel »Die Botschaft der Angst«.

Blicken Sie Ihrer Angst ganz nahe ins Gesicht – So lernen Sie Ihre Angst besser kennen

Wir haben im folgenden verschiedene Fragen zusammengestellt, die Ihnen ein besseres Verständnis Ihrer Ängste ermöglichen sollen. Nehmen Sie sich dafür sehr viel Zeit und Ruhe, aber zwingen Sie sich nicht dazu, alle Fragen auf einmal zu beantworten.

Wie schauen Ihre Ängste ganz genau aus?

- Was sind Ihre größten Ängste? Was fürchten Sie als schlimmste Ereignisse und ärgste Symptome?
- Seit wann – unter welchen Umständen – mit welchem Ablauf – wie oft – wie stark – mit welchen unterschiedlichen Erscheinungsformen treten Ihre Ängste auf?
- Gibt es auch Ausnahmen? Gibt es Zeiten und Umstände, wo Ihre Ängste nicht oder kaum auftreten? Wenn ja, wie erklären Sie sich das?
- Für wie wahrscheinlich halten Sie, daß das, was Sie fürchten, tatsächlich eintritt?
- Vermeiden ist ein zentrales Symptom bei Ängsten, Phobien und Zwängen. Was genau möchten Sie unbedingt vermeiden? Welche Situationen und Zustände fürchten Sie am meisten?
- Wenn Sie sich einmal entschlossen haben, eine angstmachende Situation durchzustehen, was führt schließlich doch dazu, daß Sie der angstmachenden Situation ausweichen?

Wie hängen Ihre Ängste mit Ihrer Lebenssituation zusammen?

- Welche Zusammenhänge sehen Sie zwischen Ihren Ängsten und Ihrer familiären, partnerschaftlichen, beruflichen oder schulischen Situation?

- Haben Ihre Eltern oder Ihr Partner auch Ängste? Wenn ja: dieselben wie Sie oder andere? Sehen Sie Zusammenhänge zwischen deren und Ihren Ängsten?
- Was sind Ihre wichtigsten Einstellungen, Lebensregeln und Wertvorstellungen, die Ihnen Ihre Eltern im Laufe der Erziehung vermittelt haben? Wie könnten diese mit Ihren Ängsten zusammenhängen?
- Welche Lebensumstände, die mit Ihren Ängsten zusammenhängen, können durch Sie nicht verändert werden, so daß Sie besser damit leben lernen müssen?

Welche Auswirkungen haben Ihre Ängste?

- Wie beeinträchtigen Ihre Ängste ganz konkret Ihr Leben? Welche Einschränkungen und Behinderungen sind damit verbunden? Erstellen Sie eine Rangfolge Ihrer Ängste nach dem Ausmaß der Belastungen und negativen Auswirkungen.
- Welche Folgen hätte es für Ihre Lebenssituation, wenn Ihre Ängste bestehen blieben? Was wären die negativsten Konsequenzen?
- Welche Auswirkungen hätte die Bewältigung Ihrer Ängste für Ihre familiäre, soziale und berufliche Situation?

Haben Ihre Ängste auch positive Aspekte?

- Können Sie an Ihren Ängsten auch irgend etwas Positives sehen? Welche sinnvolle Funktion könnten Ihre Ängste haben?
- Wer hat mehr Vorteile von Ihrer Angststörung: Sie oder Ihre Umgebung?

Wie haben Sie Ihre Ängste bisher zu bewältigen versucht?

- Was haben Sie bisher bereits alles unternommen, um Ihre Ängste zu bewältigen?
- Was davon hat Ihnen am meisten geholfen, was am wenigsten?
- Was sollten Sie aufgrund zumindest vorübergehender Erfolge weiterhin tun?
- Verwenden Sie Alkohol oder Beruhigungsmittel zur Angstbewältigung? Welche Folgen hatte die Einnahme dieser Mittel?
- Falls Sie bisher bereits ärztliche oder psychotherapeutische Hilfe in Anspruch genommen haben, was davon hat Ihnen am meisten geholfen, was war wirkungslos?

Wie erklären Sie sich Ihre Ängste?

- Unter welchen Umständen sind Ihre Ängste entstanden? Welche davon haben auch jetzt noch eine ursächliche Bedeutung?
- Durch welche gegenwärtigen Umstände werden Ihre Ängste aufrechterhalten?
- Durch welche Einstellungen werden Ihre Ängste geprägt und verstärkt?
- Was genau halten Sie für die drei wesentlichsten Ursachen Ihrer Ängste?
- Welche Erklärungsversuche und Änderungsvorschläge für Ihre Ängste kommen von seiten Ihrer Angehörigen und Bekannten? Wie stehen Sie dazu?
- Welche Erklärungsversuche und Änderungsvorschläge für Ihre Ängste haben Sie bisher von Fachleuten (Ärzten, Psychologen, Psychotherapeuten) erhalten?
- Welche Erklärungsversuche haben Sie in Büchern als für Sie relevant erkannt?

Was sind Ihre globalen Therapieziele?

- Was alles möchten Sie tun, wenn Sie Ihre Ängste nicht mehr haben?
- Was davon könnten Sie bereits jetzt zu tun versuchen?
- Was würden Sie als erstes, was mittel- und was langfristig gesehen tun oder anders in Ihrem Leben machen?
- Was muß sich neben Ihren Ängsten im Leben sonst noch ändern, damit es Ihnen auf Dauer gutgehen kann?

Welche spezifischen Therapieziele haben Sie derzeit?

- Welche Ängste möchten Sie zuerst, welche später überwinden? Erstellen Sie eine Rangfolge Ihrer Ängste nach dem Ausmaß der Dringlichkeit ihrer Bewältigung.
- Was genau soll anders werden (Denkmuster, Gefühle, Verhaltensweisen, körperliche Reaktionsweisen, Lebensbedingungen, Sozialbeziehungen)?
- Möchten Sie bestimmte Fähigkeiten und Verhaltensweisen entwickeln oder ausbauen, wenn Sie Ihre Ängste überwunden haben (z. B. sich besser durchsetzen lernen, bestimmte Dinge erleben und genießen lernen)?
- Welche Verbesserungen erwarten Sie ganz konkret bereits für die nächsten drei Monate, welche nach sechs Monaten?

Woran erkennen Sie Fortschritte?

- Woran erkennen Sie zuerst, daß Sie mit Ihren Ängsten besser umgehen können?
- Wenn die Bewältigung Ihrer Ängste nur stufenweise möglich sein sollte, welche kleinen Teilschritte und Teillösungen können Sie sich vorstellen?
- Mit welchen Verbesserungen könnten Sie bereits zufrieden sein, falls keine optimale Lösung möglich ist?

Wie motiviert sind Sie für ein Angstbewältigungstraining?

- Warum möchten Sie sich gerade jetzt von Ihren Ängsten befreien und wie wichtig ist Ihnen diese Änderung?
- Wie weit möchten Sie selbst etwas ändern und wie weit, damit andere (Partner, Eltern, Bekannte) zufrieden sind?

Sieben Schritte zur Angstbewältigung

Es ist das Ziel jeder erfolgreichen Angstbewältigungstherapie, daß Sie Ihre Ängste durch verschiedene Strategien in den Griff bekommen und überwinden. Wir möchten Ihnen jetzt helfen, daß Sie stärker werden als Ihre Ängste, und stellen Ihnen ein Sieben-Schritte-Programm vor:

Schritt 1: Konfrontationstherapie – Stellen Sie sich allen Angstsituationen

Leider – agoraphobische Ängste vergehen nicht von alleine. Sie müssen schon etwas tun! So schlimm es vielleicht zunächst klingen mag: Sie müssen sich der Angst aussetzen! Sie müssen in die Angstsituation hineingehen, nur eben anders als bisher!

Eine Konfrontationstherapie ist – in Ergänzung zu anderen Strategien – die erfolgversprechendste Methode bei Panikattacken, Agoraphobie, spezifischen Phobien, spezifischer Sozialphobie, Zwangsstörung und teilweise auch bei posttraumatischer Belastungsstörung. Bei einer generalisierten Angststörung und einer Hypochondrie sind eher kognitive Strategien angebracht, wie sie in Schritt 3 dargestellt sind, wenngleich diese auch für die anderen Angststörungen sehr bedeutsam sind.

Halten Sie sich immer vor Augen: Angst lebt von der Vermeidung. Nur wenn Sie sich der Angst stellen, werden Sie diese überwinden. Übermäßig lange Ursachenforschung verzögert nur den Prozeß der Veränderung und der aktiven Auseinandersetzung mit der Angst. Oft verläuft der Prozeß sogar gegenläufig, und Sie erkennen erst nach der Beseitigung die wahren Ursachen Ihrer Ängste. Halten Sie sich an das Motto: »Man hat etwas erst dann verstanden, wenn man es verändert hat.«

Agoraphobie und spezifische Phobien durch Konfrontation überwinden

Zwei Formen der Konfrontationstherapie: gestuft und massiert

Es klingt fast paradox: Die ganze Macht Ihrer Phobien kommt allein daher, daß Sie diese unbedingt und mit allen Mitteln vermeiden wollen. Dadurch wächst in Ihnen auch die Überzeugung, die betreffende Situation könnte tatsächlich gefährlich sein. Eine Agoraphobie sowie die meisten Phobien können Sie am besten durch eine Konfrontationstherapie überwinden, die Ihre Angstspirale unterbricht und Ihnen die anhaltende Erfahrung vermittelt, daß Ihre Befürchtungen unbegründet sind. Dies ist anfangs sicherlich eine anstrengende Therapie, bringt jedoch rasch Erfolge. Sie stellen sich dabei allen angstauslösenden Situationen gezielt nach dem Grundsatz »Standhalten statt flüchten«.

Halten Sie sich immer vor Augen: Nichts wird Sie mehr motivieren als der sichtbare Erfolg. Durch die Erfahrung, daß Sie auch die stärkste Angst aushalten können und nach einiger Zeit (15–30 Minuten) ruhiger werden, ändern sich auch Ihre Einstellungen. Sie erleben, daß Sie Angst aushalten können, daher gewinnen Sie die Zuversicht, daß Sie auch zukünftig Angst durchstehen können. Ein verlockendes Ziel, nicht wahr?

Sie können die Konfrontation mit der Angst auf zweifache Art und Weise aufnehmen:

1. *Gestufte Konfrontation.* Sie lernen dabei, in kleinen Schritten immer schwierigere Aufgaben zu bewältigen. Auf diese Weise bauen Sie langsam Ihr Vertrauen zu sich und zur Umwelt auf und vermeiden jede Überforderung (auch eine heftige Panikattacke).

2. *Massierte Konfrontation (Reizüberflutung).* Bei dieser Methode stellen Sie sich sofort Ihren größten Ängsten, und zwar mit der Bereitschaft zu einer Panikattacke. Dieses Vorgehen empfehlen wir Ihnen vor allem dann, wenn Sie früher ein mutiger Mensch waren und sich nicht vor jenen Situationen gefürchtet haben, die für Sie heute ein Problem darstellen. Ihre Angst vor bestimmten, an sich harmlosen und früher leicht bewältigbaren Situationen kommt wahrscheinlich daher, daß Sie mindestens einmal bei einer solchen Gelegenheit eine Panikattacke oder eine panikähnliche Symptomatik erlebt haben.

Das bewährte Powerprogramm – den Teufelskreis durchbrechen

Die zehn wichtigsten Selbstinstruktionen im Umgang mit angstmachenden Situationen

1. Meine Angstgefühle und die dabei auftretenden körperlichen Symptome sind verstärkte normale Streßreaktionen.
2. Ich bin und bleibe körperlich gesund trotz der Angstreaktionen.
3. Ich schwäche meine Angstreaktionen, wenn ich an etwas anderes denke.
4. Ich bleibe trotz Panikgefühlen in der Realität. Ich beobachte und beschreibe, was ich momentan wirklich erlebe.
5. Ich warte in der Situation, bis die Angst vorübergeht.
6. Ich beobachte, wann und wie die Angst von allein wieder abnimmt.
7. Ich gebe mir eine Chance, einen Fortschritt zu machen, und stelle mich jeder Angstsituation ohne Vermeidung.
8. Ich führe jede Übung bis zum Abschluß durch.
9. Ich kann stolz sein auf meine bisherigen Bemühungen und Erfolge, auch die kleinsten.
10. Ich nehme mir Zeit für die Übungen.

Die folgenden Handlungsanleitungen ermöglichen Ihnen eine rasche Bewältigung von Platzangst und spezifischen Phobien.

Konkrete Übungsziele stufenweise erreichen – so wächst langsam das Selbstvertrauen

Legen Sie klare und konkrete Übungsziele auf einer Liste fest und ordnen Sie diese der Schwierigkeit nach. Die Beschreibungen müssen so exakt sein, daß bei den Übungen Mißverständnisse ausgeschlossen sind (z. B. 30 Minuten lang in einem Supermarkt umhergehen, gleichgültig wie es Ihnen dabei geht). Gehen Sie schrittweise vor. Beginnen Sie mit den leichtesten Übungen, wenn Sie sich anfangs wenig zutrauen. Auf diese Weise sichern Sie sich Erfolgserlebnisse, die Ihnen Mut und Zuversicht für das weitere Übungsprogramm geben. Stellen Sie sich im Laufe der Zeit immer schwierigeren Situationen, bis Sie auch diesen erfolgreich begegnen können. Notieren Sie alle Konfrontationsübungen in Ihrem Angsttagebuch nach Zeit, Ort, Art und Dauer der Übung sowie Ihrem jeweiligen Befinden vor, während und nach der Konfrontation.

Übung macht den Meister – so werden Fortschritte gefestigt

Wiederholen Sie die einzelnen Übungen bis zu dreimal täglich (besuchen Sie z. B. mehrere große Geschäfte hintereinander), um Ihre Erfolge zu festigen und Ihr Selbstvertrauen zu stärken. Die wiederholte Erfahrung, daß Ihre Befürchtungen unbegründet sind, stärkt zunehmend Ihr Vertrauen zu sich und vermindert Ihre Erwartungsängste. Auf diese Weise beruhigt sich Ihr Nervensystem im Laufe der Zeit und wird nur mehr dann Alarm schlagen, wenn tatsächlich Gefahr droht. Rechnen Sie damit, daß Sie gute und schlechte Tage haben und Ihnen die Übungen einmal leichter und einmal schwerer fallen werden. Üben Sie in den nächsten Wochen so oft wie möglich täglich mindestens 2-5 Stunden lang. Regelmäßiges Üben schafft rasch neue Gewohnheiten, während gelegentliches Üben stets neue Aufregung verursacht. Je öfter Sie etwas tun, desto selbstverständlicher wird es für Sie. Lassen Sie sich am besten täglich auf eine Konfrontation mit der Angst ein, indem Sie sich in angstbesetzte Situationen begeben und so lange darin bleiben, bis Ihre Angst abnimmt oder überhaupt verschwindet. Wenn Sie einmal keine Fortschritte machen sollten, weil die Ziele zu hoch gesteckt waren, wählen Sie Zwischenziele, um doch Erfolgserlebnisse zu haben. Viele Angstpatienten sehen die kleinen Fortschritte nicht, weil sie zu große Erwartungen haben. Loben Sie sich und belohnen Sie sich dafür, wenn Sie einen kleinen Schritt vorangekommen sind. Schließlich ist das Erreichte für Sie nicht selbstverständlich.

Schwankungen sind normal – so überwindet man Tiefschläge

Üben Sie auch dann, wenn es Ihnen einmal nicht so gut geht, dann vielleicht etwas weniger lang. Führen Sie Ihr Trainingsprogramm unabhängig von Ihrer Befindlichkeit durch. Sie brauchen die Erfahrung, daß Sie Ihre Ängste auch dann bewältigen können, wenn diese nach vorübergehender Besserung in einem Stimmungstief wieder vermehrt auftreten sollten. Für Angstbewältigungsübungen müssen Sie nicht topfit sein. Rechnen Sie mit Rückschlägen, ohne daß Sie sich davor fürchten, und nutzen Sie diese als Chance, daraus etwas zu lernen. Die stärksten Rückschläge erfolgen oft in Zusammenhang mit einer Panikattacke. In diesem Fall sollten Sie erkennen, daß eine gestufte Angstbewältigung allein unzureichend ist, weil Sie dabei nicht lernen, mit starken Ängsten im Ausmaß einer Panikattacke umzugehen.

Den Angstabfall abwarten – so verschwindet die Angst

Packen Sie den Stier bei den Hörnern: Suchen Sie alle angstbesetzten Situationen auf und bleiben Sie so lange darin, bis Ihre Angst nachläßt! Was Ihnen jetzt als völlig unvorstellbar erscheint – eben daß Ihre Angst nachläßt, wird mit Sicherheit eintreten! Es ist typisch, daß Ihre körperlichen Symptome vorübergehend stärker werden, aber im Laufe der Zeit werden Sie sich daran gewöhnen, und die Alarmierung Ihres Körpers wird ganz von allein abnehmen. Ihre Angst bleibt nur dann bestehen, wenn Sie sich ständig gegen das Aufkommen der Angst wehren und infolgedessen Ihre Streßhormone aktivieren. Warten Sie in Angstsituationen ab, bis die körperlichen Angstsymptome von allein abnehmen. Sie brauchen oft nur 15, höchstens 30 Minuten durchzuhalten, bis die größte Angst vorbei ist und Ihr Körper sich an die Situation gewöhnt hat, so daß Sie die verbleibende Anspannung ertragen können. Beobachten Sie, wie Ihre Angst von allein wieder abnimmt, wenn Sie aufhören, sich in Ihre Gedanken und Phantasien »Was wäre, wenn …« weiter hineinzusteigern.

Keine Flucht aus Angstsituationen – so ist man stärker als die Angst

Stellen Sie sich allen Angstsituationen ohne auszuweichen. Denn Sie wissen ja schon: Angst lebt von der Vermeidung! Wenn Sie angstmachenden Situationen ausweichen, wird Ihre Angst verstärkt, Ihr

Selbstvertrauen vermindert, Ihr Bewegungsspielraum eingeschränkt und Ihre Abhängigkeit von Menschen oder Medikamenten erhöht. Verlassen Sie eine angstmachende Situation erst dann, wenn Ihre Angst auf ein erträgliches Ausmaß abgesunken ist. Verwenden Sie dazu ein subjektives »Angstthermometer« mit einer Skala von 0-10, wobei 1-4 erträgliche, 5-8 schwer erträgliche und 9-10 fast unerträgliche Angst bedeutet. Für eine erfolgreiche Angstreduktion reicht es aus, wenn Ihre Angst von 7-8 auf 3-4 zurückgeht. Verzichten Sie auf jede reale und mentale Fluchtmöglichkeit und bestärken Sie sich darin immer wieder (»Ich halte durch, was auch immer passiert!«), denn jeder Fluchtgedanke (»Nichts wie weg!«) führt zu einer unnötigen körperlichen Aktivierung. Lernen Sie das Gefühl auszuhalten, vorübergehend »in der Falle« zu sitzen, denn Gedanken an Flucht aktivieren zur Flucht und bewirken eine dauernde Anspannung.

Nach kurzer Auszeit wieder in die Angstsituation – so wird die Übung doch ein Erfolg

Entfernen Sie sich bei übermäßiger Angst nur ein kleines Stück vom angstbesetzten Ort. Vermeiden Sie jede Flucht und kehren Sie nach einer kurzen Erholungspause wieder in die Situation zurück, um auch diese Übung mit einem Erfolgserlebnis zu beenden. Wenn Sie aus Angst eine Situation verlassen haben, führen Sie dieselbe Aufgabe möglichst noch am gleichen Tag erfolgreich durch. Auf diese Weise überwinden Sie rasch Ihre Mißerfolgserlebnisse.

»Angstfrei« ist anfangs unrealistisch – so kann man sich der Angst trotz Angst stellen

Beginnen Sie Ihr Angstbewältigungstraining nicht damit, daß Sie sich vornehmen, keine Angst mehr zu haben, sondern damit, daß Sie die Entscheidung treffen, sich allen angstmachenden Situationen zu stellen. Das ist ein sehr großer Unterschied. Und erkennen Sie: Allein Ihre Bereitschaft, jede Angstvermeidung aufzugeben, ist schon der erste Schritt zur Angstüberwindung. Sagen Sie sich: »Ich bin bereit, mich auf meine Angst einzulassen und alle unangenehmen körperlichen Zustände auszuhalten.« Es kommt beim Üben nur darauf an, Ihre Angst zu bewältigen, und nicht, keine Angst zu haben oder gar sie zu vermeiden. Lernen Sie, mit Ihrer Angst umzugehen, und nicht, sie zu umgehen. Verzichten Sie auf das unrealistische Ziel eines angstfreien

Lebens und nehmen Sie sich vor, trotz Ihrer Ängste alles anzugehen, was Ihnen wichtig erscheint. »Angstfrei« leben kann nur bedeuten, daß Sie mit den vorhandenen Ängsten gut zurechtkommen, weil Sie mutig genug sind, diese auszuhalten, damit sie nicht zu einer lebensbeeinträchtigenden Größe werden. Mit dieser Einstellung werden Sie eine angenehme Überraschung erleben: Weil Sie nicht mehr so sehr gegen Ihre Ängste kämpfen, werden Sie vieles bald ohne Angst tun können. Was man nicht in den Mittelpunkt stellt, ist plötzlich verschwunden.

Mit der Angstwelle mitschwimmen – so erspart man sich unnötigen Streß

Bekämpfen Sie Ihre Angst nicht, weil dies nur unnötig viel Kraft kostet. Akzeptieren Sie diese und laufen Sie ihr nicht davon. Sagen Sie sich: »Da bist du ja wieder, meine Angst. Ich kenne dich schon gut und weiß, daß du mir nichts anhaben kannst.« Eine Panikattacke ist wie eine Meereswelle, die einen überflutet. Es ist besser, mit der Welle mitzuschwimmen, als gegen sie anzuschwimmen. Wenn Sie Ihre Angst unterdrücken oder stoppen wollen, anstatt sie zu akzeptieren und anzunehmen, bleiben Sie unnötig lange angespannt. Der ständige Kampf gegen die Angst kostet Sie enorm viel Kraft und führt zu chronischer Erschöpfung. Lassen Sie Ihre Angst zu wie Ihre Tränen in Phasen der Trauer. Wenn Ihre Angst bei einer Konfrontation mit den gefürchteten Situationen oder Objekten nach spätestens einer halben Stunde nicht abklingt, ist dies oft dadurch bedingt, daß Sie gegen das Auftreten einer Panikattacke ständig aktiv ankämpfen. Die Angst vor der Angst löst einen neuerlichen Adrenalinstoß aus.

Angst und Panik provozieren – so läßt sich die Erwartungsangst rascher überwinden

Schrittweises Üben führt kaum zu Panikattacken. Anstelle der Methode »Wasch' mich, aber mach' mich nicht naß« können Sie auch direkt in das »kalte Wasser« der Angst springen und eine massierte Konfrontation mit den gefürchteten Situationen allein oder mit Hilfe einer vertrauten Person beginnen. Sie lernen dabei, Ihre stärksten Ängste zu provozieren und zu bewältigen. Ihre Konfrontationstherapie ist dann am wirksamsten, wenn Sie bewußt gerade jene Situationen aufsuchen, die eine Panikattacke auslösen können. Ihr unerschrockenes Verhalten wird Ihnen bald zeigen, daß es gar nicht so leicht ist, eine Panikattacke zu provozieren, wenn Sie bereit sind, diese voll zuzulassen. Handeln Sie nach folgenden weisen Sprüchen: »Tu das, wovor du dich fürchtest, und die Furcht stirbt einen sicheren Tod«; »Sieh der Angst ins Antlitz, und der Tod der Angst ist gewiß.«

Sich selbst vertrauen – so sind Hilfsmittel und Entspannungsübungen überflüssig

Setzen Sie während der Konfrontationsphase keine Entspannungsübungen ein, denn nur wenn Sie immer wieder die Erfahrung machen, daß die körperlichen Symptome ungefährlich sind, lernt Ihr Angstzentrum im Gehirn, den falschen Alarm abzuschalten. Sie müssen ein gewisses erträgliches Ausmaß an Angst erleben, um angstmachende Situationen bewältigen zu lernen. Nehmen Sie vor den Übungen weder Beruhigungsmittel (Tranquilizer, Alkohol) noch Aufputschmittel (Cola, Kaffee) zu sich. Tragen Sie während Ihres Übungsprogramms keine Tabletten und auch kein Handy wie einen Talisman bei sich. Verlassen Sie sich von Beginn an einzig und allein auf sich selbst. Nur dann können Sie sich alle erreichten Erfolge selbst zuschreiben und damit gehörig an Selbstvertrauen und Selbstbewußtsein tanken. Bevor Sie jedoch eine für Sie bedeutsame Situation vermeiden, verlassen Sie sich lieber auf ein Sicherheitszeichen (z.B. Handy, Mitnahme von Tabletten ohne Einnahme), denn schlußendlich zählt der Erfolg. Je mehr Sie sich in angstmachenden Situationen auf sich selbst verlassen, desto schneller werden Sie Ihre Angst in den Griff bekommen. Setzen Sie vor Beginn des Angstbewältigungstrainings in Absprache mit Ihrem Arzt alle Beruhigungsmittel langsam »ausschleichend« ab, falls Sie solche regelmäßig einnehmen.

Keine Horrorphantasien – so bleibt man im Hier-und-Jetzt

Steigern Sie sich nicht unnötig in Angstsituationen hinein durch Gedanken wie »Gleich wird mir etwas passieren«, »Gleich falle ich um«, »Jetzt muß ich sterben«. Ihre Angst wird schneller zurückgehen, wenn Sie nicht ständig lebhafte Vorstellungsbilder entwickeln, was Ihnen alles passieren kann. Konzentrieren Sie sich nur auf das, was um Sie herum und mit Ihrem Körper wirklich geschieht, und nicht auf das, was in Ihrer Vorstellung noch alles geschehen könnte. Bleiben Sie trotz

Ihrer Angst- und Panikgefühle in der Realität, beobachten und beschreiben Sie innerlich haarscharf, was Sie momentan wirklich erleben. Halten Sie die Zuwendung auf Ihren Körper aufrecht, ohne aus Angst davor zu Ablenkungsstrategien zu greifen. Kommentieren Sie die auftretenden körperlichen Vorgänge etwa folgendermaßen: »Ich spüre, wie mein Herz schlägt, mein Blut in den Kopf steigt, mein Körper etwas zittert, ein flaues Gefühl im Magen entsteht, leichte Schwindelgefühle auftreten. Ich weiß, diese Zustände sind ganz normal, so lange ich mich fürchte. Sie werden erträglicher, wenn ich mich an die angstmachende Situation gewöhnt habe.«

Hilfreiche Selbstgespräche – so ermutigt man sich selbst

Sie selbst sind Ihr stärkster, verläßlichster Partner. Treten Sie mit sich in einen inneren Dialog, führen Sie konstruktive Selbstgespräche und sagen Sie sich immer wieder: »Meine Angstgefühle und die damit verbundenen körperlichen Symptome sind nichts anderes als eine Übersteigerung der normalen Körperreaktionen bei großem Streß. Meine Angst alarmiert meinen Körper und bewirkt eine vermehrte Adrenalinausschüttung. Das ist aufgrund meiner großen Angst völlig normal und läßt nach 5-30 Minuten nach, wenn ich mich an die Situation gewöhnt habe. Schon nach einer Viertelstunde werden meine körperlichen Symptome nachlassen. Meine Angst und deren körperliche Begleitreaktionen sind zwar unangenehm, jedoch nicht gefährlich oder gesundheitsschädigend. Es kann mir wirklich nichts passieren.« Oder sagen Sie sich: »Meine Angst ist immer vor gefürchteten Situationen am größten. Wenn ich doch durchgehalten habe, ist es mir stets gutgegangen und ich habe mich darüber gefreut. Ich lasse mich auch jetzt nicht von meiner Angst vertreiben.« Ein Tip: Schreiben Sie einige Schlüsselsätze auf einen Zettel oder eine Karteikarte und tragen Sie diese immer bei sich!

Platzangst ist letztlich Angst vor sich selbst – so entsteht eine neue Sichtweise

Halten Sie sich vor Augen, daß Sie letztlich nicht bestimmte Situationen fürchten wie z. B. öffentliche Verkehrsmittel, geschlossene Räume oder Prüfungssituationen, sondern den Umstand, Sie könnten in diesen Situationen die Kontrolle über Ihren Körper oder Ihren Verstand verlieren. Sagen Sie sich: »Ich habe Angst, die Kontrolle zu verlieren.

Doch dies sind nur meine Gedanken und Gefühle. Tatsächlich wird nichts passieren. Wenn ich die Angst vor meinem Körper aushalte, dann halte ich auch die Angst vor allen anderen Dingen aus.« Diese Selbstinstruktion erleichtert Ihnen das Durchhalten in Angstsituationen. Allerdings – »Gut Ding braucht Weile«: Wenn Sie Gewohnheiten wie etwa ein chronisches Vermeidungsverhalten ändern wollen, brauchen Ihre Gefühle und körperlichen Zustände einige Zeit, Ihren geänderten Einstellungen zu folgen. Es ist daher ganz normal, daß Sie sich in bestimmten Situationen, aus denen Sie früher angstvoll geflohen sind, eine Zeitlang noch etwas unwohl fühlen werden, weil Ihr Körper noch nicht zur Ruhe gekommen ist.

Positive Ziele verfolgen – so kämpft man für und nicht gegen etwas

Wir kämpfen letztlich immer für und nicht gegen etwas – so ist es auch bei Ängsten. Achten Sie von Beginn Ihres Angstbewältigungstrainings an darauf, daß Sie nicht nur gegen Ihre Ängste kämpfen, sondern auch für Ihre Freiheit, tun und lassen zu können, was Sie wollen und was gut für Sie ist. Lernen Sie nicht nur unangenehme Situationen auszuhalten, die auch weniger ängstliche Menschen ungern erleben, sondern setzen Sie Aktivitäten, die Sie gerne unternehmen möchten. Das motiviert und setzt dem Angstbewältigungstraining eine positive Kraft gegenüber. Was haben Sie früher gern getan? Malen Sie sich in der Phantasie möglichst plastisch aus, wie Sie all diese herrlichen Situationen wieder erleben können, nachdem Sie den »Angst-Aspekt« erst einmal hinter sich gelassen haben.

Allein sein können ohne Symptome – so wird man unabhängiger von anderen Menschen

Manche Agoraphobiker sind auch ohne Symptome ungern allein und nur zusammen mit dem Partner oder Bekannten unterwegs. Trifft das auch auf Sie zu? Suchen Sie nach Aktivitäten, die Sie gern ohne andere Menschen außerhalb Ihrer Wohnung unternehmen würden! Möchten Sie in Zukunft überhaupt mehr Dinge allein unternehmen? Haben Sie vor Ihrer Agoraphobie kleinere Reisen allein unternommen? Ist es nicht normal, daß Ihre Angstbereitschaft sofort steigt, sobald Sie etwas allein tun sollen, das Ihnen gar keinen Spaß macht? Sie werden Ihre lebenseinengenden Ängste nur dann dauerhaft überwinden können, wenn Sie wirklich bereit sind, verschiedene Dinge auch allein zu unternehmen und Freude daran finden.

Nur im Notfall Atemtechniken verwenden – so kann man Krisen bewältigen

Wenn Ihre Angst in einer bestimmten Situation einmal fast unerträglich stark wird, können Sie eine bestimmte Atemtechnik einsetzen: Atmen Sie bei geschlossenem Mund tief durch die Nase ein, wie wenn Sie Ihren Lieblingsgeruch oder den Duft einer Blume einatmen, und atmen Sie anschließend durch den Mund bei leicht geschlossenen Lippen möglichst langsam aus, wie wenn Sie einen Löffel mit heißer Suppe kühlen würden. Nach dem Ausatmen können Sie den Atem noch etwas anhalten, bis der Einatmungsreflex von allein einsetzt und Sie durch die Nase einatmen. Ihre Ausatmungsphase sollte zwei- bis dreimal so lang sein wie Ihre Einatmungsphase. Wenn Sie langsamer atmen, verlangsamt sich Ihr Herzschlag, entspannt sich Ihre Muskulatur und vermindert sich Ihr Stoffwechsel. Wenn Sie sich bei einer heftigen Panikattacke bewegen, können Sie die vorhandene Anspannung rascher abbauen. Schütteln Sie dabei Ihre Arme und Beine fest aus, während Sie ausatmen.

Angehörige als Helfer – so kann der Erfolg beschleunigt werden

Üben Sie schwierigere Situationen zuerst zusammen mit einem Angehörigen oder einer Vertrauensperson. Die Anwesenheit einer vertrauten Person garantiert nicht nur eine rasche Hilfestellung im Bedarfsfall, sondern bewirkt auch eine Ablenkung von der eigenen Person und den auftretenden Symptomen. Betrachten Sie jede aufgesuchte Situation jedoch erst dann als bewältigt, wenn Sie diese wiederholt auch allein und ohne weitere Hilfsmittel durchstehen können.

Die Grenzen akzeptieren – zwei Schritte vorwärts, ein Schritt zurück

Eine Konfrontationstherapie wird oft als Wundermittel angesehen, seine lebenseinengenden Ängste für immer loszuwerden. Dies mag beim Großteil der Betroffenen tatsächlich der Fall sein, zumindest im Laufe der Zeit. Wenn dies auf Sie jedoch nicht zutrifft, lassen Sie sich nicht entmutigen, sondern gestehen Sie sich ein, daß Sie aufgrund verschiedener Umstände eine stärkere Angstbereitschaft haben als andere Leute. Wer vielleicht eine Erschütterung des Urvertrauens erlebt hat, wird sich immer schwerer tun, sich auf neue Situationen einzulassen und Vertrauen in das Ungewisse und seine eigenen Fähigkeiten zu entwickeln als jemand, der im Leben das Glück hatte, von nichts und niemandem enttäuscht zu werden und keine bösen Überraschungen zu erleben. Denken Sie daran, daß es bei Ihnen dann nicht primär darum geht, keine Angst zu haben, sondern wieder mehr Vertrauen zu sich und zur Umwelt zu finden. Angstbewältigungsübungen sind in diesem Sinn vertrauensbildende Maßnahmen.

Übungsvorschläge bei Agoraphobie – Schritt für Schritt unabhängig werden

Die folgenden Übungsvorschläge sind Anregungen für Ihr persönliches Trainingsprogramm, das Sie unbedingt ohne vertraute Personen ausführen sollten:

- Gehen Sie mindestens eine halbe Stunde in einem Supermarkt, einem Einkaufs- oder Veranstaltungszentrum umher.
- Stellen Sie sich bei einer Kasse in einer Schlange mit mindestens fünf Leuten an.
- Bleiben Sie eine Stunde lang in einem Lokal in der Mitte sitzen.
- Nehmen Sie ein Menü in einem überfüllten Restaurant ein.
- Gehen Sie in ein Konzert, Theater, Kino oder in einen Gottesdienst und bleiben Sie bis zum Ende, was auch immer passiert.
- Setzen Sie sich im Kino, in einem Konzert, im Theater oder bei einer anderen Veranstaltung in die Mitte einer Reihe.
- Besuchen Sie eine Sportveranstaltung oder Freiluftveranstaltung mit vielen Zuschauern.
- Gehen Sie für mindestens eine Stunde in ein überfülltes Hallenbad bzw. Freiluftbad und besuchen Sie auch einmal eine Sauna.
- Fahren Sie zwei Stunden lang mit einem öffentlichen Verkehrsmittel kreuz und quer durch die Stadt.
- Machen Sie mit dem Bus einen Tagesausflug zu einem Ort, an dem Sie noch nie waren.
- Fahren Sie mit dem Auto auf der Autobahn mindestens 100 km weit weg und besuchen Sie dort ein Restaurant, in dem Sie noch nie waren.
- Fahren Sie mit einem Schnellzug mindestens 200 km weit weg und

übernachten Sie in einem Hotel, ohne Ihre Angehörigen darüber zu informieren.

- Fahren Sie mit einem Schiff oder Boot über einen See bzw. machen Sie eine Seerundfahrt.
- Fahren Sie mit einer Seilbahn bis zur Endstation hinauf.
- Fahren Sie mit dem Auto durch einen längeren Tunnel.
- Fahren Sie in einem Hochhaus dreimal mit dem Lift auf und ab, ohne auszusteigen.
- Machen Sie beim nächsten Flughafen einen mindestens halbstündigen Rundflug.
- Nehmen Sie an einer unterirdischen Führung teil (Bergwerk, Katakomben).
- Besteigen Sie einen Turm (z.B. den Dom oder Fernsehturm einer größeren Stadt).
- Gehen Sie über eine gefürchtete Brücke und schauen Sie in der Mitte auf den Fluß hinunter.
- Gehen Sie mindestens eine Stunde lang durch einen einsamen Wald.
- Machen Sie einen dreistündigen Stadtbummel ohne Mitnahme von Beruhigungsmitteln und lassen Sie auch Ihr Handy zu Hause.
- Gehen Sie bei Nacht mindestens eine Stunde lang in einer belebten Straße spazieren.

Wenn Sie diese Aufgabenstellungen gut bewältigen können, steigern Sie den Schwierigkeitsgrad mit der Bereitschaft zu einer Panikattacke.

Wenn die Agoraphobie trotz Konfrontationstherapie bestehen bleibt

Wenn Sie keine anhaltenden Übungserfolge erzielen, jedoch in bester Absicht und »technisch« richtiger Weise trainiert haben, sollten Sie nach den Gründen dafür suchen. Wir stellen Ihnen dazu folgende Fragen – bitte beantworten Sie diese wirklich völlig ehrlich und offen.

Fehlt Ihre Bereitschaft zu einer heftigen Panikattacke?

Natürlich ist die Vermeidungsstrategie absolut nachvollziehbar und verständlich – nur: wenn Sie Ihre agoraphobischen Ängste wirklich abbauen möchten, müssen Sie über Ihren Schatten springen. Denn wenn Sie sich allen Situationen nur so stellen, daß Sie eine Panikattacke unbedingt vermeiden möchten, halten Sie eine Daueranspannung aufrecht und bleiben in einem Dauerstreß, weil Sie ja ständig Vermeidungs- und Unterdrückungsmechanismen anwenden müssen. Wenn Sie mental und real ständig auf der Flucht sind, werden Sie sich nie an die Situation gewöhnen. Die Angst vor der Angst (»Was wäre, wenn...«) hält Ihre Erwartungsängste aufrecht. Es ist hart, aber wirksam: wenn Sie den Mut zu einer Panikattacke aufbringen, besteht die Chance auf rasche Heilung.

Wissen Sie um Ihre schlimmste Angst?

Die wichtigste Frage bei einer Konfrontationstherapie lautet: Was genau bzw. welche Symptome fürchten Sie am meisten und möchten Sie um jeden Preis vermeiden? Der springende Punkt ist: Nur was Sie kennen, können Sie besiegen! Chronische Erwartungsängste können Sie erst dann überwinden, wenn Sie genau wissen, was Sie letztlich fürchten. Haben Sie Angst davor, plötzlich an einem Herzinfarkt zu sterben, ohnmächtig umzufallen, verrückt zu werden oder vor anderen Menschen unangenehm aufzufallen? Wenn Sie diesen Ängsten unbedingt ausweichen möchten, werden Sie durch eine Konfrontationstherapie zumindest zum gegenwärtigen Zeitpunkt keinen Erfolg verbuchen. Sie kennen doch den Spruch »Viele Wege führen nach Rom«. Sie sollten dann einfach einen anderen Einstieg in die Angstbewältigung finden, z.B. durch die Schritte 2 und 3.

Gehen Sie bei der Angstbewältigung sehr perfektionistisch vor?

Perfektionismus ist eine Form, keine Angst haben zu müssen. Jeder übertriebene Perfektionismus (»Wenn schon, dann muß ich alles super schaffen« oder »120 Prozent ist mir noch viel zuwenig«) ist bei einer Konfrontationstherapie schädlich, weil er den Streß erhöht. Wenn Sie Ihre positiven Erfahrungen nicht auf andere Situationen übertragen können, hat dies oft damit zu tun, daß Sie in perfektionistischer Manier jedes Restrisiko ausschalten möchten, was eben nicht möglich ist. Typisch sind folgende Aussagen: »Es ist zwar schon zehnmal gutgegangen, doch wer garantiert mir, daß auch beim elften Mal nichts passiert?«

Wird Ihre Agoraphobie durch eine Sozialphobie verstärkt?

Sozialphobische Komponenten halten bei einer Konfrontationstherapie eine ständige Anspannung aufrecht: »Was werden sich die anderen denken, wenn sie meine Symptome bemerken?«; »Wenn ich tatsächlich auffalle, bin ich dann ›nervenschwach‹, ›psychisch nicht belastbar‹, ein Schwächling, weniger liebenswert, weil schwach?«

Verwenden Sie bestimmte Mittel, die Ihr Selbstvertrauen schwächen?

Brauchen Sie bestimmte »Krücken«, die letztendlich Ihr Selbstvertrauen untergraben? Sind Sie abhängig von Medikamenten oder anderen vermeintlichen Hilfsmitteln?

Halten Sie sich in diesem Fall an folgende Ratschläge:

- Nehmen Sie keine Beruhigungsmittel ein und führen Sie auch keine mit sich!
- Verwenden Sie keinen Alkohol als Pillenersatz!
- Tragen Sie keine Notfalltropfen mit sich, denn es besteht kein Notfall!
- Lassen Sie das Handy zu Hause, denn Sie brauchen keine geistige Nabelschnur!
- Verlassen Sie sich nicht auf andere Personen, ersetzen Sie das Vertrauen auf andere durch das Vertrauen in sich selbst!

Lenken Sie sich ständig ab?

Versuchen Sie, sich ausschließlich auf das Hier-und-Jetzt zu konzentrieren. Sie werden erleben, daß Sie eher ruhig werden, wenn Sie sich nicht pausenlos ablenken, sondern sich Ihren Symptomen zuwenden: Sätze wie »Ich spüre jetzt meinen Schwindel, mein Herzklopfen und meine weichen Knie, ich stelle mich aber dennoch der Situation und bleibe so lange wie ich will und nicht so lange wie mich die Symptome lassen« können dabei helfen, »bei der Sache« zu bleiben. Ablenkung ist nur bei einer heftigen Panikattacke eine wirksame Hilfe.

Haben Sie durch Ihre Symptome auch einen Gewinn?

Wenn Sie sich ständig mit den scheinbar übermächtigen Problemen einer Agoraphobie mit Panikstörung beschäftigen, kann dies auch eine Vermeidungsstrategie sein. Sie können sich damit kurzfristig von den eigentlichen privaten, familiären, partnerschaftlichen, sozialen, beruflichen oder ökonomischen Problemen ablenken. Welche anderen Probleme vermeiden Sie durch Ihre Agoraphobie?

Wenn Sie die Ketten der Ängste gesprengt haben, warten vielleicht die Bürde der Verantwortung und der Freiheit sowie der Zwang zur Entscheidung zwischen verschiedenen Alternativen auf Sie.

Nach der Beseitigung der Ängste können Sie vielleicht vor der Situation stehen,

- verschiedene Annehmlichkeiten und Vorteile zu verlieren (ständiges Umsorgtwerden, viel Zuwendung und Nachsicht, Unterstützung bei der Arbeit) und vieles wieder selbst erledigen zu müssen;
- den Arbeitsplatz wegen Unzufriedenheit zu wechseln und dabei das Risiko einzugehen, dies hinterher zu bereuen;
- sich scheiden zu lassen und neben den Problemen der Partnerschaft auch deren Vorteile zu verlieren.

Leiden Sie gleichzeitig auch unter einer depressiven Symptomatik?

Eine depressive Symptomatik ist u. a. charakterisiert durch eine körperliche und psychische Energielosigkeit. Achtung – Sie sollten in einer depressiven Phase keine kraftaufwendige Konfrontationstherapie durchführen, um Ihr Selbstwertgefühl aufzubauen. Es kann nur zu einem Mißerfolg kommen, der Ihre depressive Symptomatik noch weiter verstärkt. Sie müssen zuerst Ihre depressive Symptomatik in den Griff bekommen, bevor Sie ein Angstbewältigungstraining angehen.

Haben Sie gleichzeitig auch eine Persönlichkeitsstörung?

Manche Angstpatienten haben »mehr« als eine reine Angststörung, nämlich eine sogenannte Persönlichkeitsstörung mit stark verfestigten Mustern des Verhaltens, Denkens und Fühlens. Fragen Sie einen Fachmann, ob man bei Ihnen z. B. eine ängstliche oder abhängige Persönlichkeitsstörung bzw. eine sogenannte Borderline-Persönlichkeitsstörung ausschließen kann. Wer von seiner Persönlichkeitsstruktur her immer schon sehr ängstlich war oder ständig von anderen Menschen abhängig gelebt hat, wird durch eine reine Konfrontationstherapie seine Verhaltensweisen nicht schlagartig ändern können.

Haben Sie bestimmte psychosoziale Belastungssituationen (Probleme in der Ehe, Familie oder Arbeit)?

Stehen hinter Ihrer Agoraphobie mit Panikstörung latente oder offene Partnerprobleme, die Sie anfangs nicht in Zusammenhang mit Ihrer Angststörung gesehen haben? Ist Ihre Platzangst im Rahmen von Konflikten mit den Eltern aufgetreten? Oder haben berufliche Probleme einen maßgeblichen Anteil? Ihre Agoraphobie schafft dann eine Pattsituation! Das bedeutet, daß die Platzangst Ihre unbefriedigende Lebenssituation aufrechterhält und das Problem vorläufig nur auf der Symptomebene abgehandelt wird. Dieser Zustand wird andauern, solange Sie noch keine Entscheidung darüber getroffen haben, wie es etwa mit Ihrer Partnerschaft weitergehen soll, wenn Sie Ihre Ängste überwunden haben. Klären Sie also offen und ehrlich: welche Auswirkungen hätte die Bewältigung Ihrer Ängste auf Ihr Leben, insbesondere auf Ihre familiäre, soziale und berufliche Situation?

Fehlen Ihnen Veränderungsziele nach der Konfrontationstherapie?

Stellen Sie sich vor, Sie wachen frühmorgens auf und sind völlig gesund. Was würden Sie da tun? Was würde sich in Ihrem Leben dann ändern? Wie wichtig sind Ihnen wirklich alle Möglichkeiten, die Ihnen nach der Beseitigung Ihrer Ängste offenstehen? Viele Angstpatienten haben vordergründig oft keine anderen Ziele, als ständig nur gegen ihre Ängste zu kämpfen. Dies zeigt die inhaltliche Leere des Lebens auf, die es durch eine Sinnperspektive zu überwinden gilt. Setzen Sie sich Ziele, auf die Sie sich freuen, suchen Sie sich neue Hobbys, spüren Sie nach, was Sie wirklich wollen im Leben!

Panikattacken wirksam begegnen – keine Angst vor der Angst!

Wenn Sie das Wiederauftreten von Panikattacken fürchten, hilft es, sich speziell mit Ihrem Körper und Ihrer Angst vor den körperlichen und psychischen Symptomen auseinanderzusetzen. Oft erleichtert dies auch die Bewältigung einer agoraphobischen Folgesymptomatik. Setzen Sie sich nicht unter zu großen Erfolgsdruck: Seien Sie anfangs damit zufrieden, wenn Sie Ihre Panikattacken besser als bisher ertragen und bewältigen können. Wenn Sie ein gewisses Restrisiko nicht tolerieren können, haben Sie vermutlich starke Todesängste oder eine

Angst vor sozialer Auffälligkeit. Ihre Panikattacken weisen Sie vielleicht auf zentrale Fragen und Probleme Ihres Lebens hin, denen Sie sich stellen sollten.

So bekommen Sie Ihre Panikattacken in den Griff

Mit Hilfe der folgenden Ratschläge können Sie lernen, innerhalb einiger Wochen oder Monate mit Ihrer Paniksymptomatik ausreichend zurechtzukommen. Eine gewisse Angst vor der Angst dauert vielleicht noch bis zu einem Jahr an, dann ist auch diese verschwunden. Haben Sie Geduld!

Lassen Sie sich körperlich gründlich untersuchen!

Wenn Sie Angst vor einer körperlichen Erkrankung haben, bitten Sie Ihren Arzt um eine organische Untersuchung, jedoch nur einmal und nicht wiederholt. Es wird Sie beruhigen zu wissen, daß Sie trotz der Heftigkeit der Paniksymptome körperlich gesund sind. Akzeptieren Sie, daß Sie sich dennoch bei der nächsten Panikattacke wieder existentiell bedroht fühlen werden, denn sonst wäre es keine echte Panikattacke.

Analysieren Sie nach jedem Anfall Ihre Angst und Panik!

Lernen Sie, durch eigenständige Analysen die Ursachen und Auslöser Ihrer Panikattacken zu identifizieren. Unterscheiden Sie zwischen den Ursachen der letzten Wochen und Monate, und den Auslösern, die in den letzten Stunden und Tagen aufgetreten sind. Werden Sie zum Experten für Ihre Panikattacken und führen Sie ein Angsttagebuch wie Epileptiker einen Anfallskalender führen.

Bleiben Sie bei einer akuten Panikattacke nicht ruhig, sondern bewegen Sie sich!

Machen Sie auch dann intensive körperliche Bewegungen, wenn Sie meinen, Sie müßten sich aus Sicherheitsgründen ganz ruhig verhalten und schonen. Der plausible Grund: vermehrt ausgeschüttete Streßhormone werden durch Bewegung rascher abgebaut als durch Ausruhen. Bewegung bietet Ihnen auch eine einfache Erklärung für die körperliche Aktivierung, die Ihnen bei einer Panikattacke in Ruhe oft unerklärlich erscheinen mag. Bei niedrigem Blutdruck führt Bewegung zudem rasch zu einem Blutdruckanstieg und verhindert wirksam eine Ohnmachtsneigung, die viele Panikpatienten fürchten. Gehen Sie also ruhig umher – es ist durchaus eine adäquate Reaktion, die muskuläre Anspannung als Folge des Adrenalinstoßes abzureagieren, auch wenn Sie oder andere Menschen dies bisher als Zeichen von Nervosität gesehen haben.

Verwenden Sie bei einer Panikattacke Atemtechniken in Verbindung mit Bewegung!

Setzen Sie bei einer Panikattacke auf Atemtechniken plus Bewegung! Langsames Ein- und Ausatmen im Rhythmus langsamer Bewegungen verhindert, daß Sie hyperventilieren. Sie brauchen keineswegs die viel gepriesene Papiertüte, um die ausgeatmete Luft mit dem Kohlendioxid wieder einzuatmen: durch Bewegung wird der zuviel eingeatmete Sauerstoff in Kohlendioxid umgewandelt und schon paßt alles wieder.

Beobachten Sie bei einer Panikattacke nicht Ihren Körper, sondern die Umgebung!

Konzentrieren Sie sich auf etwas, das 5 Minuten lang Ihre ganze Aufmerksamkeit erfordert. Damit fangen Sie oft bereits die ärgste Panik ab. Beobachten Sie andere Menschen, Häuser, Pflanzen, Tiere, Autos, Nummernschilder, Plakate, Bilder, Schaufenster usw. und prägen Sie sich alles möglichst gut ein. Was sehen und hören Sie jetzt gerade, wenn Sie sich auf die Umwelt konzentrieren? Was riechen und schmecken Sie gegenwärtig, wenn Sie mehr darauf achten? Was tasten und spüren Sie im Moment, wenn Sie den körperlichen Kontakt zur Umgebung suchen? Mit wem könnten Sie gerade ein interessantes Gespräch oder Telefonat beginnen? Was könnten Sie zu Hause oder auswärts tun, das Ihre ganze Aufmerksamkeit erfordert?

Selbstbeobachtung und Konzentration auf die vorhandenen Symptome verstärken Ihre Angstbereitschaft, wodurch Ihre Beschwerden größer und Panikattacken wahrscheinlicher werden. Wenn Sie mit Ihren Panikattacken bereits besser umgehen können, werden Sie eine Panikattacke auch durch Zuwendung auf Ihren Körper bewältigen lernen, indem Sie z. B. Atemtechniken anwenden.

Bleiben Sie bei einer Panikattacke im Hier-und-Jetzt, ohne negative Erwartungen!

Steigern Sie sich nicht in irreale Katastrophenphantasien hinein, sondern bleiben Sie ruhig und gelassen in der Gegenwart und beobachten Sie, was momentan wirklich geschieht. Sprechen Sie mit sich selbst, indem Sie kommentieren, was Sie jetzt spüren. Sagen Sie sich wiederholt, daß Sie alle Zustände ertragen können und auch schon x-mal ausgehalten haben. Sie können sich einige dieser Sätze auch vorher auf einen Zettel notieren, um sie im Notfall parat zu haben.

Motivieren Sie sich durch Ziele jenseits von Angst und Panik, um eine Panikattacke besser durchzustehen!

Wenn eine Panikattacke im Kommen ist, konzentrieren Sie sich auf Tätigkeiten, die Sie gerne ausführen oder unbedingt erledigen müssen, z. B. Hausarbeiten (Kochen, Bügeln, Staubsaugen, Reparaturarbeiten), Gartenarbeit, Briefschreiben, Fernsehfilm oder Video anschauen, Lieblingsmusik hören, Singen oder Tanzen, Buch oder Zeitung lesen, Computerspiel spielen, Fotos einordnen, Einkaufen gehen, Telefonieren mit Bekannten, Hausaufgaben der Kinder kontrollieren, Beschäftigung mit einem Haustier, Einnehmen einer Lieblingsmahlzeit, etwas Wohltuendes trinken, angenehmes Bad, Urlaubsplanung usw.

Lassen Sie die Panikattacke ohne Widerstand vorbeigehen!

Verzichten Sie auf jeden direkten Kampf gegen die Paniksymptome. Panikattacken bewältigen Sie am besten durch Zulassen, weil Ihr Kampf dagegen nur Ihre Anspannung erhöht. Die Symptome einer Panikattacke sind nicht gefährlich, daher müssen Sie diese auch nicht kontrollieren. Warten Sie, bis die Angst von allein nachläßt, wenn Sie nicht weiterhin dagegen ankämpfen. Halten Sie sich immer vor Augen: Ihr Körper benötigt nur 3-5 Minuten, um die Folgen eines Adrenalinstoßes abzubauen.

Bewerten Sie Ihre körperlichen Symptome neu!

Vergegenwärtigen Sie sich die Körper-Seele-Zusammenhänge bei Angst und entwickeln Sie eine weniger bedrohliche Sichtweise, indem Sie die Angstreaktion als Streßreaktion umdefinieren. Halten Sie sich während einer Panikattacke vor Augen, daß Sie gesund sind und es auch bleiben und daß Ihre momentanen Todesängste nur Gedanken sind!

Stellen Sie sich Ihren größten Ängsten, die Sie in Panik versetzen!

Wenn Sie aus Angst vor Panikattacken bestimmte Situationen und Orte meiden, suchen Sie diese gezielt auf, um besser damit umgehen zu lernen. Wenn Sie ständig Angst vor einer bestimmten Erfahrung haben, führen Sie diese bewußt herbei, um zu erleben, daß nichts

Gefährliches passiert. Nehmen Sie anstelle des Phantasierens eine gezielte Realitätstestung vor.

Schonen Sie Ihren Körper nicht ständig, sondern trainieren Sie ihn!

Bereits nach einer mehrwöchigen Schonung läßt bei Sportlern die körperliche Fitneß spürbar nach. Ähnlich ist es bei Panikpatienten: wer längere Spaziergänge meidet aus Angst umfallen zu können, wird körperlich unsicher und zeigt häufig Schwindelzustände. Empfehlenswert sind daher folgende körperliche Aktivitäten, die Ihren Gleichgewichtssinn trainieren: Ausdauersport (Radfahren, Schwimmen, Walking, Jogging, Hometrainer), Kniebeugen, Liegestütz, Rumpfkreisen, Schnurspringen, Stiegensteigen, körperlich arbeiten bis zur Ermüdung.

Nehmen Sie trotz Angst vor Panikattacken möglichst wenig Beruhigungsmittel!

Die Einnahme von Tranquilizern aus Erwartungsangst führt innerhalb weniger Monate zur Medikamentenabhängigkeit und ist nicht geeignet, das Selbstvertrauen in den eigenen Körper auf Dauer zu stärken. Nehmen Sie einen Tranquilizer höchstens 2-3 Wochen regelmäßig, so selten wie möglich oder am besten gar nicht. Die mehrmonatige Einnahme bestimmter Antidepressiva ist eindeutig die bessere Alternative, sollte aber bei effektiver Anwendung unseres 7-Schritte-Programms ebenfalls überflüssig sein. Wenn unser Programm und Ihre Bemühungen nicht ausreichen, sollten Sie eine Psychotherapie, am besten eine Verhaltenstherapie, machen.

Vermeiden Sie längere Krankenstände und zu lange Krankenhausaufenthalte!

Ein längerer Rückzug aus dem sozialen und beruflichen Leben ist bei Panikattacken oft simples Fluchtverhalten. Unterbrechen Sie aus Angst vor Panikattacken Ihr Engagement im Job nur so kurz wie möglich – es sei denn, Sie haben bereits eine »Erschöpfungsdepression«, angesichts der eine Erholung gut tun kann.

Beschäftigen Sie sich in ruhigen Zeiten bewußt mit dem Tod!

Wenn Sie merken, daß Ihre Panikattacken immer mit Todesangst gekoppelt sind, sollten Sie sich der Endlichkeit Ihres Lebens stellen und besser damit umgehen lernen. Klären Sie für sich Fragen wie: Was bedeutet der Tod für Sie, wenn er vielleicht morgen eintreten würde? Hat

Ihre Todesangst etwas mit religiösen Vorstellungen und Befürchtungen zu tun? Warum dürfen Sie jetzt noch nicht sterben? Welche Mission müssen Sie noch erfüllen, welche Träume möchten Sie auf jeden Fall noch verwirklichen, wer braucht Sie so dringend, daß Sie jetzt nicht dauerhaft fehlen dürfen?

Stellen Sie sich den zentralen Ängsten hinter Ihren Panikattacken!

Die Angst vor Panikattacken lenkt oft von anderen Ängsten und bestimmten Problemen ab, die im Moment unlösbar erscheinen. Wenn Sie z. B. Angst vor dem Ende Ihrer Partnerschaft haben, tun Sie etwas, um die Beziehung zu verbessern, oder stellen Sie sich einmal ganz konkret vor, wie das Leben ohne Ihren Partner einigermaßen erträglich weitergehen könnte. Wenn Sie Angst vor der Kündigung haben, lassen Sie diese Gedanken und die aufkommenden Gefühle bewußt zu und überlegen Sie, was Sie dann tun könnten. Es geht immer um ein möglichst lösungsorientiertes Vorgehen. Und es gibt immer Lösungen!

Erkennen Sie die Gefühle, die Ihre Panikattacken auslösen!

Wenn Sie Panikattacken bekommen, weil Sie so elementare Empfindungen wie Ärger oder Wut unterdrücken, sprechen Sie diese Gefühle den Betroffenen gegenüber klar aus und lassen Sie somit die sprichwörtliche Luft aus dem Ballon. Nicht selten war die erste Panikattacke nämlich gar kein Angstanfall, sondern ein unterdrückter Wutanfall. Fragen Sie sich: Habe ich Angst davor, meine Gefühle offen zu zeigen? Unterdrücke ich sie so stark, daß ich körperliche Anspannungen oder Panikattacken und deswegen Angst vor mir selbst bekomme?

Bewältigen Sie die psychosozialen Belastungssituationen, die Ihre Panikattacken begünstigen!

Wenn Sie erkennen, daß Ihre Paniksymptome mit Ihrem Partner oder mit Ihren Eltern, Schwiegereltern, Kindern usw. zusammenhängen, widmen Sie sich der Lösung der anstehenden Probleme. Wenn Sie merken, daß Ihre Angstzustände immer dann verstärkt auftreten, wenn die Probleme im Beruf besonders groß sind (z. B. Überforderung, Kränkung durch Vorgesetzte, unerträglicher Konkurrenzkampf mit Arbeitskollegen, wirtschaftlich schlechte Situation Ihres Betriebes), sollten Sie Ihre beruflichen Probleme klären, um unnötige Krankenstände zu vermeiden.

Lernen Sie, mit Ihrer Angst durch eine Panikattacke negativ aufzufallen, besser umzugehen!

Wenn Sie bei Panikattacken hauptsächlich Angst davor haben, unangenehm aufzufallen, sollten Sie sich Ihre positiven Seiten vor Augen halten, die auch andere kennen. Wenn Sie einem eventuellen Beobachter nichts davon erzählen möchten, legen Sie sich bestimmte Äußerungen zurecht, die etwas, aber nicht alles verraten (z. B. »Wenn ich zuviel arbeite und zuwenig schlafe, geht es mir immer so schlecht«).

Ablenken oder Zuwenden – was ist hilfreicher?

Abwendung bei akuter Panik, Zuwendung bei Erwartungsängsten

Was ist sinnvoller – sich innerlich der Streßsituation zu- oder abzuwenden? Untersuchungen haben gezeigt, daß die Abwendung vom Stressor kurzfristig bessere Resultate ergibt (in Akutsituationen wie starken Schmerzzuständen), die Zuwendung zum Stressor jedoch langfristig wirksamer ist (bei länger andauernden seelischen und körperlichen Streßsituationen). Was können Sie daraus ableiten?

Bei Panikattacken sind Ablenkungstechniken kurzfristig wirksamer, während bei chronischen Erwartungsängsten und ständiger psychovegetativer Erregbarkeit eine Zuwendung zum Körper langfristig sinnvoller ist, um mit den wahrgenommenen Zuständen besser umgehen zu lernen.

Wenn Sie sich auf Ihre momentane körperliche, emotionale und geistige Befindlichkeit konzentrieren, verhindern Sie die drohende Entfremdung von Ihrem aktuellen Erleben und Ihren gegenwärtigen Bedürfnissen. Vielleicht fällt es Ihnen schwer, sich Ihrem Körper voll und ganz zuzuwenden und Ihre beginnende Angstsymptomatik wahrzunehmen, weil Sie befürchten, Ihre körperlichen Zustände im Sinne des Teufelskreises der Angst bis zu einer Panikattacke aufzuschaukeln. Wenn Sie sich jedoch im Moment großer Unruhe von Ihrem Körper abwenden, halten Sie Ihre Anspannung erst recht aufrecht.

Angstpatienten interpretieren die bei Entspannungsübungen öfter auftretenden unangenehmen Zustände wie Schwindel, Übelkeit, starkes Herzklopfen, Kribbelgefühle und Zucken der Muskeln als Ausdruck eines Kontrollverlusts. Sie vermeiden daher häufig einen Entspannungszustand oder fürchten sich öfter vor dem Schlafengehen, weil in diesen Situationen Panikattacken oder panikähnliche Zustände auftreten können. Die Betroffenen erleben diese körperlichen Zustände bei geschlossenen Augen noch intensiver als bei offenen. Wenn

Sie diese Erfahrungen ebenfalls schon gemacht haben, sollten Sie mit geschlossenen Augen einen Entspannungszustand gezielt herstellen, um damit umgehen zu lernen. Wiederum heißt das Motto: Stellen Sie sich Ihrer Angst!

Passiv-beobachtende Zuwendung bei beginnender Panikattacke

Eine sehr empfehlenswerte und erfolgversprechende Methode bei einer beginnenden Panikattacke ist die sogenannte »Technik des konstatierenden Beobachtens«. Gemeint ist das genaue Erkennen und Benennen körperlicher Vorgänge anstelle schrecklicher Zukunftsszenarien oder Ablenkungsstrategien. Hier ein Beispiel, wie ein derartiger innerer Dialog aussehen könnte:

»Ich merke, wie sich meine Beine verkrampfen und wie unsicher ich dastehe. Ich habe Angst umzufallen, aber noch stehe ich. Meine Knie beginnen zu zittern, ich halte die Luft an, mir wird so schwindlig, jetzt glaube ich, daß ich gleich umfallen werde, am liebsten möchte ich mich irgendwo anhalten, aber ich stehe noch immer da. Mir wird etwas übel und vom Bauch aus bis zum Kopf ganz heiß, das kenne ich schon. Mein Herz schlägt wie verrückt, das macht mir Angst. Jetzt spüre ich auch wieder diesen lästigen Druck auf der Brust. Ich warte ab, was passiert. Es ist nicht angenehm, aber ich kann alles ertragen, was ich spüre. Jetzt habe ich es wieder einmal geschafft, ich stehe noch immer und kann meinen Weg weitergehen.«

Das Geheimnis der mentalen Kontrolle besteht darin, die permanenten, auf Dauer unwirksamen Unterdrückungsversuche unliebsamer Vorstellungen und Empfindungen aufzugeben. Lassen Sie sich kognitiv und emotional voll auf die unerwünschten Inhalte ein! Der relativ kurze, wenngleich intensive Aufwand für die Auseinandersetzung mit den gefürchteten »Was wäre, wenn«-Inhalten steht in keinem Verhältnis zu den ständigen Unterdrückungsversuchen, die sehr viel Energie kosten. Ein Versuch lohnt sich!

Panikattacken durch Provokation überwinden – der Angstspirale rasch entkommen

Eine einzige Panikattacke kann genügen: Sie sind dermaßen traumatisiert, daß Sie völlig in die Angstspirale geraten und schon geringfügige Symptome als Vorzeichen einer Panikattacke fürchten. Ihre ängstliche Selbstbeobachtung führt zu vermehrten vegetativen Beschwerden und verstärkten Alarmreaktionen.

Was können Sie tun? Durch die bewußte Provokation von anfangs leichteren, später stärkeren Symptomen werden Sie Schritt für Schritt lernen, mit den belastenden Körperreaktionen besser umzugehen. Das bewußte Auslösen von Symptomen, die bisher mit unkontrollierbarer Panik verbunden schienen, fällt vielen Betroffenen jedoch sehr schwer.

Diese Konfrontation mit den körperlichen Symptomen der Angst kann am besten durch folgende Provokationstechniken erreicht werden:

- Provokation von Herzsensationen: Beobachten und beschleunigen Sie Ihren Herzschlag.
- Beschleunigung der Atmung (Hyperventilation): Atmen Sie immer schneller und schneller.
- Provokation von Schwindelzuständen: Provozieren Sie Ihre Fallangst.
- Paradoxe Intention in sozialen Situationen: Tun Sie, was Sie fürchten und riskieren Sie, dabei aufzufallen.

Provokation von Herzsensationen

- Konzentrieren Sie sich 5 Minuten lang auf Ihren Herzschlag. Solange Sie bei dieser Übung unruhig sind, sollten Sie diese wiederholen. Das Ziel ist, angst- und sorgenfrei auf Ihre Herztätigkeit achten zu können.
- Stellen Sie sich anhand von Unterlagen das Herz- und Kreislaufsystem ganz konkret vor. Visualisieren Sie das Pumpen des Herzens und den vom Herzen ausgeworfenen Blutstrom bis hin in die verschiedenen Organe des Körpers.
- Messen Sie Ihren Puls und versuchen Sie, diesen durch Hyperventilation oder sportliche Betätigung zu beschleunigen. Erleben Sie anschließend, wie Sie über eine langsame Ausatmung oder eine andere Entspannungstechnik Ihre Herzfrequenz verringern können.
- Lösen Sie Herzrasen durch intensive Bewegung und anstrengende körperliche Betätigung aus, die dem Körper kurzfristig eine hohe Leistung abverlangen: Laufen, Stiegensteigen, Kniebeugen u. a. Ihr Puls soll dabei eine Zeitlang etwa 140 betragen. Verwenden Sie möglichst auch einen Hometrainer und lernen Sie, den rückgemeldeten höheren Puls auszuhalten.
- Versuchen Sie bewußt, Ihr Herz »zum Rasen zu bringen«: Gehen Sie ganz intensiv in Gedanken in Ihre Angstsituation, vergegenwärtigen Sie sich hautnah eine Panikattacke und lassen Sie gleichzeitig

alle Gedanken zu, die sich Ihnen dabei aufdrängen (z.B. »Gleich bekomme ich einen Herzinfarkt«; »Jetzt muß ich sterben, gleich ist es aus«; »Gleich falle ich um und alle schauen mich an«). Wenn Sie jetzt tatsächlich Herzrasen bekommen, warum sollte dies gefährlicher sein als durch Sport ausgelöstes Herzklopfen?

- Stellen Sie sich in allen Details vor, was bei einem Herzinfarkt passiert. Wenn Ihnen dies schwer fällt, lesen Sie darüber in einem Buch, um sich bewußt damit auseinanderzusetzen. Vergegenwärtigen Sie sich – wenn möglich – den Herzinfarkt eines Verwandten oder Bekannten. Bedenken Sie dabei: das Leben des anderen war bedroht, während das Ihre nicht gefährdet ist.
- Trinken Sie mehr Kaffee, als Sie normalerweise vertragen, wenn Sie einmal durch vermehrten Kaffeekonsum eine Panikattacke bekommen haben. Machen Sie die Erfahrung: Es ist höchstens unangenehm, aber nicht gefährlich.
- Wenn Sie glauben, daß Sie durch mäßigen Alkoholkonsum Herz-Kreislaufprobleme bekommen könnten, wagen Sie (falls Sie keine Alkoholprobleme haben!) einen Selbstversuch. Spüren Sie dabei bewußt alle körperlichen Veränderungen.
- Halten Sie sich längere Zeit in einem überhitzten Raum auf, gehen Sie in die Sauna oder ziehen Sie sich übermäßig warm an, um das Hitzegefühl besser ertragen zu lernen.

Wenn diese Übungen für Sie nicht durchführbar sind und Sie gerade wegen derartiger Befürchtungen eine Panikattacke bekommen, sollten Sie unbedingt eine Psychotherapie beginnen. Medikamente sind keine Dauerlösung, wenn es gilt, die Angst vor einer Panikattacke, die völlig ungefährlich ist, in den Griff zu bekommen. Es ist nicht sinnvoll, mit Medikamenten Herzsensationen nur deswegen zu unterdrücken, weil Sie letztlich den Gedanken an den Tod nicht ertragen können. Wegen ganz normaler Todesängste brauchen Sie keine Antidepressiva, Beruhigungsmittel oder Betablocker zu schlucken.

Provokation von Atembeschleunigung (Hyperventilation)

Wir empfehlen Ihnen folgende Hyperventilationsübung, die völlig ungefährlich ist. Setzen Sie sich aufrecht hin und atmen Sie zwei Minuten lang so tief wie möglich mit dem Mund und über die Brust. Machen Sie etwa 60 Atemzüge pro Minute, das heißt atmen Sie einmal pro Sekunde ein und aus. Dies ist über viermal schneller als der Ruhepuls. Sie werden dabei vielleicht (allerdings in schwächerem Ausmaß) dieselben Symptome auslösen wie bei einer spontanen Panikattacke. Achten Sie im Rahmen der Hyperventilation auf eine schnelle und kräftige Ausatmung, ohne daß Sie sich dabei bewegen, denn dies führt rasch zu einem Kohlendioxidabfall mit den bekannten Symptomen. Beobachten Sie anschließend, was in Ihrem Körper vorgeht.

Atmen Sie dann in Ruhe acht- bis zwölfmal pro Minute ein und aus, und zwar doppelt so lang aus wie ein, wodurch Sie rasch wieder ruhiger werden. Schreiben Sie hinterher auf, welche Symptome dabei aufgetreten sind, und vergleichen Sie diese mit den Symptomen einer Panikattacke. Die Entwicklung einer Panikattacke hängt dabei jedoch nicht von Ihrer Atem- und Herzfrequenz ab, sondern von der Art und Weise, wie Sie diese bewerten.

Wagen Sie es, in Anwesenheit einer vertrauten Person einen derartigen Zustand öfter auszulösen. Ziel ist es, ihn anschließend kontrollieren zu lernen (durch Atemtechniken oder Bewegung). Solange Sie sich vor dem absichtlichen Hyperventilieren fürchten, dürfen Sie sich nicht wundern, daß Sie Ihre Erwartungsängste vor Panikattacken nicht verläßlich genug in den Griff bekommen. Mit jeder Vermeidung bewußten Hyperventilierens bestätigen Sie sich schließlich, daß ein derartiger Zustand vielleicht doch nicht ganz ungefährlich sein könnte. Aber seien Sie versichert: eine Studie hat ergeben, daß man bei einer Hyperventilation nicht einmal für einige Sekunden ohnmächtig werden kann.

Wenn Ihre Panikattacken durch Hyperventilation ausgelöst oder verstärkt werden, sollten Sie entsprechende Übungen regelmäßig allein durchführen, bis Sie sich an diesen Zustand gewöhnt haben. Nicht wenige Patienten haben Angst, durch derartige Übungen den Verstand zu verlieren und verrückt zu werden, weil sie eine Panikattacke in Erinnerung haben, bei der sie einigermaßen »weggetreten« waren.

Bei einem Provokationstest treten meist keine Brustschmerzen auf. Bei einer Panikattacke ziehen sich zwar die Hals- und Brustmuskeln zusammen, was vorübergehend die Atmung behindert, Sie können dabei jedoch ganz gewiß nicht ersticken. Die Angst davor führt gewöhnlich zu verstärkter Hyperventilation. Machen Sie einen einfachen Test: Halten Sie länger als eine Minute die Luft an, stellen Sie sich dabei vor, wie sich Ihr Hals zusammenzieht, und beobachten Sie, was passiert. Der Atemreflex wird nach einer gewissen Zeit mit aller Macht die Einatmung erzwingen.

Provokation von Schwindel und Fallangst

Lernen Sie, besser mit Schwindel und Fallangst umzugehen! Der Schwindel von Angstpatienten hängt oft nicht mit niedrigem Blutdruck oder mit Störungen der Augen bzw. des Innenohres zusammen, sondern mit einer chronischen Schulter-Nacken-Verspannung (Zervikalsyndrom) und einer falschen Körperhaltung im Stehen, weshalb die Betroffenen den Eindruck haben, nicht sicher auf ihren Beinen stehen zu können. Deswegen sind Bewegungsübungen und keine Liege- und Entspannungsübungen angezeigt.

Wir ermutigen Sie zu folgenden Übungen:

- *Mit geschlossenen Augen dastehen.* Stellen Sie sich aufrecht so hin, daß sich die Füße innen berühren, und halten Sie beide Hände waagrecht ausgestreckt, während die Augen geschlossen sind. Bei Gleichgewichtsstörungen kommt es dabei zu auffälligen Körperschwankungen, manchmal auch mit Fallneigung in eine bestimmte Richtung.
- *Mit geschlossenen Augen treten.* Treten Sie mit geschlossenen Augen und waagerecht erhobenen Armen kräftig auf der Stelle.
- *Blindgang.* Gehen Sie mit geschlossenen Augen und waagerecht ausgestreckten Armen auf einer gedachten Linie.
- *Atmung als Bewegung.* Atmen Sie im Stehen bei geschlossenen Augen tief ein, achten Sie dabei auf eine gute Zwerchfellatmung und beobachten Sie, wie Ihre Atmung Ihren Körper in leichtem Ausmaß schwanken läßt.
- *Vor- und zurückschaukeln.* Schaukeln Sie in leichtem Grätschstand auf Ihren Füßen vor und zurück, indem Sie beim Einatmen Ihre Fersen anheben und dabei das Körpergewicht auf die Vorderfüße verlagern, beim Ausatmen senken Sie die Fersen wieder und verlagern das Körpergewicht auf die Fersen.
- *Verlagern des Körperschwerpunkts nach rechts und links im Wechsel.* Verlagern Sie Ihr Körpergewicht abwechselnd auf die rechte und die linke Fußsohle. Vom belasteten Fuß aus soll der Körper durchgehend bis zum Kopf gestreckt sein. Heben Sie dabei den nicht belasteten Fuß ein wenig vom Boden ab. Zur Unterstützung der Bewegung heben Sie die Arme etwas an und balancieren Sie Ihren Körper, während das ganze Gewicht auf einem Fuß ruht.
- *In die Hocke gehen.* Stehen Sie mit den Händen in den Hüften aufrecht da und gehen Sie langsam in die Knie. Wenn die Oberschenkel parallel zum Boden sind, halten Sie diese Position 3 Sekunden lang. Kehren Sie dann langsam in die Ausgangsposition zurück und wiederholen Sie die Übung zehnmal.

Schwindel hängt oft mit der Angst zu fallen zusammen. Stellen Sie sich folgenden Fragen: Gibt es reale Auslöser für Ihre Fallangst? Haben Sie einmal eine Ohnmacht bei sich oder bei anderen erlebt? Spiegelt sich in Ihrer Fallangst eine ganz reale Überforderung durch die Lebenssituation wider? In der Fallangst äußert sich oft der beharrliche Wunsch, stets die Standfestigkeit und Kontrolle über sich selbst zu behalten.

Ein Falltraining kann als Übung des Vertrauens gegenüber anderen, aber auch des Loslassens gegenüber sich selbst verstanden werden. Wenn Sie Angst haben, in der Öffentlichkeit umzufallen, trainieren Sie zu Hause, wie Sie fallen möchten, sollten Sie tatsächlich einmal umfallen.

Machen Sie ein Falltraining mit sich selbst, indem Sie 5 Minuten lang bei geschlossenen Augen stehenbleiben, in der ständigen Erwartung oder in der festen Absicht, danach umzufallen. Stellen Sie die Füße eng nebeneinander, strecken Sie die Beine durch, schwanken Sie mit dem Oberkörper leicht hin und her und sagen Sie sich: »Gleich falle ich um, jetzt falle ich um«, verstärken Sie das Schwanken des Körpers, beobachten Sie Ihre Atmung, Ihren Herzschlag, die Anspannung der Muskulatur in Ihren Beinen, achten Sie auf die momentanen Empfindungen und lernen Sie, die dabei auftretenden Gefühle besser auszuhalten. Stellen Sie sich möglichst konkret vor, wie Sie fallen werden, wenn Sie umfallen.

Spielen Sie einmal in der Realität durch, was Sie in der Vorstellung fürchten. Lassen Sie sich auf verschiedene Art und Weise fallen: rasch und plötzlich, langsam zusammensinkend, seitlich hinfallend. Eine weiche Unterlage kann Ihnen die Angst vor dem Fall nehmen. Bleiben Sie dann einige Zeit liegen und lassen Sie alle Gedanken und Gefühle aufkommen bei der Vorstellung, andere Menschen würden miterleben, wie Sie umgefallen sind und nun daliegen. Wie geht es Ihnen da? Was sind Ihre stärksten Eindrücke? Warum wehren Sie sich so gegen den Fall? Was kann im schlimmsten Fall passieren, wenn Sie nicht bewußtlos werden und sich beim Fallen auch nicht verletzen? Stehen Sie anschließend langsam auf und Sie werden sehen, daß Sie jederzeit wieder von allein auf Ihre Füße kommen.

Paradoxe Intention in sozialen Situationen – gefürchtete Symptome bewußt vor anderen provozieren

Etwas nicht zuzulassen benötigt ebensoviel Kraft wie etwas zu tun. Das trifft auch auf Panikattacken bzw. deren Vermeidung zu. Wenn Sie die gefürchteten Symptome ständig unterdrücken, brauchen Sie langfristig gesehen mehr Kraft und Energie, als Sie ein »Outing« kosten würde, indem Sie Ihre körperlichen Zustände vor anderen zulassen. Wenn Sie den Mut zu derartigen »Offenbarungsübungen« aufbringen, können Sie den Angstkreislauf blitzartig durchbrechen.

Tun Sie absichtlich, was Sie bisher am meisten gefürchtet haben! Paradoxe Intention, wie man die bewußte Provokation gefürchteter Reaktionen nennt, durchbricht das Muster der Erwartungsangst und des Nicht-Auffallen-Wollens, das für die ständige Anspannung verantwortlich ist.

Paradoxe Übungsaufgaben stellen eine Gelegenheit dar, unter bestimmten Umständen (sicherlich nicht jederzeit und überall) Schwäche zeigen zu können (nach dem Motto: »Es ist ein Zeichen von Stärke, seine Schwäche zeigen zu können«) und dabei die Erfahrung zu machen, daß man trotzdem liebenswert und sozial akzeptiert ist.

Bereits die bisherigen Provokationsübungen bezüglich Herz, Atmung und Schwindel waren paradoxe Übungen, wir schlagen Ihnen nun Übungen vor, die mit sozialer Auffälligkeit zu tun haben:

- *Händezittern.* Zittern Sie absichtlich so lange mit den Händen, wenn Sie ein Glas oder eine Tasse halten bzw. etwas unterschreiben, bis es jemand merkt.
- *Ohnmachtsangst.* Lassen Sie sich vor anderen demonstrativ zusammensinken, setzen Sie sich hin und sagen Sie, daß es Ihnen körperlich nicht gutgehe, weil Sie Übelkeit, Schwindel oder Kreislaufprobleme hätten.
- *Atemnot.* Fragen Sie die Anwesenden im Raum, ob Sie kurz das Fenster oder die Tür aufmachen könnten, weil Sie im Moment zuwenig Luft bekommen würden.
- *Klagen.* Klagen Sie vor anderen laut über verschiedene Beschwerden, die Sie im Moment plagen, und beobachten Sie, wie die anderen darauf reagieren (z.B. »Mein Herz spielt plötzlich total verrückt«).
- *Angst vor einem Fehler offenbaren.* Sprechen Sie Ihre Erwartungsängste in bestimmten Situationen offen und direkt an (»Ich glaube, vor so vielen Leuten werde ich bald rot werden, stottern, zu schwitzen beginnen usw.«).

Sich der Angst stellen bei spezifischer Sozialphobie

Haben Sie Angst, sich in bestimmten Situationen vor anderen zu blamieren oder beobachtet, kritisiert und gar abgelehnt zu werden? Dann leiden Sie unter einer spezifischen Sozialphobie, und wir empfehlen Ihnen – wenn Sie sonst mit keinen anderen sozialen Problemen zu kämpfen haben – eine spezielle Konfrontationstherapie.

Dabei lernen Sie:

- Leistungen vor den Augen anderer erbringen, um mit dem Beobachtetwerden besser umzugehen,
- »Mittelpunktsübungen« durchführen, um Ihre Angst vor sozialer Auffälligkeit besser zu ertragen,
- ein »Ablehnungstraining« absolvieren, um mit Ihrer Angst vor Kritik und Ablehnung besser zurechtzukommen.

Sich vor anderen präsentieren

Suchen Sie bewußt Situationen auf, in denen Sie vor den Augen der anderen eine Leistung im weitesten Sinn vollbringen müssen. Hier ein paar Beispiele:

- Halten Sie etwa im Kollegenkreis oder bei einem Familientreffen eine kleine Rede, und nutzen Sie überhaupt alle Möglichkeiten, vor anderen zu sprechen und etwas zu erklären.
- Betreiben Sie Sport vor Zuschauern (z. B. Schwimmen, Turnen).
- Singen oder spielen Sie öfter ein Instrument vor anderen, wenn Sie bei künstlerischem Talent unter Lampenfieber leiden.
- Stellen Sie sich absichtlich Situationen, in denen Sie erröten, zittern oder schwitzen könnten (z. B. Essen und Trinken im Beisein anderer, Ansprechen von Personen des anderen Geschlechts, Unterschriften leisten bei verschiedenen Gelegenheiten).

Soziale Auffälligkeit provozieren und ertragen

Springen Sie immer weiter über Ihren Schatten und verhalten Sie sich in bestimmten Situationen absichtlich so, daß Sie extrem auffallen! Das erfordert sehr viel Mut, führt dafür aber auch besonders rasch zum Ziel!

- Lassen Sie in einem Café oder Restaurant den Teelöffel zu Boden fallen, verstreuen Sie etwas Zucker auf der Tischdecke oder verschmutzen Sie das Tischtuch, so daß es ausgetauscht werden muß.
- Gehen Sie in einem großen Lokal langsam umher, blicken Sie alle Gäste an und verhalten Sie sich so, also würden Sie einen Bekannten suchen.
- Rufen Sie in einem vollen Lokal dem Kellner zu, der fünf Meter entfernt ist.

- Rufen Sie in einem Lokal, in einem öffentlichen Verkehrsmittel oder auf der Straße einem weiter entfernt stehenden Bekannten etwas so laut zu, daß die anderen auf Sie aufmerksam werden.
- Versuchen Sie in einem Supermarkt, wo eine längere Schlange bei der Kasse steht, mit der Begründung, daß Sie nur einen einzigen Gegenstand gekauft hätten, zur Kasse vorgelassen zu werden.
- Husten oder schneuzen Sie sich in der Öffentlichkeit so laut, daß sich jemand umdreht.
- Stellen Sie sich an einem sehr frequentierten Platz in auffälliger Weise hin.
- Tragen Sie einmal eine Kleidung, mit der Sie sicher Aufsehen erregen.
- Drängen Sie sich in einem überfüllten Bus oder einer vollen Straßenbahn von einem Ende bis zum anderen durch die Menschenmenge.

Ablehnungsangst bewältigen

Verhalten Sie sich bestimmten Menschen gegenüber absichtlich so, daß Sie mit einer Ablehnung rechnen müssen. Auch diese Übungen verlangen ein gewisses Maß an Mut, helfen Ihnen aber bestimmt, Ihre Furcht vor negativen Reaktionen der Umwelt abzubauen:

- Ersuchen Sie jemanden, Ihnen Kleingeld zum Telefonieren zu schenken.
- Fragen Sie eine unbekannte Dame, ob Sie ihr mit den Einkaufskörben o. ä. behilflich sein dürfen.
- Fragen Sie einen eilig vorbeigehenden Passanten, der wenig Zeit zu haben scheint, nach einem komplizierten Weg.
- Reden Sie, wenn Sie allein unterwegs sind, eine Person des anderen Geschlechts an und versuchen Sie, sich fünf Minuten mit ihr zu unterhalten, obwohl Sie den Eindruck haben, daß diese nicht mit Ihnen reden wird.
- Versuchen Sie, in einem Geschäft bei einem Produkt einen Preisnachlaß von 5 Prozent zu erreichen.

Einem Trauma die Macht nehmen durch Konfrontation

Eine gestufte Konfrontationstherapie ist nur ein Therapiebaustein

Leiden Sie unter einer posttraumatischen Belastungsstörung, das heißt haben Sie einen Unfall, einen Überfall oder eine Vergewaltigung erleben müssen und bisher nicht verkraftet? Dann kosten Sie Ihre mentalen Vermeidungsstrategien (Abspaltung, Verdrängen und Vergessen der aufkommenden Erinnerungen) und Ihre agoraphobische Fluchtbereitschaft (Ausweichen vor allen traumarelevanten Reizen wie bestimmten Orten oder Situationen) sehr viel Energie, ohne daß Sie innerlich wirklich ruhig werden. Auch hier gilt: Lassen Sie sich in dosierter und überaus behutsamer Form auf eine Konfrontation mit Ihrer Angst ein! Konkret schlagen wir Ihnen vor: Suchen Sie die traumatisierenden Orte erneut auf, wenn Sie sicher sein können, daß Ihnen jetzt dort nichts geschehen wird. Stellen Sie sich auch jenen Reizen, die mit der traumatischen Situation eine gewisse Ähnlichkeit haben und deshalb ebenfalls körperliche und psychische Symptome auslösen. Suchen Sie sich unbedingt einen Helfer, eine Person Ihres Vertrauens, um mehr Sicherheit und Stabilität bei den Übungen zu bekommen.

Ziel ist es, das Muster Ihrer Furcht zu aktivieren und durch neue Erfahrungen und Sichtweisen zu modifizieren. Die traumatischen Ereignisse, die damit verbundenen körperlichen, emotionalen und kognitiven Zustände und die relevanten Gedächtnisstrukturen sollen in kontrollierter Form wieder wachgerufen werden, um eine vollständige Neuorganisation der traumatischen Erfahrungen zu erreichen. Sie gewinnen dabei im Hier-und-Jetzt ein komplettes Bild von damals bzw. setzen es wie ein Puzzle neu zusammen.

Beginnen Sie damit, sich behutsam Reizen auszusetzen, die an das Trauma erinnern (z.B. einem bestimmten Raum, Ort, Gegenstand). Situationen wie Alleinsein zu Hause, Dunkelheit bei abendlichen Ausgängen, Zugreisen im Liegewagenabteil, Liftfahrten, Spazierengehen durch einen Park sollen bei Ihnen nicht mehr stets neue Ängste auslösen, nur weil sie an das traumatische Ereignis erinnern. Diese situativen Auslöser sollen die Macht über Sie verlieren und nicht mehr automatisch die schrecklichen Begebenheiten von damals wachrufen.

Oft erreichen Sie erst durch die Konfrontationstherapie eine umfassende und zusammenhängende Vergegenwärtigung der bisher nur bruchstückhaft und zusammenhangslos erinnerten traumatischen Erfahrungen. Erst wenn Sie das gesamte Trauma emotional durchgearbeitet haben, können Sie es innerlich abschließen, weil Sie dann ein komplettes Bild davon besitzen. Diese sanfte Konfrontationstherapie stellt bei Menschen mit einer posttraumatischen Belastungsstörung jedoch nur einen von vielen Bausteinen dar, sie ist aber dennoch sehr wichtig, wenn es etwa darum geht, nach einem Verkehrsunfall wieder mit dem Auto fahren zu lernen trotz anfänglicher Angst vor einem neuerlichen Unfall.

Die Gefahr der erneuten Traumatisierung

Bitte beachten Sie unbedingt: Beginnen Sie erst dann mit einer gestuften Konfrontationstherapie, wenn Sie sich nach dem Trauma eine Zeitlang festigen und Sicherheit gewinnen konnten, sonst riskieren Sie eine neuerliche Traumatisierung. Die traumatischen Erfahrungen sind so fest in Ihr Gehirn eingebrannt und in allen Fasern Ihres Körpers gespeichert, daß sie nicht so einfach durch ein paar positive Erfahrungen bei Konfrontationsübungen überlagert werden können. Es geht ja nicht nur um die Konfrontation mit äußeren Situationen, sondern vielmehr um die Konfrontation mit Ihren inneren Zuständen, die seit dem Trauma geprägt sind durch das Erleben absoluter Hilflosigkeit und Ohnmacht. Die Erfahrung, der Willkür von Menschen in einer bestimmten Situation ausgeliefert gewesen zu sein (z.B. Vergewaltigung, Überfall), läßt sich nicht so einfach kompensieren durch positive Konfrontationserfahrungen in Situationen ohne echte Bedrohung. Der Verlust des Vertrauens in andere Menschen und die erschütternde Erfahrung einer gezielten Demütigung und Mißhandlung durch Menschen, denen man anfangs vielleicht sogar vertraut hat, ist etwas völlig anderes als die Erfahrung einer plötzlichen Panikattacke in einer neutralen Situation wie in einem öffentlichen Verkehrsmittel oder in einem Supermarkt.

Wieder Anschluß an das Leben finden

Überwinden Sie sich und nehmen Sie Schritt für Schritt möglichst alle Aktivitäten und Sozialkontakte wieder auf, die Ihnen früher einmal Spaß gemacht haben. Ihr Leben ist mit dem Trauma nicht stehengeblieben oder gar zu Ende, sondern hält noch unendlich viele aufregende und schöne Momente für Sie parat! Werden Sie wieder aktiv und holen Sie sich Ihr altes Leben wieder zurück. Auch wenn Sie jetzt glauben, nichts mehr könne so werden wie zuvor und Ihr Leben läge in Trümmern vor Ihnen – überwinden Sie sich! Mit jeder kleinen Aktivität machen Sie einen abgestorbenen Teil in Ihnen wieder lebendig. Erstellen Sie einen Aktivitätsplan und seien Sie nicht zu streng mit sich selbst, sondern zufrieden mit jedem einzelnen Schritt. Sie werden sehen, daß Ihnen zunächst schier Unbewältigbares immer leichter fallen wird, und genießen Sie das gute Gefühl, das eine oder andere wieder getan und geschafft zu haben. Seien Sie stolz auf sich!

Zwängen erfolgreich widerstehen

Konfrontation ohne Rituale – Vermeiden und Neutralisieren aufgeben

Leiden Sie unter Zwängen? Auch in diesem Fall führt fast kein Weg an einer Konfrontation mit jenen Reizen vorbei, die die Zwangshandlungen auslösen. Ziel ist es, sich diesen stellen zu können, ohne daß Sie verhaltensbezogene oder kognitive Rituale zur Reduzierung Ihrer Angst und Unruhe einsetzen. Sie müssen lernen, mit diesen Irritationen auf andere Weise umzugehen. Eine Konfrontationstherapie bei Zwängen beruht auf zwei Strategien:

1. *Konfrontation mit den zwangsauslösenden Reizen.* Konfrontieren Sie sich gestuft oder massiert mit dem, was Sie fürchten (z. B. Verunreinigung Ihres Körpers, Ihrer Kleidung, Ihrer Lieblingsgegenstände und Wohnungseinrichtung mit Blut oder Staub vom Boden).
2. *Unterlassung aller Rituale.* Auch wenn es schwer fällt: verzichten Sie im nächsten Schritt auf die gewohnten und zwanghaft folgenden kognitiven oder verhaltensbezogenen Rituale (Waschen, Reinigen, Kontrollieren, zwanghaftes Zählen usw.). Lernen Sie, alle auftretenden Gedanken, Gefühle und körperlichen Empfindungen besser als bisher auszuhalten.

Die Konfrontationstherapie wird jedoch nur dann anhaltende Erfolge bringen, wenn Sie mit sich auch eine »kognitive Therapie« durchführen, das heißt Ihre Denkmuster ändern, wie dies bei Schritt 3 dieses Programms dargestellt wird. Dabei werden Sie hauptsächlich lernen, sich nicht mehr für irgendein mögliches Unglück verantwortlich zu fühlen, beispielsweise: »Wenn ich die nächste Stunde nicht alle meine Schritte immer bis 7 mitzähle, dann hat mein Mann sicher einen Unfall«. Zunächst aber sollten Sie sich mit den folgenden Tips für eine gestufte Konfrontationstherapie auseinandersetzen.

Analysieren Sie Ihre Zwänge auf der individuellen Ebene

Erstellen Sie eine Liste Ihrer Zwänge und reihen Sie diese nach dem Ausmaß der Belastung. Ergründen Sie, wodurch Ihre Zwangsrituale bedingt sind: Was möchten Sie verhindern? Was möchten Sie erreichen? Protokollieren Sie die Analysen Ihrer Zwänge sowie alle Übungen hinsichtlich Art, Zeitpunkt und Dauer.

Charakterisieren Sie Ihre Zwänge anhand einer Liste mit fünf Spalten. In der ersten Spalte beschreiben Sie die Art des Zwangs möglichst präzise, in der zweiten Spalte vermerken Sie Ihre Gedanken und Gefühle in Zusammenhang mit dem Zwang, in der dritten Spalte führen Sie an, welche Konsequenzen Sie im Falle der Nichtausführung der Zwangshandlungen fürchten, in der vierten Spalte beschreiben Sie möglichst genau die Rituale, die Sie anwenden, in der fünften Spalte charakterisieren Sie jeden Zwang hinsichtlich des Ausmaßes von Angst, Unruhe oder Unbehagen durch einen Punktewert von 0-10 als subjektiven Belastungswert.

Analysieren Sie Ihre Zwänge auf der interaktionellen Ebene

Analysieren Sie nun, in welchem Beziehungskontext Ihre Zwänge stehen. Durch welche psychosozialen Faktoren werden Ihre Zwänge sofort stärker? Was können Sie über den Weg der Zwänge von Ihrer sozialen Umwelt erreichen, was Ihnen sonst nicht so leicht gelingen würde (z.B. die Durchsetzung bestimmter Wünsche)? Welche Sicherheit in Beziehungen gewinnen Sie durch die Ausführung von Kontroll- und Reinigungszwängen (z.B. Verhinderung befürchteter Kritik wegen fehlerhafter Arbeitsweise)? Wie können Sie in Beziehungen mehr vertrauen lernen, ohne ständig Kontrolle ausüben zu müssen? Wie können Sie in Ihrer Familie Einfluß bekommen, ohne die anderen durch Wasch- und Reinigungszwänge zu dirigieren?

Prüfen Sie den Wahrscheinlichkeitsgrad der Gefahr

Jetzt betrachten Sie die Situation eher wie ein externer Beobachter: wie realistisch ist es wirklich, daß das Befürchtete eintritt? Geben Sie dafür einen Wahrscheinlichkeitsgrad an, z.B. 1 : 100000, und erkennen Sie das wahre, ziemlich geringe Risiko. Gestehen Sie sich ein, daß Sie so wie die meisten Zwangskranken dieses kleine Restrisiko gerne überschätzen. Der Gedanke an Gefahr bedeutet nicht, daß automatisch auch schon eine Gefahr gegeben ist. Menschen mit Zwängen glauben oft, daß allein bereits der Gedanke an etwas Bestimmtes dessen Auftreten sehr wahrscheinlich macht (z.B. »Weil ich daran gedacht habe, meine Großmutter könnte heute sterben, wird dies auch der Fall sein, und ich bin dann schuld, wenn dies tatsächlich geschieht«).

Begrenzen Sie Ihr Verantwortungsgefühl

Lernen Sie sich vom Druck der Zwänge emotional zu distanzieren. Folgender »Trick« hilft Ihnen bestimmt: wenn der Druck zu stark wird, sagen Sie sich immer: »Das bin nicht ich, das ist nur mein Zwang«. Hilfreich ist auch die Selbstinstruktion »Es ist nur ein Gedanke. Weil ich etwas gedacht habe, will ich das noch lange nicht wirklich tun.« Widerstehen Sie der Magie der Gedanken, die da lautet: »Was man denkt, das wird auch passieren, und dafür ist man dann auch verantwortlich.« Bedenken Sie, daß Ihre Zwänge oft durch ein übermäßiges Verantwortungsbewußtsein geprägt sind, und lernen Sie ein gewisses Restrisiko zu ertragen. Vergegenwärtigen Sie sich, welche Verantwortung Sie nicht einzugehen wagen, weil Sie im Falle von Fehlern unerträgliche Schuldgefühle befürchten.

Beginnen Sie Ihre Konfrontation mit einem mittelstarken Zwang

Beginnen Sie Ihr Übungsprogramm mit einem Zwang von mittelstarker Belastung (gering zwangsauslösende Situationen stellen kein Belastungstraining dar), der sich aber gegenwärtig als recht störend erweist (weil Sie dadurch etwa bei der Arbeit sehr langsam werden und viel Zeit verlieren), so daß Sie eine hohe Motivation haben, ihn zu überwinden.

Steigern Sie bei Erfolgen den Schwierigkeitsgrad Ihrer Konfrontation

Wenn Sie leichtere Zwänge überwunden haben, steigern Sie den Schwierigkeitsgrad der Konfrontationsübungen entsprechend Ihrer Liste. Lassen Sie sich dabei durch Tagesschwankungen Ihrer Erfolge nicht entmutigen, setzen Sie einen Schritt nach dem anderen und werfen Sie bei Rückfällen – sie sind unvermeidbar – nicht sofort die Flinte ins Korn.

Lassen Sie sich täglich auf eine Konfrontation mit Ihren Zwängen ein

Bitte bleiben Sie konsequent und üben Sie täglich mindestens ein bis zwei Stunden lang, da regelmäßige Konfrontationsübungen mehr Effekt haben als nur gelegentliche. Es besteht dann nämlich die Gefahr, daß Sie die Zwangsrituale nur punktuell durch Vermeiden verhindern – das hat aber mit einer echten Zwangsbewältigung leider nichts zu tun.

Halten Sie die Konfrontation bis zum Abklingen der Angst und Unruhe durch

Konfrontieren Sie sich mit den zwangsauslösenden Reizen und Situationen so lange, bis Angst, Unruhe oder Unbehagen um mindestens das halbe Ausmaß abnehmen. Es ist nicht das Ziel, die Konfrontation erst dann zu beenden, wenn Sie keine negativen Gedanken und Gefühle mehr haben, sondern wenn Sie die zwangsauslösenden Reize so gut ertragen, daß Sie ohne das gewohnte Ritual auskommen. Wenn allerdings Angst und Unbehagen angesichts eines bestimmten Reizes nicht absinken, stellen Sie sich dieser Situation einige Zeit später oder am nächsten Tag erneut bzw. verlängern Sie die Dauer der Konfrontation um eine weitere Stunde, bis Sie ein Erfolgserlebnis haben.

Geben Sie Ihr Vermeidungs- und Wiedergutmachungsverhalten auf

Stellen Sie sich allen zwangsauslösenden Reizen ohne Vermeidung und verzichten Sie auf Rituale jeglicher Art. Halten Sie sich vor Augen: Sie müssen nichts wiedergutmachen und keinen angeblich »sauberen« Zustand wiederherstellen, denn es ist nichts Schlimmes passiert! Verzichten Sie auch auf magische Rituale (z.B. Zählen, bestimmte Gesten oder Sprüche), die Sie vielleicht zur Vereinfachung und Abkürzung Ihrer Wasch- und Kontrollzwänge entwickelt haben, und lernen Sie, mit einem Restrisiko besser zu leben. Stellen Sie sich allen Situationen, die ein Zwangsritual auslösen könnten. Vermeiden Sie keine Gelegenheit nur deshalb, weil Sie sonst stundenlang waschen, putzen oder kontrollieren müßten. Je mehr Sie zu jeder Konfrontation bereit sind, um so schneller werden Sie Ihre Zwänge überwinden.

Zögern Sie Ihre Rituale möglichst lange hinaus

Zögern Sie Ihr Bedürfnis nach Ausführung Ihrer Rituale zeitlich möglichst lange hinaus, um mit dem Druck besser umgehen zu lernen (z.B. erst nach 30 oder 60 Minuten erneut waschen oder kontrollieren), und lenken Sie sich dabei durch eine interessante Tätigkeit ab (z.B. Einkaufen gehen, Fernsehen, ein spannendes Spiel). Es ist schon ein großer Fortschritt, wenn Sie dem Druck der Zwänge nicht sofort nachgeben und sich auf diese Weise zeigen, daß Sie stärker sind als Ihre Zwänge.

Erlauben Sie sich nur anfangs nach kurzer Unterbrechung eine einmalige und kurze Fortsetzung Ihres Rituals

Erlauben Sie sich zu Beginn Ihres Selbsthilfeprogramms, Ihr Zwangsritual maximal einmal auszuführen, und zwar nach einer vorher festgesetzten Zeitspanne (z.B. frühestens nach einer Stunde) für einen bestimmten Zeitraum (z.B. drei Minuten waschen). Sie sollen sich vertrauen lernen und bei einer späteren Unsicherheit diese Kontrolle wiedererinnern. Wenn Sie Ihrer eigenen Kontrolle nicht mehr vertrauen, wird Ihr Zwangsverhalten bald extrem ausufern und Ihr Selbstvertrauen großen Schaden nehmen. Lernen Sie, das dabei auftretende Unbehagen und Angstgefühl auszuhalten. Trotz späterer Unsicherheit verzichten Sie also bitte auf jeden weiteren Wasch- oder Kontrollzwang. Lassen Sie auch keine andere Person eine neuerliche Reinigung oder Kontrolle vornehmen, auch wenn Ihnen dies sehr schwer fällt. Vergegenwärtigen Sie sich ganz intensiv die durchgeführten Kontrollen und deren Effizienz.

Verschieben Sie Ihr Kontrollbedürfnis vom Ort des Geschehens auf Ihre Aufzeichnungen

Zur Sicherung einer einzigen Kontrolle erstellen Sie zu Beginn Ihrer Konfrontationsübungen eine Liste der zu kontrollierenden Objekte bzw. Sachverhalte. Bei Kontrollzwängen in der Wohnung schreiben Sie jedes zu kontrollierende Objekt auf und haken es erst dann als erledigt ab, wenn Sie dies bei voller Aufmerksamkeit unter Entspannungsbedingungen (entspannte Ausatmung) geprüft haben. Wenn Sie später doch unsicher werden sollten, betrachten Sie den entsprechenden Vermerk auf Ihrer Liste und lernen Sie auf diese Weise, Ihrer Prüftätigkeit zu vertrauen. Lernen Sie, im Laufe der Zeit ohne derartige Listen auszukommen, indem Sie Ihr Gedächtnis entsprechend trainieren.

Trennen Sie sich nach einer Tätigkeit konsequent vom Ort des Zwanges

Verlassen Sie nach der Konfrontation mit zwangsauslösenden Reizen die Situation für eine bis vier Stunden, um der Gefahr von erneuten Zwangshandlungen zu entkommen (z.B. wiederholtes Waschen oder Kontrollieren). Durch die Ortsveränderung müssen Sie die Unsicherheit und Unkontrollierbarkeit der Situation ertragen lernen. Es wird Ihnen wahrscheinlich sehr schwer fallen, den Ort der Kontrolle zu verlassen, um Einkaufen oder in die Arbeit zu gehen. Begrenzen Sie daher vor allem die Kontrollen vor dem Verlassen der Wohnung oder des Arbeitsplatzes (z.B. nicht länger als 15 Minuten kontrollieren).

Begrenzen Sie Ihr Zwangsritual auf eine bestimmte vorher festgelegte Zeit

Begrenzen Sie die Zeit, die Sie für Ihre Rituale zur Verfügung haben. Dies wird dazu führen, daß Sie rascher und effizienter vorgehen. Wenn Sie vorher keine Maximalzeit für die Ausübung Ihrer Zwänge festgelegt haben, werden Sie durch den Druck Ihrer Emotionen endlos lange waschen, reinigen oder kontrollieren.

Erstellen Sie klare Beurteilungskriterien für ein erfolgreiches Verhalten

Erstellen Sie vor der Ausführung Ihres Zwangsrituals verläßliche Kriterien, anhand derer Sie danach genau erkennen können, ob Ihr Ritual wirklich den erwünschten Effekt erbracht hat. Legen Sie diese Kriterien also bereits vor der Kontrolle fest, um dadurch Ihr späteres Bedürfnis nach neuerlicher Kontrolle oder Reinigung zu mildern. Sie werden feststellen: Ihr Zwangsverhalten beruht teilweise darauf, daß Sie vorher keine ausreichend klar überprüfbaren Maßstäbe entwickelt haben, die Ihnen hinterher helfen, dem Druck Ihrer Angst und Unruhe standzuhalten. Wie erkennen Sie, daß Ihre Hände nicht mehr verseucht sind? Legen Sie vor dem Waschen fest, was Ihre Sauberkeit ausmacht! Bestimmen Sie dann die Zeit, wie lange Sie kein Zwangsritual mehr ausführen dürfen (z. B. zwei Stunden). Bestimmen Sie vor dem Kontrollieren, was »ausreichend kontrolliert« bedeutet. Ein Beispiel für einen Waschzwang: Ihre Hände waschen Sie frühestens nach drei Stunden maximal 3 Minuten lang ohne spätere Wiederholung. Sie können dem Druck Ihrer Gefühle nur widerstehen, wenn Sie klare Verstandes- und Verhaltenskriterien entwickelt haben.

Bauen Sie ein Alternativverhalten auf

Zwänge lassen sich um so leichter eindämmen, je wichtiger Ihnen andere Sachen und Tätigkeiten sind. Dadurch schaffen Sie einen Gegendruck, damit Ihre Zwänge nicht so ausufern können. Die Beschäftigung mit anderen Themen lenkt Sie erfolgreich von Ihren Zwängen ab. Erstellen Sie einen Tagesplan mit Fixpunkten, die Sie auf jeden Fall erledigen wollen, z. B. ein Hobby ausüben, eine halbe Stunde Sport oder in Ruhe Zeitung lesen, Treffen mit Bekannten, Besuch eines Kinos oder eines Hallenbades, abends fortgehen. Rechnen Sie damit, daß Sie in Leerlaufphasen Zwänge als »Beschäftigungstherapie« einsetzen könnten. Treffen Sie Vorsorge für ein erfülltes Leben, wo Zwänge immer weniger Platz haben, weil diese Sie daran hindern, das zu tun, was Sie eigentlich tun möchten.

Provozieren Sie Ihre Zwänge, um diese dadurch überwinden zu lernen

Bei einem Wasch- und Reinigungszwang ist das folgende Vorgehen zwar sehr belastend, aber äußerst effektiv. Berühren Sie mit Ihren Händen intensiv einen »verschmutzten« Gegenstand (Türgriff mit den »Bazillen« anderer Menschen, Fleischmesser mit Blut, Schuhsohle mit Straßenschmutz, Verpackungsmaterial für chemische Produkte usw.), eine »verseuchte« Oberfläche (Abfallkübel, Mülltonne, Klobrille, Boden usw.) oder mit Ihren Fingern eine Körperausscheidung (Schweiß, Urin, Vaginalsekret, Menstruationsblut). Halten Sie die Berührung so lange durch, bis Angst, Unruhe und Unbehagen deutlich abnehmen und erträglich erscheinen.

»Verseuchen« Sie mit Ihren »verschmutzten« Händen ganz bewußt Ihren ganzen Körper (Gesicht, Haar, Arme, Beine, Kleidung), alle Wohnräume und Gegenstände (Türgriffe, Polstermöbel, Sessel, Schreibtisch, Eßtisch, Eßbesteck, Lichtschalter, Elektrogeräte, Bettzeug, Handtücher, saubere Kleidung im Schrank, Arbeitsplatte in der Küche usw.). Mit einem Tuch können Sie auch gefürchteten Schmutz von außerhalb Ihrer Wohnung mit nach Hause nehmen, Ihre Angehörigen damit »anstecken« und durch Wischen überall verteilen. Verzichten Sie hinterher auf Reinigungsrituale (Waschen, Putzen, Desinfizieren) und kognitive Rituale (Stoßgebete, magisches Zählen usw.). Konfrontieren Sie sich auf diese Weise im Laufe der Zeit (am besten durch ein zwei- bis vierwöchiges Intensivprogramm) mit allen Reizen, die Ihre Wasch- und Reinigungszwänge auslösen.

Reinigen Sie bei einem Waschzwang versuchsweise die Hände den ganzen Tag nicht, ertragen Sie die Verschmutzung und provozieren Sie dadurch bewußt ein mögliches Unglück (»Wer wird wohl schwer krank werden oder gar sterben müssen?«). Die Wohnung reinigen Sie frühestens nach 3 Tagen, das »verschmutzte« Bettzeug wechseln Sie erst nach einer Woche. Vielleicht kann ein anderes Familienmitglied den nächsten Wohnungsputz übernehmen, damit nicht alles so ordentlich gereinigt ist, wie Sie dies wahrscheinlich tun würden.

Unterstützen Sie Ihre Konfrontationstherapie durch mentale Übungen

Wenn Sie verständliche Schwierigkeiten haben, derartige Übungen sofort in der Realität auszuführen, üben Sie die Konfrontation mehrfach in der Vorstellung, beschreiben Sie mit geschlossenen Augen den ganzen Vorgang in der Ich-Form und in der Gegenwart (z. B. »Ich berühre jetzt mit der Hand einen ›verschmutzten‹ Gegenstand und anschließend den Fußboden und die Wohnungstür«), diktieren Sie den Ablauf auf Tonband (ohne neutralisierende kognitive Rituale) und hören Sie den Text mehrfach täglich an, bis Sie eine Konfrontation in der Realität wagen. Durchdenken Sie die unangenehmen Szenen möglichst bildhaft bis zum Ende, lassen Sie einen inneren Film ablaufen mit der größtmöglichen Katastrophe, bewerten Sie anschließend die Wahrscheinlichkeit eines derartigen Endes und wägen Sie ab, ob Sie angesichts des möglichen Gewinns (mehr Lebensqualität und innere Freiheit) nicht doch dieses Risiko eigenverantwortlich (ohne Absicherung bei anderen) eingehen könnten.

Lassen Sie bei der Konfrontation alle Gedanken und Gefühle zu

Konzentrieren Sie sich bewußt auf Ihre momentanen Gedanken und Gefühle, indem Sie diese während der Konfrontation in Worte fassen und vielleicht sogar laut aussprechen. Machen Sie die Erfahrung, daß Sie die aufkommenden Gefühle ertragen können. Bei Schwierigkeiten, mit den Übungen anzufangen oder durchzuhalten, denken Sie daran, daß Sie wahrscheinlich öfter mehr ein Gefühl von Ekel als von Angst und Unbehagen haben werden (z. B. im Kontakt mit den eigenen Körperausscheidungen). Ekel führt oft zu Übelkeitsgefühlen. Das ist ganz normal. Sie müssen Ekelgefühle nicht überwinden, sondern nur besser aushalten lernen. Lassen Sie bei jeder Übung alle Gefühle und Gedanken zu, auch die unangenehmsten. Auf diese Weise können Sie erkennen, welche Gefühle Sie innerlich wirklich haben, z. B. Ärger, Wut, Traurigkeit, Ekel. Je mehr Sie Ihre Gefühle und Gedanken unterdrükken, desto häufiger und bedrängender werden diese auftreten. Durch den großen Druck Ihrer Angst- und Unruhegefühle ist es anfangs ganz normal, daß belastende körperliche Symptome auftreten werden. Geben Sie deswegen Ihren Zwängen nicht nach, sondern lernen Sie, diese Anspannung besser zu ertragen.

Reden Sie innerlich mit sich und unterstützen Sie dadurch Ihr Verhalten

Sagen Sie sich innerlich vor, was Sie bei der Konfrontation fürchten und stehen Sie dazu, etwa »Ich habe jetzt Angst, daß ich mich verschmutze. Wenn ich mich dann nicht gleich wasche, habe ich die Befürchtung, meine Tochter anzustecken, so daß sie krank wird oder gar stirbt, weil sie noch so klein ist«; »Wenn ich nicht alle Elektrogeräte kontrolliere, fürchte ich, daß eines davon die ganze Wohnung in Brand setzen könnte«. Vergegenwärtigen Sie sich, was Ihnen mehr Sicherheit geben kann (»Vor einer Stunde war ich unsicher, ob der Ofen, Wasserhahn, Lichtschalter usw. abgedreht ist. Ich habe daher genau kontrolliert und kann meiner Kontrolle vertrauen«; »Ich habe meine Hände vor 10 Minuten gründlich mit Seife gewaschen. Es reicht jetzt, sonst werden meine Hände durch das ständige Waschen noch ganz trocken, spröde und aufgerauht und machen mich erst recht anfällig für Infektionen«). Verwenden Sie hilfreiche Selbstinstruktionen (»Das ist ekelig, aber nicht gefährlich«; »Es muß mir nicht gutgehen, ich muß es nur aushalten«; »Das ist jetzt ordentlich genug, es muß nicht perfekt sein, denn es wird deswegen nichts Gefährliches passieren«).

Verlassen Sie sich auf Ihren Verstand und nicht auf Ihre Gefühle

Wenn Sie unter Zwängen leiden, wissen Sie vom Verstand her, daß Ihre Zwänge unsinnig sind, vom Gefühl her können Sie dennoch nicht danach handeln. Akzeptieren Sie, daß Sie mit diesem Selbsthilfeprogramm vorerst nur Ihr Verhalten besser in den Griff bekommen können. Ihre Gedanken, Gefühle und Impulse werden anfangs noch gleich belastend und unkontrollierbar erscheinen. Das Gefühl, daß Ihre Hände noch immer schmutzig sind, daß Sie noch immer nicht alles ordentlich genug erledigt haben oder daß irgend etwas passieren könnte, wird nach wie vor vorhanden sein. Dies wird sich erst später ändern. Neues Verhalten schafft mit der Zeit neues Denken und Fühlen.

Erhöhen Sie Aufmerksamkeit und Gedächtnis für möglichst effizientes Verhalten

Treffen Sie Vorkehrungen dafür, daß Sie die jeweilige Tätigkeit mit maximaler Aufmerksamkeit erledigen. Wenn Sie sich während der Kontrollen recht bildhaft vorstellen, was passieren kann, falls Sie nicht ausreichend kontrollieren, verringern Sie durch die dabei auftretenden Angstzustände Ihre Aufmerksamkeit für die jeweilige Handlung. Das ist dann wiederum ein Grund dafür, daß Sie bald den Zwang zu einer neuerlichen Kontrolle verspüren werden. Eine teuflische Spirale! Viele Zwangspatienten haben das Gefühl, während der Kontrollen nicht ganz da zu sein, alles verschwommen zu sehen und den eigenen Augen nicht trauen zu können. Später mißtrauen die Betroffenen auch ihrem Gedächtnis, so daß sie bei einer neuerlichen Kontrolle alles besser machen wollen. Bedenken Sie: Wenn Sie einmal Ihrer Kontrolle nicht mehr vertrauen, dann bauen Sie mit jeder weiteren Kontrolle Ihr Selbstvertrauen nicht auf, sondern ab. Erzählen Sie sich in einem inneren Monolog, was Sie gerade tun, um auf diese Weise Ihre Aufmerksamkeit zu binden. Bleiben Sie ganz im Hier-und-Jetzt. Prägen Sie sich den jeweiligen Kontrollvorgang ganz fest ein, u. a. auch bei geschlossenen Augen. Atmen Sie während des Kontrollierens von jedem Ofen- oder Lichtschalter, jedem Fenstergriff usw. entspannt aus, schließen Sie anschließend die Augen und stellen Sie sich vor, wie Sie die jeweilige Aufgabe richtig erledigt haben. Gehen Sie erst dann zur Kontrolle des nächsten Objekts bzw. weiteren Sachverhalts über, wenn Sie sich die zuletzt vorgenommene Kontrolle bildlich vergegenwärtigen können.

Treffen Sie also bei allen Handlungszwängen, vor allem bei Kontrollzwängen, Vorkehrungen dafür, daß Sie sich richtig erinnern können, was Sie getan bzw. wie genau Sie kontrolliert haben. Zur besseren Nutzung der motorischen Informationen aus dem Handlungsvollzug sollten Sie die jeweiligen Kontrollen auch mit geschlossenen Augen durchführen, um auf diese Weise die motorischen Vollzüge besser in Ihrem Gedächtnis zu speichern und später abrufen zu können.

Benutzen Sie andere Menschen nur zur Ermutigung und nicht zur Absicherung

Sie kennen das wahrscheinlich aus eigener Erfahrung: Sie »müssen« oft selbst nach stundenlanger Ausübung Ihres Rituals andere fragen, ob jetzt endlich alles paßt und keine Gefahr mehr droht. Damit sollte nun Schluß sein: Vermeiden Sie es ab sofort, Ihre Angehörigen in Ihre Zwänge einzubeziehen. Fragen um Bestätigung, daß Sie sauber sind und Unterstützung durch andere bei Ihren Kontrollritualen, »damit alles schneller erledigt ist«, sollten der Vergangenheit angehören. Dies kann Ihnen zwar kurzfristig Erleichterung bringen, untergräbt jedoch langfristig Ihr Selbstvertrauen völlig. Fragen Sie niemanden, ob Sie ausreichend kontrolliert, gewaschen oder gereinigt haben. Lernen Sie, selbst die Verantwortung für Ihr Verhalten zu übernehmen. Sie werden sonst völlig von Ihrer Umwelt abhängig. Nehmen Sie bei Bedarf die Hilfe von Personen Ihres Vertrauens in Anspruch, um die Konfrontation zu erleichtern, den Verzicht auf Zwangsrituale durchzuhalten und Ermutigung und Unterstützung zu erhalten, verwenden Sie diese Hilfspersonen jedoch nicht zu Ihrer Absicherung.

Entwickeln Sie Kriterien für das, was normal ist

Zwangskranke mit langer Erkrankungsdauer haben im Laufe der Zeit das Gefühl für das verloren, was normal ist. Orientieren Sie sich an Personen Ihres Vertrauens, beobachten Sie, was »Usus« ist und definieren Sie darauf basierend Ihre neuen Maßstäbe.

Beispielsweise eine Orientierung bei Waschzwängen: Waschen Sie sich die Hände nicht öfter als fünfmal am Tag, jedes Mal höchstens zwei Minuten lang und baden bzw. duschen Sie täglich nur einmal für höchstens zehn Minuten. Waschen Sie Ihre Hände nur nach dem Benutzen der Toilette, vor dem Essen, vor dem Umgang mit Lebensmitteln oder wenn Ihre Hände sichtbar schmutzig sind. Verwenden Sie Seife nur bei sichtbarem Schmutz.

Machen Sie Entspannungsübungen zur Druckentlastung

Bei großem Unbehagen können Ihnen entspannende Atemübungen

mit Betonung der verlängerten Ausatmung helfen, den Druck besser auszuhalten. Später verzichten Sie auf derartige Hilfen.

Nehmen Sie vor allem bei Zwangsgedanken auch bestimmte zwangslösende Antidepressiva

Studien haben gezeigt, daß insbesondere bei schweren Zwangsgedanken bestimmte zwangslösende Antidepressiva (in höherer Dosierung als bei Depressiven) rascher helfen als eine Verhaltenstherapie allein. Wenden Sie sich diesbezüglich an einen guten Psychiater.

Schritt 2: Mentales Training – Stellen Sie sich Ihren Ängsten in Ihrer Vorstellung

Die Vorstellungskraft kreativ nutzen

Angstkranke beschäftigen sich in der Phantasie oft mit dem Eintreffen gefährlicher Ereignisse nach dem Motto »Was wäre, wenn ...«. Sie grübeln ständig, sorgen sich um die Zukunft, malen sich schreckliche Bilder aus und brechen kurz vor dem Höhepunkt, vor dem negativsten Ereignis, ihre Phantasien ab, weil sie in Panik geraten. Sie begehen den Fehler, nicht weiterzudenken und nach Bewältigungsstrategien zu suchen, sondern verharren in Hilflosigkeit und Ohnmacht. Sie betreiben ständig eine Art »negative Selbsthypnose«.

Machen Sie sich, um aus dieser negativen Gedankenspirale auszusteigen, folgendes »menschliche Funktionsprinzip« zunutze: Unser Körper reagiert nicht nur auf die äußere Realität, sondern auch auf unsere inneren Bilder und Vorstellungen. Wenn Sie intensiv an eine bestimmte Tätigkeit denken, werden Ihre Muskeln entsprechend stimuliert. Der bloße Gedanke an Flucht etwa führt zu einer entsprechenden muskulären Anspannung. Wenn Sie sich entscheiden, auf jeden Fall in der Angstsituation auszuharren, wird der Kampf-Flucht-Reaktion Ihres Körpers bald der Boden entzogen.

Gehören Sie auch zu jenen, die sich das, was sie fürchten, sehr bildhaft vorstellen können? Und haben Sie für mögliche Szenarien nach der schlimmen Situation absolut keine Bilder im Kopf? Seien Sie stolz auf Ihre lebendige Vorstellungskraft, aber verwenden Sie diese doch sinnvoller! Zum Beispiel dafür, gefürchtete Situationen zuerst einmal mental bewältigen zu lernen, bevor Sie sich ihnen real aussetzen. Sie können die Macht Ihrer Phantasie, die Ihnen ständig Gefahrensituationen vorgaukelt, dazu nutzen, mit Ihren Angstvorstellungen besser zurechtzukommen. Sie können Ihren inneren Filmregisseur so trainieren und »umerziehen«, daß er Ihnen mit seinem Drehbuch bei der Angstbewältigung hilft und nicht mehr länger schadet.

Die plastisch-konkrete Vorstellung, daß etwas gut gelingt, stärkt Ihre Motivation in schwierigen Zeiten und richtet den Blick auf die Möglichkeiten statt auf die Fehler und Schwächen. Der Fokus wird von »Das Schlimmste wird eintreten« umgelenkt auf »Es wird bestimmt gutgehen«. Bedenken Sie: was Sie sich nicht einmal vorstellen können, können Sie auch nur schwer tun. In diesem Sinn erleichtert jede anschauliche Vorstellung einer Bewältigungsreaktion Ihre Handlungsbereitschaft.

Im Sport wird mentales Training sehr erfolgreich zur Leistungssteigerung eingesetzt. Sportler spielen den bevorstehenden Wettbewerb im Geiste x-mal durch, z. B. rasen Skifahrer den Steilhang hundertemal in Gedanken hinunter, um ihn besser bewältigen zu lernen. Durch ein mentales Training können Sie wie Spitzensportler gefürchtete Situationen so lebendig und realistisch in Ihrer Vorstellung durchgehen, bis Sie zu einer oder mehreren Lösungen gelangen. Mentales Training ist eine ausgezeichnete Möglichkeit, Ihr »Kopfkino« mit den ständigen Angstfilmen neu zu programmieren und es mit positiv-spannenden, harmonischen, ausgleichenden »Streifen« zu füllen. Unser Begriff des mentalen Trainings erstreckt sich auch auf andere häufig verwendete Begriffe wie Visualisierung, Imagination, Selbsthypnose und gelenkte Tagtraumtechnik.

Mentales Training sinnvoll einsetzen

Mentales Training bei Angstzuständen umfaßt vier Aspekte:

1. *Entspannung.* Entspannen Sie sich, konzentrieren Sie Ihre Aufmerksamkeit nach innen und steigern Sie auf diese Weise die Lebendigkeit Ihrer Vorstellungen.
2. *Mentale Konfrontationstherapie.* Konfrontieren Sie sich mit den angstmachenden Situationen in Ihrer Vorstellung und beziehen Sie dabei möglichst alle Sinnesorgane ein. In dieser Phase lernen Sie, mental die Angst auszuhalten.
3. *Bewältigung.* Spielen Sie verschiedene Angstbewältigungsstrategien mental durch. Entwickeln Sie am besten immer drei verschiedene

Möglichkeiten, wie Sie mit einer Situation zurechtkommen können. In dieser Phase lernen Sie mental verschiedene Bewältigungsstrategien.

4. *Erfolgsvorstellung.* Vergegenwärtigen Sie sich in der Vorstellung den Erfolg Ihrer Bemühungen und stärken Sie damit Ihre Motivation und Ihren Glauben daran, daß Sie Ihre Angst auch in der Realität so gut bewältigen werden. In dieser Phase sollen Sie lernen, sich realistische Erfolgserlebnisse vorzustellen, um positive Erwartungen für die Realsituation entwickeln zu können.

Oft wird zur Angstbewältigung »positives Denken« empfohlen. Dies wird gewöhnlich so verstanden, daß Sie sich nur die positiven Seiten des Lebens vergegenwärtigen sollen und alle negativen Erfahrungen, wie z. B. die Wirklichkeit der Angst, ausblenden sollen. Wir halten das nicht für besonders effizient. Im Rahmen unseres Trainingsprogramms geht es dagegen darum, gerade auch mit den negativen Seiten besser umgehen zu lernen. In diesem Sinne bedeutet positives Denken nicht unbedingt, einen problemlosen Ausgang zu erwarten, sondern sich Schwierigkeiten und Hindernisse als bewältigbar vorstellen zu können. Viele Menschen glauben, sie müßten ihre negativen und ängstlichen Vorstellungen durch positives Denken ersetzen. Übertrieben positive und »rosarote« Tagträume im Sinne von »Luftschlösser-Bauen« führen jedoch zur Entfernung von der Alltagswelt und bewirken keine Verbesserungen im Leben, weil sie die Schattenseiten des Lebens ausblenden.

Positive Phantasien sind anfangs zwar sehr wichtig und auch hilfreich, um überhaupt Veränderungswünsche entstehen zu lassen, aber später sind realistisch-negative Vorstellungen hilfreicher, um mit möglichen Problemen, Schwächen, Gefahren und Rückfällen besser umgehen zu lernen. Die Vorstellung, eine bestimmte Aufgabe ganz konkret bewältigen zu können, stärkt unseren Glauben, daß unsere Träume Wirklichkeit werden können und die befürchteten Probleme lösbar sind.

Sie nutzen alle Möglichkeiten des mentalen Trainings, wenn Sie folgende Anregungen beachten:

- Klären und identifizieren Sie in der Vorstellung Ihre ganz konkreten Ängste, erkennen Sie, was Sie in angstmachenden Situationen tatsächlich fürchten, etwa bestimmte körperliche Reaktionen, den kritischen Blick der Leute oder deren üble Nachrede.
- Ergründen Sie Ihre tatsächlichen Gefühle in bestimmten Situatio-

nen, denn vielleicht ist es gar nicht immer Angst, sondern z. B. Ärger, Wut, Traurigkeit oder Enttäuschung.

- Stellen Sie sich jede Angstsituation immer möglichst realistisch mit Hilfe aller Sinnesorgane vor, z. B.: »Ich sehe, höre, spüre jetzt…«. Ihr »Film im Kopf« wird dadurch viel lebendiger und detaillierter.
- Vergegenwärtigen Sie sich die katastrophalen Folgen, die Sie in realen Situationen nicht zulassen können und daher vermeiden möchten.
- Stärken Sie Ihren Glauben, daß Sie eine bestimmte Situation bewältigen können, indem Sie sich diese einfach als bewältigbar vorstellen.
- Gewöhnen Sie sich in der Vorstellung an die angstmachende Situation und lernen Sie, auf diese Weise besser mit Ihren Erwartungsängsten umzugehen.
- Üben Sie mental neue Fertigkeiten ein und bereiten Sie sich dadurch auf die Angstkonfrontation in der Realität vor.
- Nehmen Sie alle Übungen auf Tonband auf und hören Sie diese später immer wieder an, bis Sie besser damit zurechtkommen.

Entspannung durch mentales Training

Mentales Training ist ausgezeichnet geeignet, Anspannungen und innere Unruhezustände zu überwinden. Sie können mit diesen angenehmen Vorstellungsbildern eventuell aufkommende Angst- und Panikzustände überlagern, so daß Ihre Vorstellungen von der nahenden Katastrophe entschärft werden. Hier einige Vorschläge:

Urlaub am Meer

Es ist Sommer, Sie haben Urlaub, kein Chef dieser Welt kann Sie erreichen, kein beruflicher oder privater Druck lastet auf Ihnen. Sie liegen am Sandstrand, lassen sich mit jedem Mal Ausatmen angenehm schwer in Ihren Liegestuhl fallen, sehen die Weite des blauen Meeres, hören das Rauschen der Wellen, riechen den salzigen Seetang, spüren die warmen Sonnenstrahlen auf Ihrer Haut und die angenehm kühlende Wirkung der Meerestropfen in Ihrem Gesicht und genießen die Urlaubsstimmung. Was die Leute um Sie herum reden, ist Ihnen egal, auch wenn es über Sie sein sollte, denn Sie verstehen ihre Sprache überhaupt nicht.

Bergerlebnis

Sie stehen sicher und fest auf einem Berggipfel, schauen auf das einzigartige Panorama hinab, erleben das beruhigende Grün der Berghänge, blicken auf den blauen Himmel, hören über sich nur den Schrei einer Krähe, spüren einen angenehmen Lufthauch über Ihr Gesicht streichen, atmen die frische Bergluft ein und tanken sich dadurch auf mit neuer Energie, fühlen sich abgehoben vom Lärm des Tales, alles scheint so weit weg. Sie stehen souverän über den Dingen und können entscheiden, wann Sie sich wieder auf das Gewühl im Tal einlassen. Wenn auf Sie etwas bedrückend wirkt wie ein dominierender Berg in einem engen Tal, dann stellen Sie sich vor, Sie sehen alles vom Gipfel aus und blicken hinunter von der Weite des Bergkamms.

Erfolgserlebnis

Vergegenwärtigen Sie sich eines Ihrer größten Erfolgserlebnisse und spüren Sie die dabei auftretenden körperlichen Empfindungen. Sehen Sie sich dabei (»dissoziiert«) zunächst wie in einem Videofilm selbst zu und schlüpfen Sie dann (»assoziiert«) in diesen Körper, verschmelzen Sie völlig mit ihm und erleben alles so, als wäre es gegenwärtig. Spüren Sie mit allen Fasern Ihres Körpers die Kompetenz und den Wert Ihrer Person. Mit jedem Einatmen tanken Sie sich auf mit jener Kraft und Energie, die Sie aus diesem Erfolgserlebnis beziehen. Erinnern Sie sich das nächste Mal an dieses berauschende, herrliche Körpergefühl und Sie werden alle gefürchteten Situationen wesentlich gelassener und souveräner bewältigen.

Lieblingsmusik

Schließen Sie die Augen und vertiefen Sie sich mental in Ihre Lieblingsmusik. Stellen Sie sich vor, Sie haben erstklassige Kopfhörer auf, sitzen in einem bequemen Sessel oder liegen auf einer Couch, und Sie versinken tief entspannt in dieser Welt der Musik. Sie blenden die ganze Umwelt für einen bestimmten Zeitraum aus, um sich aufzutanken. Hören Sie die Melodie, erleben Sie den Rhythmus, der Sie mitreißt, gehen Sie völlig in diesen herrlichen Klängen auf, bewegen Sie Ihren Körper oder Ihre Lippen, um die Musik noch intensiver zu erleben, spüren Sie das wohlige Kribbeln in Ihrem Körper und lassen Sie angenehme Bilder oder Farben aufkommen, die zu dieser Musik passen.

Paniksymptome mit angenehmen Empfindungen verknüpfen

Gehen Sie noch einen Schritt weiter: Sie können aufkommende

Angst- und Panikzustände mit angenehmen Bildern verknüpfen und damit Ihren Katastrophenfilm im Kopf entschärfen. Vergegenwärtigen Sie sich die Empfindungen einer beginnenden Panikattacke und koppeln bzw. überlagern Sie diese mit einer anderen, positiven Körpererfahrung. Das kann eine gelungene sportliche Betätigung ebenso sein wie ein schönes Urlaubserlebnis oder die liebevolle Umarmung des Partners. Entwickeln Sie ganz konkrete, positive Vorstellungsbilder und damit verbundene angenehme Gefühle, die Ihre negativen Gedanken und Körperempfindungen überlagern. Setzen Sie dabei alle Sinneskanäle genauso ein, wie Sie dies unbewußt bei der Vorstellung von Angstsituationen tun: Welche Farben herrschen vor, welches Licht, wie riecht es, wie fühlt es sich an, welche Geräusche sind zu hören? Nutzen Sie dazu das gesamte Spektrum unserer Sinneswahrnehmungen – sehen, hören, fühlen, schmecken, riechen. Stellen Sie sich wunderschöne Situationen vor, in denen Sie sich grenzenlos wohl und geborgen fühlen, und überlagern Sie auf diese Weise Ihre negative Befindlichkeit. Ziel ist: Wann immer Sie in die negative Situation abrutschen, sollen in Ihrem Bewußtsein automatisch die positiven Gefühle, die daran gekoppelt sind, wachgerufen werden. Durch diese Übung sollen Sie lernen, negative Erinnerungen und angstmachende Vorstellungen bewußt zuzulassen, um sie anschließend durch einen positiven Fortgang zu überwinden.

Angstsituationen mental bewältigen

Zwischen zwei Betrachtungsweisen wechseln

Sie können Ihren »Angstfilm« in Ihrem Kopf auf zweifache Art und Weise bewältigen lernen: stellen Sie sich diesen Bildern und Szenen Ihrer Ängste entweder in der Beobachter-Position (»dissoziiert«: Sie betrachten dabei die Angst von außen) oder in der Teilnehmer-Perspektive (»assoziiert«: Sie erleben dabei die Angst von innen her).

Beobachterposition

Sie sehen den Angstfilm wie einen Videofilm, den Sie von Ihrem Fernsehstuhl aus betrachten. Ähnlich einem Urlaubsvideo sehen Sie sich selbst im Bild und beobachten sich und das ganze Geschehen aus sicherer Distanz. Sie erleben sich körperlich und gefühlsmäßig in der Rolle des Beobachters und nicht des Akteurs. Die Szene rollt einfach vor Ihren Augen ab und Sie sehen zu. Ein derartiges Vorgehen empfiehlt sich bei traumatisierenden Erfahrungen von Gewalt (z.B. körperliche Züchtigung, Vergewaltigung), um eine unkontrollierbare emotionale Überwältigung und erneute Traumatisierung zu vermeiden, aber auch bei Ängsten, die Sie nicht frontal angehen möchten. Die Beobachterposition schafft Distanz und erleichtert die Auseinandersetzung mit Erinnerungen, die wie gegenwärtige Geschehnisse wirken.

Teilnehmerposition

Sie erleben sich dabei als Hauptdarsteller in Ihrem Film, als Handelnder, als Akteur. Sie sind mitten im Geschehen und setzen dabei alle verfügbaren Sinne ein (wie oben beschrieben). Dies führt zu einem intensiven emotionalen Erleben (z.B. Auftreten von Angst, Wut, Trauer) und zu starken körperlichen Reaktionen (z.B. Paniksymptomen). Die Situation ist so präsent und real in Ihrem Erleben, Denken und Fühlen, daß Sie auch dementsprechend darauf reagieren.

Regieanweisungen für Ihren Angstfilm

Lassen Sie Ihren Angstfilm nach folgenden Schritten ablaufen:

1. Setzen Sie sich zu Hause in einen bequemen Lehnstuhl und schließen Sie die Augen. Stellen Sie sich vor, Sie schalten Ihren Fernsehapparat und Ihren Videorecorder ein und schauen sich einen ganz bestimmten »Angstfilm« an. Sie haben dabei die Fernbedienung in der Hand, um den Film je nach Bedarf steuern zu können.
2. Lassen Sie diesen Film mehrfach vor Ihren Augen bis zum Ende ablaufen. Mit der Fernbedienung können Sie diesen Film jederzeit vor- und zurückspielen bzw. anhalten, um ein Standbild zu erhalten. Betrachten Sie sich selbst im Film, das heißt erleben Sie sich als distanzierter Beobachter. Sie werden entdecken, daß Sie vor allem dann intensive Angst bekommen, wenn Sie sich selbst nicht mehr im Film sehen, sondern sich plötzlich mitten im Geschehen erleben, wie wenn Sie plötzlich in die Szene katapultiert würden und aktiver Hauptdarsteller wären.
3. Vergegenwärtigen Sie sich dann, wenn Sie die ersten Angstreaktionen verspüren, daß Sie zu Hause sitzen und sich alles nur im Film ereignet! Nehmen Sie Ihre Körperposition im Lehnstuhl wahr und spüren Sie die Sitz- oder Liegefläche, die Lehne, die Ihren Rücken abstützt, den Stoff, den Ihre Hände berühren. Beobachten Sie den Raum, in dem Sie sich befinden, um sich in der Gegenwart zu verankern und nicht unerwünscht in die »Teilnehmer-Position« zu gelangen.

4. Finden Sie irgendeine Schlüsselerfahrung, die Sie zumindest durch ein Sinnesorgan sicher in der Gegenwart verankert, etwa Ballen der Hand zu einer Faust, Blick auf ein bestimmtes Wohnzimmerbild, Hören Ihrer Lieblingsmusik im Hintergrund oder der Stimme einer vertrauten Person, Summen einer bestimmten Melodie, Zwerchfellatmung mit Heben und Senken Ihrer Hände auf der Bauchdecke, Riechen des Geruchs des Partners oder des Wohnzimmers, Schmecken des Getränks, das Sie gerade trinken.
5. Wenn Sie starke Angst bekommen, können Sie den Film vorübergehend leiser oder dunkler stellen oder kurz ausschalten, jedoch nur dann, wenn Sie wirklich bereit sind, nach kurzer Erholung den Film wieder einzuschalten – als Ausdruck dafür, nicht zu flüchten. Wenn Sie einen bestimmten »Angstfilm« sehr bildhaft ablaufen lassen können, können Sie die Szenen auch laut kommentieren, als würden Sie diese einem Zuschauer neben Ihnen beschreiben. Das Sprechen kann Ihnen während des Sitzens helfen, starke Anspannungen über die Mundbewegungen abzuführen.
6. Wenn Sie diese Technik einigermaßen sicher beherrschen, können Sie sich vorstellen, daß der »Angstfilm« gerade gedreht wird, und zwar mit Ihnen als Hauptdarsteller, das heißt Sie wechseln in die aktive Teilnehmerposition. Vergegenwärtigen Sie sich Ihren Körper, wie Sie ihn bisher im »Angstfilm« gesehen haben, und erleben Sie sich so, als ob die Ereignisse gerade jetzt stattfinden würden. Bei bestimmten traumatischen Erlebnissen (z. B. Vergewaltigung, Verbrechen, Unfall) sollten Sie dieses Vorgehen jedoch nicht allein anwenden, sondern nur in Anwesenheit eines Therapeuten oder zumindest einer vertrauten Person, um bei Bedarf Unterstützung zu haben. Dann können Sie Ihr Erleben noch vertiefen, indem Sie die Ereignisse in der Gegenwartsform und in der Ich-Form beschreiben (»Ich sehe … höre … spüre jetzt …«).
7. Bei Bedarf wechseln Sie wieder in die externe Beobachterposition und verankern Ihr Erleben im Hier-und-Jetzt. Wenn Sie sich anschließend wiederum in die Teilnehmer-Position begeben, tun Sie dies mit anderen Sichtweisen und Erfahrungen. Sie fügen auf diese Weise den sich aufdrängenden Angstvorstellungen neue Elemente hinzu, so daß Sie trotz der realen Hilflosigkeit dennoch stärker, gelassener, souveräner und aktiver wirken.
8. Zur weiteren Stärkung Ihres Selbstvertrauens können Sie abschließend den Film in der Beobachter- und in der Teilnehmerposition wiederholt so ablaufen lassen, als würden Sie eine ähnliche

Situation in der Zukunft erleben, in der es Ihnen gelingt, eine konstruktive Bewältigungsstrategie anzuwenden, um eine Wiederholung der traumatischen Ereignisse der Vergangenheit zu verhindern. Um Ihr Selbstvertrauen noch mehr zu stärken, entwerfen Sie einen weiteren Film: Thema ist eine ähnliche künftige Situation wie die ursprünglich traumatische, die Sie in diesem Film aber souverän und konstruktiv bewältigen. Sie sind einmal Hauptdarsteller, einmal Zuschauer und lassen den Streifen einige Male in beiden Positionen ablaufen. Somit verhindern Sie erfolgreich, daß sich die traumatischen Ereignisse der Vergangenheit wiederholen.

9. Sie erhöhen die Wirkung der imaginierten Reizkonfrontation, wenn Sie bei geschlossenen Augen alles, was Sie sich vorstellen, laut aussprechen, um auf diese Weise in der Angstsituation zu verbleiben. Nehmen Sie alles auf Kassette auf: ihre Angstgedanken bis zur vermeintlichen Katastrophe sowie Ihre Gedanken nach der imaginierten Katastrophe. Formulieren Sie, als würden Sie die Angstsituation gerade durchleben und hören Sie das Band später immer wieder allein oder zusammen mit einer Vertrauensperson an, um sich gedanklich, emotional und körperlich daran zu gewöhnen.

Mentales Training bei Panikattacken, Platzangst und Phobien

Im folgenden bieten wir Ihnen einige Übungsvorschläge zum mentalen Training bei Panikattacken, Platzangst und Phobien, die Sie je nach Bedarf individuell abwandeln können.

Eine real bewältigte Angstsituation vergegenwärtigen

Erinnern Sie sich an eine Situation, die Sie früher gefürchtet, aber dann bewältigt haben, weil Sie sie einige Male erfolgreich durchlebt haben. Denken Sie zurück – an das anfängliche Unbehagen, an das erfolgreiche Ende.

Eine noch nicht bewältigte Angstsituation erfolgreich visualisieren

In einem wunderschönen Tagtraum malen Sie sich bis ins kleinste Detail aus, wie Sie eine bestimmte Angstsituation, die Sie in der Realität noch nicht bewältigt haben, erfolgreich durchleben. Was Sie sich konkret vorstellen können, wird in Zukunft leichter möglich sein.

Vorstellen der nächsten Panikattacke mit erträglichem Ausgang

Vorhandene Ängste werden dadurch panikartig gesteigert, daß gerade am dramatischen Höhepunkt der Film reißt – genau dann, wenn etwa der drohende Herzinfarkt oder die gefürchtete Ohnmacht zum Greifen nahe erscheinen, ist der Film zu Ende. Was signalisiert dies dem Betroffenen? Daß es kein Entrinnen gibt, daß der Film unweigerlich mit der Katastrophe enden muß. Gehen Sie unbedingt einen Schritt weiter: Lernen Sie, diesen »Film« innerlich fortlaufen zu lassen, schreiben Sie das Drehbuch weiter, so daß es zu einem erträglichen Ausgang kommt. Spielen Sie die Szene immer wieder durch und entwickeln Sie konkrete Alternativen und Überlebensvorstellungen. Entwerfen Sie mindestens drei Varianten, wie Sie die für Sie bedrohliche Situation einigermaßen gut überstehen können. Ihre ständigen Erwartungsängste bezüglich Panikattacken ohne genaue Vorstellung dessen, was wirklich passieren könnte, bedeuten letztlich, die gefürchteten Situationen und Zustände unter Verzicht auf mentale Bewältigung zu meiden. Oft verhindern Todesängste die mentale Bewältigung dessen, was passieren könnte, wenn man die betreffende Situation überleben sollte. Positives Denken in unserem Sinne bedeutet nicht, das Negative zu leugnen oder auszublenden, sondern real mögliche Gefahren und Probleme für bewältigbar zu halten.

Neuerliches Durcherleben der letzten Panikattacke

Wenn Sie sich an eine heftige Panikattacke wiedererinnern, werden Sie von intensiven Gefühlen und körperlichen Zuständen überflutet. Genau damit müssen Sie umgehen lernen. Schließen Sie Ihre Augen und stellen Sie sich die Situation rund um die letzte Panikattacke ganz konkret und in allen Details vor. Erleben Sie die Panikattacke im Zeitlupentempo noch einmal mental durch, und zwar in der Ich-Form und in der Gegenwartsform, z. B. »Ich atme jetzt schneller, mein Herz beginnt zu rasen, mir wird leicht übel, ich zittere leicht.« Wie fängt die Panikattacke an, was macht sie schlimmer? Was ist das Äußerste? Erinnern Sie sich dabei auch, daß und wie Sie diesen Angstanfall überlebt haben. Wenn Sie vom gegenwärtigen Standpunkt aus auf die Panikattacke zurückblicken, stärken Sie Ihren Glauben an deren Bewältigbarkeit.

In eine Panikattacke hineinsteigern

Sprechen Sie den folgenden oder einen ähnlichen Text langsam und mit Pausen auf eine Kassette und hören Sie sich die Geschichte immer wieder an, bis Sie damit keine Probleme mehr haben:

»Mir wird ganz schwindlig, es schnürt mir den Brustkorb zusammen und ich bekomme kaum Luft, mir ist heiß und ich beginne zu schwitzen, mir wird übel, meine Knie werden ganz weich, es kribbelt in meinen Händen, mein Herz schlägt wie verrückt, gleich falle ich um, wahrscheinlich bekomme ich einen Herzinfarkt. Rundherum stehen Leute, die mich sehen, wie ich zu Boden sinke. Vielleicht drehe ich auch nur durch und lande in einer Nervenklinik. Dann bin ich für immer erledigt, auch wenn ich alles überlebe.«

Wenn Sie Angst vor derartigen mentalen Provokationsübungen haben, werden Sie unerwartete Panikattacken weiterhin so fürchten wie bisher. Üben Sie derartige Vorstellungen mit geschlossenen Augen so lange, bis Sie besser damit umgehen können.

Eine Panikattacke im Bus oder in der Straßenbahn

Stellen Sie sich eine Panikattacke in einem öffentlichen Verkehrsmittel vor, um Ihre körperlichen und emotionalen Zustände besser kontrollieren zu können. Imaginieren Sie folgende Situation: Sie bekommen bei geschlossenen Fenstern zuwenig Luft, spüren einen starken Druck auf der Brust und haben Angst zu ersticken. Sie atmen verstärkt, spüren Ihren raschen Herzschlag und werden ganz angespannt. Es wird Ihnen übel und Sie haben Angst zu erbrechen. Sie fürchten sich davor aufzufallen. Sie steigen jedoch nicht aus dem Verkehrsmittel aus, sondern verwenden Atemtechniken, wie diese bei Schritt 4 beschrieben sind. Nach einiger Zeit erreichen Sie Ihr Ziel, und Sie steigen erschöpft, jedoch mit einem Erfolgserlebnis aus.

Ohnmachtsangst in einem Geschäft

Sie fühlen sich im Supermarkt plötzlich schwindlig und der Ohnmacht nahe. Sie möchten mit Ihrem vollen Einkaufswagen flüchten, sehen jedoch die lange Warteschlange bei der Kasse, so daß Sie nicht hinauskommen. Sie sind in der Falle, Ihre Angst steigt dadurch. Sie bekommen keine Luft mehr, Ihr Herz schlägt bis zum Hals, Sie beginnen zu schwitzen und zu zittern. Sie erinnern sich an Ihre letzte Panikattacke, bei der Sie Angst hatten zu sterben. Sie möchten sich am liebsten am Einkaufswagen festhalten, tun dies jedoch bewußt nicht, sondern stehen frei und sind bereit umzufallen und dadurch aufzufallen. Sie haben den Eindruck, daß jemand schon etwas bemerkt haben könnte, Sie lassen sich dadurch jedoch nicht irritieren. Sie schütteln Arme und Beine kräftig durch, atmen langsam ein und aus und gehen noch eine Viertelstunde im Geschäft umher, ohne der ständigen

Fluchtbereitschaft Ihres Körpers nachzugeben und merken, daß Sie nicht umkippen. Abschließend loben Sie sich kräftig.

Ein mentaler Einkaufsbummel

Spielen Sie anhand eines Einkaufsbummels eine gestufte Konfrontationstherapie in der Vorstellung bei geschlossenen Augen möglichst lebendig durch. Sie verlassen an einem Samstag vormittag Ihre Wohnung, spüren schon bald Ihre Erwartungsängste aufsteigen, gehen einige Minuten bei leichtem Schwindel dahin, steigen dann in den Bus ein, der Sie – voll mit Schulkindern und stickiger Luft – in 20 Minuten zum nächsten größeren Einkaufszentrum bringt. Dort gehen Sie durch die überfüllten Gänge und betrachten vorerst einmal alle Geschäfte von außen, bis Sie schließlich hintereinander mindestens drei Geschäfte aufsuchen. Im ersten Geschäft müssen Sie sich mit einigen Waren bei einer Schlange an der Kasse anstellen, so daß Sie etwas unruhig werden und Ihr Herz zu klopfen beginnt. Im zweiten Geschäft gibt es kein Fenster, weshalb Sie sich beengt fühlen, Sie bleiben aber dennoch so lange, bis Sie sich von einer Verkäuferin haben beraten lassen, ohne etwas zu kaufen. Im dritten Geschäft probieren Sie längere Zeit einige Kleider an, nerven die Verkäuferin ein wenig, finden schließlich aber doch ein passendes. Sie spüren, wie Sie langsam müde werden und auf dem Weg zum Bus wiederum leichter Schwindel aufkommt. Sie fahren – etwas erschöpft durch die Angst – mit dem Bus nach Hause und freuen sich, daß Sie diese kleine Shopping-Tour mental erfolgreich bewältigt haben.

Die Angst vor Kontrollverlust mental durchleben

Diese Vorstellungsübung zählt mittlerweile zu den Lieblingsübungen des Autors. Panikpatienten erkennen dabei oft erstmals, was sie wirklich fürchten, wenn sie bei einer Panikattacke keine Angst mehr vor dem Tod haben. Die Betroffenen haben dann gewöhnlich Angst vor einem Kontrollverlust in Form des plötzlichen Verrücktwerdens, eines Blackouts (z.B. Selbstmordversuch aus Panik, »Amoklauf«) oder eines heftigen Gefühlsausbruchs (Um-sich-Schlagen, Schrei- oder Weinkrampf).

Schließen Sie die Augen und vergegenwärtigen Sie sich eine Situation, in der Sie mental einmal all das durchspielen, was Sie in einer bestimmten Extremsituation als Ärgstes außer dem Tod befürchten. Wagen Sie es und stellen Sie sich Ihren Horrorvisionen. Welche Vorstellungen haben Sie vom »Durchdrehen«, »Nervenzusammenbruch«,

»Ausflippen«? Wo und wann haben Sie vielleicht schon einmal die Kontrolle über sich verloren, daß Sie sich vor einem neuerlichen Kontrollverlust bzw. Gefühlsausbruch fürchten? Sagen Sie sich: »Ich habe intensive Gefühle und einen großen inneren Druck, meine Verstandesklarheit bleibt dabei erhalten. Daher wage ich es, meine ärgsten Phantasien zuzulassen. Das sind nur meine Vorstellungen, es wird jetzt nichts passieren.« Wenn es Sie beruhigt, machen Sie diese Übung, während eine Vertrauensperson in einem anderen Raum anwesend ist.

Flugangst in der Vorstellung vergegenwärtigen

Eine Flugangst ist der Inbegriff einer Agoraphobie: Man fürchtet nicht den Absturz, sondern das Fehlen jeden Fluchtwegs. In dieser Eingeengtheit könnte man sich jedoch völlig unmöglich verhalten und daher unangenehm auffallen oder vielleicht sogar »durchdrehen« – alles völlig unbegründete Ängste. Fliegen Sie einmal »mental«: Sie sitzen im Flugzeug nach Griechenland. Schon beim Start steigt die Furcht vor etwas Unbestimmtem auf, dem Sie nicht entkommen können. Sie erinnern sich an die letzte Panikattacke beim Fliegen, weshalb Sie seither in kein Flugzeug mehr gestiegen sind. Sie gehen in der Vorstellung alles durch, was Ihnen passieren könnte. Sie sitzen ganz angespannt da, möchten am liebsten davonlaufen, wagen sich jedoch kaum zu bewegen. Sie erleben das beklemmende Gefühl: Jede Flucht ist ausgeschlossen, es gibt kein Entkommen! Sie möchten sich an die Stewardeß um Hilfe wenden, haben jedoch Angst, unangenehm aufzufallen. Was fürchten Sie jetzt am meisten? Was wäre so schlimm, daß Sie trotz des Wissens um eine sichere Landung auch das nächste Mal am liebsten nicht mehr fliegen möchten? Finden Sie mehrere Möglichkeiten, wie Sie sich in diesem Zustand auf die Realsituation besser vorbereiten können. Was helfen könnte: Atemübungen, Reden mit dem Partner, an das Ziel der Reise denken, etwas lesen oder etwas trinken bzw. lutschen.

Eine Rede halten

Sie stehen vor dreißig Leuten und sollen einen Vortrag halten oder etwas präsentieren. Ihr Herz beginnt zu rasen, Ihr Mund wird ganz trocken, Ihre Kehle schnürt sich zusammen, Ihr Körper verspannt sich, Sie beginnen leicht zu schwitzen. Sie haben Angst, Sie könnten bald so verwirrt sein, daß Sie nicht mehr wissen, was Sie sagen möchten. Sie fühlen sich von den Zuhörern kritisch beobachtet und fragen sich, was diese wohl über Sie denken werden. Sie atmen durch, bewegen sich ein wenig hin und her, spüren den Boden unter Ihren Füßen, ergreifen Ihre Unterlagen, blicken die Zuhörer an, ohne sich ständig selbst zuzuschauen, und beginnen mit zunehmender Sicherheit zu sprechen. Sie spüren, Sie haben es sofort geschafft, sobald Sie mit der Rede oder der Präsentation begonnen haben. Denn Sie wissen, Sie haben etwas zu sagen. Sie sind sich Ihrer Meinung sicher, auch wenn einige Zuhörer anders denken sollten. Sie zeigen Profil, sind authentisch, gerade dies macht Sie unverwechselbar. In Prüfungssituationen können Ihnen ähnliche Vorstellungsübungen weiterhelfen.

Mentales Training bei generalisierter Angststörung

Wenn Sie unter einer generalisierten Angststörung leiden, haben Sie ständige unkontrollierbare Sorgen und Befürchtungen, die Ihre Lebensqualität erheblich beeinträchtigen. In Ihrem Kopf laufen ständig Angstfilme ab nach dem Motto »Was wäre, wenn…« oder »Hoffentlich passiert jetzt nicht dies oder jenes!« Unser Rat: Lassen Sie das gefürchtete Ende Ihres Angstfilms mental zu, das heißt, akzeptieren Sie die Bilder oder Szenen einer möglichen Katastrophe. Sie können ein gewisses Restrisiko nicht ausschließen, sondern nur annehmen. Entwickeln Sie zusätzlich jedoch in ebenso plastischer Weise mindestens drei Varianten, wie Ihr Angstfilm positiv ausgehen könnte.

Wenn Sie ein erwünschtes glückliches Ende nicht mindestens so lebendig visualisieren können wie den befürchteten Ausgang, werden Sie das Negative immer für wahrscheinlicher halten als das Positive. Das ist die Tücke unseres Gedächtnisses: was Sie als Unglück im Kopf so gespeichert haben, als wäre es schon (fast) passiert, bestärkt Ihren Glauben, daß Ihre Sorgen tatsächlich berechtigt sind. Die einleuchtende Begründung lautet: Sie haben ja alles schon vor Ihren Augen gesehen! Hypnose-Experimente belegen es ebenso: Wenn Hypnotisierten nicht erlebte Ereignisse in der Vergangenheit durch konkrete Visualisierung als tatsächlich passiert eingeredet werden, glauben viele davon, das Ereignis habe tatsächlich stattgefunden. Unser Vorschlag ist also: Erstellen Sie eine Liste jener typischen Situationen, die bei Ihnen unkontrollierbare Angstfilme auslösen, und beschäftigen Sie sich ganz bewußt mit diesen Situationen im Sinne eines mentalen Trainings. Sie können nur dem vertrauensvoll entgegenblicken, was Sie in Ihrer Vorstellung für bewältigbar erlebt haben.

Mentales Training bei posttraumatischer Belastungsstörung

Auch im Falle einer posttraumatischen Belastungsstörung kann mentales Training viel bewirken. Konkret können Sie damit das Trauma umfassend rekonstruieren und somit die meist bruchstückhaften und verwirrenden Bilder und Gefühle in einen geordneten, detaillierten und chronologischen Zusammenhang bringen. Ziel ist es zu lernen, die ganze traumatische Geschichte einschließlich aller Erinnerungen, Vorstellungen und Empfindungen in Worte zu fassen, die verschiedenen Auslöser Ihrer ungewollten Wiedererinnerungen besser identifizieren und kontrollieren zu können und die verschiedenen negativen Interpretationen des Traumas wahrzunehmen und zu verändern. Mit diesem Trainingsprogramm wird nicht unbedingt die Häufigkeit Ihrer traumatischen Wiedererinnerungen gesenkt, wohl aber das damit verbundene Ausmaß der emotionalen Belastung.

Angst lebt von der Vermeidung und dies gilt auch für die posttraumatische Belastungsstörung. Durch die Vermeidung aller traumabezogenen Reize in der Realität und in der Vorstellung halten Sie die Störung aufrecht, weil Sie eine emotionale Verarbeitung des Traumas verhindern. Sie können sich daher wahrscheinlich schon denken, welche Bewältigungsstrategien wir Ihnen vorschlagen werden: Sie wenden bei Ihren Übungen die Technik der mentalen Reizüberflutung als gestufte Konfrontationstherapie in der Vorstellung an. Erfinden Sie dabei verschiedene »Drehbücher« der traumatischen Szene und spielen Sie diese im Laufe der Zeit möglichst lebendig durch. Gliedern Sie die einzelnen Erfahrungen in leichter und schwerer zu verarbeitende Umstände und beginnen Sie die mentalen Konfrontationsübungen mit den leichter bewältigbaren Gegebenheiten. Auch Entspannungsübungen können anfangs eine große Hilfe darstellen.

Eine derartige gestufte Konfrontation in der Vorstellung und unter Entspannungsbedingungen wird »systematische Desensibilisierung« genannt. Sie wird heute in der Angstbehandlung durchwegs durch eine gestufte oder massierte Konfrontationstherapie ohne Entspannung ersetzt, hat jedoch noch immer ihre Berechtigung bei einer behutsamen Traumaverarbeitung. Es ist nicht sinnvoll, möglichst viel Verdrängtes rasch ans Tageslicht zu bringen. Lassen Sie im Laufe der Zeit nur so viele verschüttete Erinnerungen aufkommen, wie Sie gerade verkraften können. Erinnern Sie sich nur an das, wozu Sie wirklich bereit sind!

Sie lernen durch ein mentales Training die verschiedenen Teile

Ihres traumatischen Erlebnisses zusammenzusetzen wie ein Puzzle, das schließlich ein stimmiges Gesamtbild ergibt. Achten Sie bei der Entwicklung Ihres »Drehbuches« auf folgende vier Aspekte:

- den Kontext: Was ist rundherum, zeitlich und räumlich gesehen?
- die Fakten: Was genau läuft ab?
- die Gefühle: Wie geht es Ihnen dabei?
- die Bedeutung: Wie erleben und bewerten Sie die Ereignisse?

Lassen Sie die traumatischen Erlebnisse in der passiven Beobachter- und in der aktiven Teilnehmer-Perspektive bei geschlossenen Augen wie einen Kinofilm vor sich ablaufen. Für die assoziierte Teilnehmer-Position gilt: verwenden Sie die Ich-Form, die Gegenwartsform und alle sinnlichen Repräsentationsmöglichkeiten (»Ich sehe … höre … spüre … fühle …rieche … denke jetzt …«), lassen Sie alle Gedanken, Gefühle, Vorstellungen und körperlichen Reaktionen zu und unterdrücken Sie nichts, beschreiben Sie alles möglichst so lebendig, wie wenn das Ereignis gerade jetzt neuerlich stattfinden würde. Bleiben Sie dabei jedoch immer in Kontakt mit der Realität und behalten Sie die Kontrolle über das Tempo der mentalen Konfrontation. Beschreiben Sie Ihre körperliche, emotionale und kognitive Befindlichkeit laut mit den momentan passenden Worten entweder einer Vertrauensperson, oder nehmen Sie Ihre Ausführungen auf Kassette auf, um diese später immer wieder anzuhören und dadurch den Horrorfilm in Ihrem Kopf besser verarbeiten zu lernen. Entscheidend ist das neuerliche emotionale und körperliche Durchleben unter den Bedingungen einer sicheren Gegenwart und einer guten Beziehung zu einer Vertrauensperson, um dem Trauma seine Kraft zu nehmen.

Schon Sigmund Freud hat darauf hingewiesen, daß affektloses Erinnern fast immer völlig wirkungslos ist. Sie müssen beim Durchleben und Erzählen Ihrer traumatischen Erfahrungen nicht nur Ihre Erinnerungen rekonstruieren, sondern auch Ihre Gefühle genauso detailliert erleben und beschreiben können wie die äußeren Ereignisse. Dies wird Sie bestimmt sehr aufwühlen, und wenn Sie damit allein nicht zurechtkommen, wissen Sie jetzt wenigstens, warum Sie unbedingt eine Psychotherapie benötigen, denn ständiges Verdrängen oder Medikamentenkonsum sind keine Dauerlösung.

Sie brauchen eine geschützte Umgebung, um sich auf die traumatischen Erfahrungen emotional voll einlassen zu können. Machen Sie daher derartige Übungen zumindest anfangs unbedingt in Gegenwart einer Vertrauensperson, die Ihnen Sicherheit bietet.

Verwenden Sie zur Traumaverarbeitung auch Ihr Angsttagebuch. Halten Sie alle Erinnerungen an das Trauma fest und setzen Sie sich durch das Aufschreiben gedanklich und emotional damit auseinander.

In der emotionalen Auseinandersetzung mit dem Trauma und dessen kognitiver Neuinterpretation geht es auch darum, daß Sie Ihre Würde und Ihr Selbstwertgefühl sowie Ihr Vertrauen zur Umwelt wiedergewinnen. Durch das lebendige Wiedererleben und detaillierte Erzählen der Situation werden Sie die traumatischen Erinnerungen zwar nicht los, integrieren diese jedoch so in Ihr Gedächtnis und in Ihre Persönlichkeit, daß Sie besser damit umgehen können. Die grauenvollen Wiedererinnerungen werden endlich zu dem, was sie sind – nämlich Geschichte, und nicht ständige Gegenwart!

Mentales Training bei Zwangsstörungen

Wenn Sie unter Zwängen leiden sollten, haben Sie wahrscheinlich folgendes Problem: Sie glauben, daß das, was Sie denken und sich ausmalen, tatsächlich so eintreffen wird, und Sie wären dann dafür verantwortlich. Eine schlechte Lösung wäre: nichts Negatives vorstellen, sonst passiert es tatsächlich und Sie wären schuld daran. In der Folge müssen Sie etwa die Vorstellung, die kranke Großmutter könnte sterben, oder ein Autofahrer könnte auf der überfüllten Schnellstraße zu Urlaubsbeginn tödlich verunglücken, möglichst perfekt unterdrükken.

Unser Vorschlag dagegen lautet: stellen Sie sich mögliche Gefahren und Gefährdungen bestimmter Personen, anstatt sie zu vermeiden ganz konkret vor, aber verzichten Sie unbedingt auf verhaltensbezogene oder gedankliche Rituale, um das vermeintlich erhöhte Risiko zu reduzieren. Die Macht Ihrer Gedanken reicht nicht so weit, daß das befürchtete Unglück tatsächlich eintritt, und wenn doch etwas passiert, haben Sie es möglicherweise – genauso wie vielleicht auch andere Menschen – vorausgeahnt und sind daran nicht persönlich schuldig geworden.

Wenn Sie zwangauslösende Situationen noch nicht in dieser Art und Weise anzugehen wagen, können Sie diesen wenigstens mental begegnen, jedoch ebenfalls ohne Rituale. Eine mentale Konfrontationstherapie stellt in diesem Sinn eine gute Vorbereitung auf die reale Begegnung mit den entsprechenden Situationen dar. Wir geben Ihnen dazu einige Anregungen:

- Berühren Sie in Ihrer Vorstellung vermeintlich verseuchte Dinge oder Menschen ohne anschließendes Waschen und verbreiten Sie diesen »Schmutz« in der ganzen Wohnung.
- Schalten Sie mental alle elektrischen Küchengeräte ab und verlassen Sie dann ohne neuerliche Kontrolle Ihre Wohnung. Denken Sie daran, daß immer etwas passieren kann, Sie jedoch deswegen nicht mehr zurückkehren und den ganzen Tag außerhalb der Wohnung verbringen werden. Lernen Sie, alle dabei aufkommenden Gedanken und Gefühle wahrzunehmen und auszuhalten.
- Stellen Sie sich vor, jemand aus Ihrer Verwandtschaft oder Bekanntschaft könnte erkranken oder sterben. Gestehen Sie sich Ihre Gefühle der ängstlichen Besorgtheit bzw. der Traurigkeit ein, tun Sie aber nichts, um diese Gefahren durch Rituale zu bannen. Sie sind durch Ihre Gedanken nicht schuld daran, wenn tatsächlich etwas passieren sollte.
- Lassen Sie Ihre Gefühle des Ärgers über eine bestimmte Person zu, ohne daß Sie aus Schuldgefühlen gleich ein Ritual zur Wiedergutmachung einsetzen müssen.
- Wenn Sie Probleme im Umgang mit Messern haben, weil Sie dadurch sich oder jemand anderen verletzen könnten, stellen Sie sich vor, wie Sie mit einem scharfen Messer in der Küche arbeiten und dabei Ihre »gefährlichen« Gedanken denken, ohne daß Sie deswegen gleich unnötige Vorsichtsmaßnahmen ergreifen.

Mentales Training bei Hypochondrie

Wenn Sie unter Krankheitsängsten leiden, kontrollieren Sie ständig Ihren Körper, genauso wie Zwangskranke alle möglichen elektrischen Geräte. Ihr Hauptproblem ist: Sie können Ihren Körper nicht wirklich wahrnehmen und spüren, denn wenn Sie etwas empfinden, sind Sie schon beunruhigt, daß dies Vorbote einer schweren Krankheit sein könnte. Bei Krankheitsängsten ist daher eine mentale Konfrontationstherapie mit Ihrem Körper sinnvoll.

Das Geheimnis besteht darin, sich dem jeweiligen Problemorgan besonders aufmerksam zu widmen. Das klingt zunächst paradox, und man könnte meinen, daß sich dadurch die Symptomatik erst recht verstärken könnte im Sinne: »Wenn du dich ständig beobachtest, steigerst du dich immer mehr hinein.« Das Gegenteil ist richtig: Erst wenn Sie sich Ihrem Körper ohne Angst zuwenden können, können Sie sich streßfrei abwenden!

Wenn Sie hypochondrische Tendenzen aufweisen, sollten Sie durch bewußte Körperwahrnehmungsübungen lernen, folgende Spirale zu durchbrechen: Sie registrieren zunächst bestimmte körperliche Symptome, diese nehmen Sie dann zum Anlaß, innerlich einen wahren Katastrophenfilm zu starten, der Sie letztendlich völlig vom Hier-und-Jetzt der Wahrnehmung wegführt. Der echte körperliche Zustand kann somit überhaupt nicht mehr wahrgenommen werden. Zwei Übungsbeispiele:

- Steigern Sie den Blutdruck und den Puls durch Angstvorstellungen (stellen Sie sich z. B. vor, wie ein Herzinfarkt abläuft) und beobachten Sie sich dabei ohne Abwendung von Ihrem Körper so lange, bis Sie von allein wieder ruhig werden.
- Wenden Sie sich einer bestimmten Körperregion zu und sagen Sie sich: »Ich habe Angst, Krebs zu bekommen.« Bleiben Sie so lange zugewandt, bis Sie diesen Gedanken innerlich ertragen können, indem Sie sich z. B. sagen: »Es sind nur meine Gedanken, die mich quälen, ich weiß, daß mein Körper jetzt gesund ist. Ich muß jetzt keine Untersuchung vornehmen lassen, denn ich erinnere mich, was mir die Ärzte gesagt haben.«

Schritt 3: Kognitive Therapie – Entkräften Sie Ihre falschen Denkprogramme

Sie haben es schon im ersten Kapitel gelesen: Angst entsteht nicht durch die Situationen und die Dinge an sich, sondern indem wir sie als gefährlich bewerten. Die Änderung angsterzeugender Denkmuster – von Fachleuten »kognitive Umstrukturierung« genannt – ist daher ein zentraler Bestandteil jeder erfolgreichen Angstbewältigungstherapie. Eine kognitive Therapie ist auch noch aus einem anderen Grund von großer Bedeutung: Es ist oft nicht so leicht, eingefahrene Verhaltensweisen, körperliche Reaktionstendenzen und emotionale Zustände zu ändern. Manchmal ist es einfacher, Sichtweisen und Denkmuster zu verändern, um rasch Verbesserungen einzuleiten.

Wie sieht Ihr persönliches Glaubenssystem aus, soweit es mit Ihren Ängsten zu tun hat? Schreiben Sie Ihre zentralen Denkmuster in Ihr Angsttagebuch und analysieren Sie, wie Sie sich durch Ihr Denken selbst Angst machen.

Selbstinstruktionstraining – negative Selbstgespräche verändern

Die Bedeutung des inneren Dialogs – wenn Sie innerlich anders mit sich reden, werden Sie äußerlich anders handeln

Jeder Mensch führt ständig bewußt und unbewußt innere Dialoge mit sich selbst. Man spricht mit sich selbst und instruiert sich, was man tun und lassen soll. Entscheidend – gerade bei Angststörungen – ist allerdings die Qualität dieses Dialogs. Bei Versagensangst demotivieren Sie sich durch negative Selbstinstruktionen. Bei der Behandlung von Ängsten kommt der Veränderung Ihrer Selbstgespräche, inneren Monologe und Selbstinstruktionen eine große Bedeutung zu. Innerlich anders mit sich reden können, schafft die Voraussetzung dafür, äußerlich anders handeln zu können. Sie können Ihre inneren Dialoge durch ein Selbstinstruktionstraining gezielt verändern lernen.

Neue Bewertungen führen dazu, daß Sie in Angstsituationen anders mit sich sprechen. Wenn Sie sich entschlossen haben, bestimmte Ängste zu überwinden und neue Denkmuster zu entwickeln, sollten Sie Ihre alten Sprachmuster, die Angst- und Ohnmachtgefühle erzeugen (z. B. »Dieses Herzrasen ist nicht zu ertragen«), durch konstruktivere Selbstgespräche ersetzen, die Ihre Freiheit und Risikobereitschaft betonen (z. B. »Ich entscheide mich dafür, die gefürchtete Situation trotz Herzrasens auszuhalten«). Sprache formt Denken!

Sportler, die im Wettkampf versagen, haben zuvor oft bereits zu sich gesagt: »Das schaffe ich nicht.« Psychologische Trainingsmethoden im Spitzensport zielen daher darauf ab, die Durchhaltefähigkeit über positive Selbstgespräche zu stärken. Dabei werden nicht unrealistische Ziele angepeilt, sondern realistische Leistungsmöglichkeiten vergegenwärtigt.

Wenn Sie angesichts einer bestimmten Situation Angst haben, heißt dies noch lange nicht, daß eine Katastrophe eintreten muß. Statt »Es wird schon nichts passieren« lautet das Motto »Was auch immer passiert, ich werde damit zurechtkommen, weil ich noch alles irgendwie geschafft habe«, statt »Ich habe keine Angst« oder »Wenn ich Angst bekomme, lenke ich mich schnell ab« sagen Sie sich »Die momentane Angst kann ich ertragen«. Positives Denken, wie es oft verstanden wird, birgt die Gefahr in sich, die negativen Aspekte des Lebens zu leugnen und nicht ausreichend darauf vorzubereiten.

Sie sollten Ihre positiven Selbstgespräche nach folgenden Richtlinien gestalten:

- Verwenden Sie kurze, einfache und prägnante Sätze (»Ich schaffe das«).
- Treffen Sie konkrete und klare Aussagen (»Ich trete morgen auf jeden Fall zur Prüfung an«).
- Wählen Sie positive Formulierungen (z.B. »Ich kann in Geschäften ruhig und sicher umhergehen« statt »Ich habe in Geschäften keine Angst mehr« oder »Hoffentlich falle ich jetzt nicht um«), weil negative Formulierungen keine konkrete Handlungsanleitung darstellen.
- Formulieren Sie alles immer in der Gegenwartsform, und zwar möglichst so, als sei das gewünschte Verhalten bereits eingetreten (»Ich bin ganz ruhig und entspannt«; »Ich atme ruhig und gleichmäßig«; »Ich kann die Angst aushalten«).

Selbstgespräche mit kognitiver Umstrukturierung

Erstellen Sie eine Tabelle wie die folgende und führen Sie in der linken Spalte Ihre gefürchteten Symptome an. Erfassen Sie in der mittleren Spalte Ihre negativen Selbstinstruktionen und formulieren Sie in der rechten Spalte hilfreiche Selbstinstruktionen.

Entscheiden Sie sich nach einigem Herumprobieren für einige wenige, besonders passende Affirmationen, die Sie sich täglich innerlich mehrfach vorsagen, vielleicht sogar auch laut aussprechen, um dadurch Ihre Kraft und Energie zu spüren. Sie können diese Sätze auch eingebettet in einen umfassenderen Text auf Tonband sprechen, mit Musik untermalen und täglich in einem Entspannungszustand anhören. Erstellen Sie Ihre eigene »Frei-von-Angst-Kassette« mit Ihren persönlichen Power-Affirmationen und positiven Visualisierungen.

Die folgenden Beispiele dienen als Anregung zur Entwicklung positiver Selbstinstruktionen in Angstsituationen bzw. zur Stärkung vor Angstsituationen:

- Ich kann überall hingehen trotz meiner Angst vor Schwindel und Ohnmacht.
- Ich habe einen mutigen Teil in mir, den ich durch jedes mutige Verhalten stärke.
- Ich vertraue auf mich und kann mich auf Neues einlassen.
- Was mir wirklich wichtig ist, erreiche ich bestimmt.
- Ich nehme meine Angst an und ertrage mutig meine Angstsymptome.

Symptom	*Negative Selbstinstruktion*	*Positive Selbstinstruktion*
Blutdruck-schwindel	Gleich werde ich ohnmächtig.	Durch meine Angst steigt jetzt der Blutdruck, da bleibe ich sicher bei Bewußtsein.
Verspannungs-schwindel	Ich falle gleich um.	Ich bin nur verspannt, ich sollte mich jetzt etwas bewegen.
Ohnmachts-angst	Ich liege da und keiner hilft mir.	Ich komme ganz von allein wieder zu mir, sollte ich wirklich ohnmächtig werden.
Herzrasen	Wahrscheinlich bekomme ich jetzt einen Herzinfarkt und muß sterben.	Ich habe nur eine Panikattacke, ich halte dasselbe Herzrasen auch bei körperlicher Anstrengung problemlos aus.
Atemnot	Ich muß jetzt grauenvoll ersticken.	Ich atme zuerst langsam und vollständig durch den Mund aus und dann langsam durch die Nase ein.
Unwirklichkeit	Gleich werde ich verrückt.	Ich fühle mich anders und bin dabei trotzdem normal.
Prüfungsangst	Ich werde bestimmt versagen.	Ich trete bestimmt zur Prüfung an, vielleicht geht es doch gut.
Angst vor Leuten	Alle werden mich ablehnen.	Ich möchte mich trotz allem so geben wie ich mich fühle.
Zittern	Jeder wird meine Unsicherheit bemerken.	Die Zuschauer haben auch Probleme, nur andere als ich.
Sprechhemmung	Ich werde bestimmt stottern.	Lieber spontan, echt und gesellig als schweigsam und einsam sein.
Unsicherheit	Jeder wird meine Unsicherheit bemerken.	Lieber unsicher handeln als sicher schweigen.
Angst vor Kritik	Bestimmt werden mich einige kritisieren.	Ich gehe meinen Weg. Irgend jemand wird mich immer kritisieren, egal was ich tue.

- Angst ist nicht gefährlich – nur unangenehm. Ich habe sie schon oft ausgehalten.
- Meine Angst ist nur ein Adrenalinschub, und der ist bald vorbei.

- Meine Angstreaktionen sind alte Gewohnheitsmuster, ich werde sie bald aufgelöst haben.
- Ich tue alles, was mir wichtig ist, wenn es sein muß, auch mit Angstgefühlen.
- Jetzt halte ich alles aus, was später kommt, werden wir sehen.
- Ich mache das jetzt nicht gerne allein, aber ich werde es schaffen.
- Ich darf so sein wie ich bin, ich darf auch schwach sein.
- Ich nehme alle aufkommenden Gefühle wahr und kann sie aushalten.
- Meine Schwächen machen mich menschlich und liebenswert.
- Ich akzeptiere mich im Moment so wie ich bin, egal wieviel Angst ich habe.
- Die anderen mögen mich auch dann, wenn ich Angst habe.
- Ich lasse mich auf andere Menschen ein und akzeptiere meine Unsicherheit.

Denkmuster ändern bei Panikstörung

Die folgenden Informationen sollen Ihnen helfen, die körperlichen und psychischen Symptome einer Panikattacke so zu bewerten, daß Sie sich nicht mehr davor fürchten und den Teufelskreis der Angst nicht unnötig aufschaukeln. Ihre Panik wird um so geringer, je mehr Sie Ihre Angst vor einer Panikattacke verlieren.

Erstellen Sie in Ihrem Angsttagebuch eine Tabelle mit drei Spalten. Führen Sie links die Symptomatik an (z.B. Herzrasen), in der Mitte Ihre momentane Bewertung (»Gleich bekomme ich einen Herzinfarkt«) und rechts die aufgrund der folgenden Informationen gewonnene Neubewertung der Symptomatik (z.B. »Herzrasen kommt von meiner Angst und macht mir Angst, bewirkt aber keinen Herzinfarkt«).

Sie können bei Angst keinen Herzinfarkt bekommen

Die Hauptangst bei einer Panikattacke ist die Furcht vor einem Herzinfarkt und dem plötzlichen Tod. Angst beschleunigt den Herzschlag, erhöht die Pumpleistung des Herzens und erweitert die Herzkranzgefäße. Dies führt zu einer Blutkreislaufsteigerung.

Der Puls kann von durchschnittlich 70 Schlägen auf 180 und mehr pro Minute ansteigen, das Schlagvolumen des Herzens (Blutauswurf der linken Herzkammer in den Körper) kann sich verdoppeln. Das rasche Umschalten auf Beschleunigung oder Verlangsamung des Herzschlags führt oft zu einer vorübergehenden, völlig ungefährlichen Rhythmusstörung Bei akuter Angst schlägt das Herz plötzlich schneller, bei rascher Beruhigung macht es einen »Aussetzer« zur Verlangsamung.

Starke Angst kann auch eine psychisch bedingte Verkrampfung der Herzkranzgefäße bewirken, die trotz ihrer Dramatik unbedenklich ist. Es kommt aufgrund der verminderten Durchblutung und unzureichenden Sauerstoffzufuhr zum Herzen zu starken Schmerzen im Brustbereich und damit zu ähnlichen Zuständen wie bei Angina pectoris.

Herzrasen bei körperlicher Betätigung kommt jedem normal vor, in Ruhe wird es dagegen gefürchtet, weil es unerklärlich erscheint. Massives Herzrasen kann allein durch psychische Faktoren (Angst, Ärger, Wut) ausgelöst werden.

Wie beängstigend Sie Ihr Herzrasen und Herzklopfen auch immer erleben, Sie können dadurch keinen Herzinfarkt bekommen. Das Herz ist kein Elektromotor, der zusammenbricht, wenn er überdreht wird. Ein Herzinfarkt entsteht durch einen Verschluß der Herzkranzgefäße (Verstopfung durch einen Thrombus, ein Blutgerinnsel), wodurch das dahinterliegende Gewebe abstirbt. Ein derartiger Zustand kann durch Herzrasen weder bewirkt noch verhindert werden. Bei Herzinfarktpatienten steht übrigens ein intensiver Brustschmerz im Vordergrund des Erlebens und nicht die Veränderung des Herzrhythmus, wie dies bei Panikpatienten der Fall ist.

Sie können durch Angst nicht ohnmächtig werden

Viele Angstpatienten fürchten eine plötzliche Ohnmacht. Ohnmacht entsteht durch einen Blutdruckabfall und die dadurch gegebene Sauerstoffunterversorgung des Gehirns. Bei Angst und Panik steigt jedoch Ihr Blutdruck, so daß Sie dadurch gar nicht ohnmächtig werden können.

Nur eine kleine Gruppe der Angstpatienten, nämlich drei Viertel der Menschen mit einer Blut-, Spritzen- oder Verletzungsphobie, sind tatsächlich einmal ohnmächtig geworden. Die belastende Angstsymptomatik tritt jedoch erst als Folge dieses Erlebnisses auf. Dasselbe gilt von Menschen, die durch einen Erschöpfungszustand (langes ruhiges Stehen, Nahrungsentzug, Überforderung, Alkohol- oder Drogeneinwirkung u.a.) ohnmächtig wurden.

Sie können bei Angst nicht umfallen

Angst bewirkt eine Anspannung der Skelettmuskulatur und eine vermehrte Energiezufuhr, um bei möglicher Gefahr rasch reagieren zu können. Häufiger Fehlalarm führt zu ständiger Muskelverspannung. Die Anspannung der Beine zeigt sich oft in einem unsicheren Stand, was als sogenannter Schwankschwindel erlebt wird. Die Verspannung der Muskulatur wird dabei dem Gleichgewichtszentrum im Stammhirn rückgemeldet, wo eine Gleichgewichtsstörung registriert wird.

Schwindelgefühle in Verbindung mit der Angst umzufallen gehören zu den lästigsten Angstsymptomen. Ein attackenartiger oder chronischer Schwindel ist oft der Grund, warum Agoraphobiker nichts mehr alleine unternehmen, und zwar aus Angst umzufallen. Der Angstschwindel ist ein diffuser Schwindel, häufig erlebt als Benommenheit, Ohnmachtsangst, Unsicherheit beim Stehen und Gehen, Schwanken des Bodens, Schweben wie auf Wolken. Es handelt sich meistens nicht um einen Drehschwindel, der vom Gleichgewichtsorgan im Innenohr ausgelöst wird, auch nicht um einen Kreislaufschwindel durch niedrigen Blutdruck, sondern um einen Schwankschwindel, ausgelöst durch eine verspannte Schulter-Nacken-Muskulatur und eine Versteifung der Beine aus Angst vor dem Umfallen.

Wie wackelig Sie sich auch immer fühlen mögen – Sie können dabei nicht umfallen. Sie sollten sich daher bewegen und Ihren Körper entspannen oder ausbalancieren, um eine bessere Standfestigkeit zu erlangen. Genau dies ist letztlich auch das Ziel des Schwindelreizes.

Sie können bei Angst nicht ersticken

Viele Angstpatienten befürchten zu ersticken, was durch eine Verkrampfung des Brustkorbs, ein Zuschnüren der Kehle oder eine falsche Atmung hervorgerufen wird. Die Enge in der Brust ist ein typisches Angstsymptom, bedingt durch eine Anspannung der Brustmuskulatur, und geht oft einher mit einem Druckgefühl in der Gegend des Brustbeins oder herzbezogenen Ängsten. Bei einer Schreckreaktion verkrampft sich oft der oberste Teil der Speiseröhre, was ein Engegefühl im Hals bewirkt, wie wenn ein Fremdkörper im Rachen stecken würde.

Durch Angstgefühle wird die Atmung schneller und intensiver, um mehr Sauerstoff aufnehmen zu können. Sauerstoff ist die Verbrennungsenergie des Körpers und ermöglicht alle Stoffwechselvorgänge. Während gesunde Menschen in Ruhe etwa 14-15 Atemzüge pro Minute aufweisen, findet man bei Menschen mit Angstzuständen oft die doppelte Anzahl. Die Betroffenen atmen häufig zuviel durch den Mund und entwickeln dadurch eine zu starke Brustatmung. Die richtige und ruhige Atmung sollte über die Nase und das Zwerchfell (»Bauchatmung«) erfolgen.

In Angst- und Paniksituationen wird meist zu rasch und zu flach geatmet. Der Brustkorb hebt und senkt sich schnell, während die Bauchatmung vernachlässigt wird. Bei einer derartigen Hyperventilation wird über den Mund zuviel Sauerstoff eingeatmet und zuviel Kohlendioxid ausgeatmet. Dieses Ungleichgewicht wird noch dadurch verstärkt, daß der aufgenommene Sauerstoff mangels Bewegung nicht in Kohlendioxid umgewandelt wird.

Der Kohlendioxidabfall im Körper führt zu einem Mangel an Kalzium im Blut, was eine Verkrampfung der Muskeln bewirkt. Die Muskelanspannung verengt die Blutgefäße. Es kommt zu Kribbelempfindungen, Taubheitsgefühlen oder krampfartigen Zuständen in den Lippen, Händen und Füßen sowie zu Druck- und Engegefühlen im Brust- und Halsbereich. Die Betroffenen haben Angst zu ersticken und hyperventilieren noch stärker, wodurch das Problem verschärft wird. Des weiteren können noch folgende Symptome auftreten: Herzrasen, Übelkeit, Bauchbeschwerden, Sehstörungen.

Die Hyperventilation bewirkt auch eine Verkrampfung der Blutgefäße im Gehirn, wodurch die Sauerstoffzufuhr zum Gehirn beeinträchtigt wird. Dies führt zu Schwindel, Ohnmachtsangst, Unwirklichkeitsgefühlen, Konzentrationsstörungen und Denkblockaden, was die Angst verstärkt.

Wenn Sie normal oder verlangsamt atmen, vor allem jedoch wenn Sie sich bewegen, werden alle Hyperventilationssymptome sofort verschwinden. Sie brauchen weder eine Beruhigungsspritze noch eine Papiertüte vor dem Mund, in die Sie hineinatmen sollen, wie dies oft empfohlen wird, sondern schlicht »einen langen Atem«.

Sie können Ihren Brechreiz beherrschen

Durch Angstgefühle kommt es häufig zu Oberbauchbeschwerden (Appetitlosigkeit, Völlegefühl, Übelkeit, Brechreiz, bedingt durch eine Verspannung des Magens). Die Furcht vor dem Erbrechen ist der Grund, warum gerade Sozialphobiker jedes Essen in Gesellschaft fürchten (falls sie nicht Angst haben, den Löffel, das Glas oder den Kugelschreiber zittrig zu halten). Mit jedem Verzicht auf öffentliches Essen verstärken Sie Ihre Angst, daß Sie erbrechen würden. Sie werden in Angstsituationen trotz zunehmender Übelkeit nicht erbrechen.

Vielleicht hilft Ihnen auch hier die Zwerchfellatmung als gute innere Massage Ihres verspannten Magens oder die beruhigende Hand auf Ihrer Bauchdecke.

Sie können Ihren Harn- oder Stuhldrang unter Kontrolle halten

In der Schreckphase werden die Ausscheidungsorgane aktiviert. Es kommt zu einem Harn- oder Stuhldrang, erlebt als lästiges Gefühl, »gleich in die Hose zu machen«. Dies hatte in der Urzeit die Funktion, den Körper im Falle einer Flucht von jedem unnötigen Ballast zu befreien. Nach einer großen Belastung werden in der Entspannungs- bzw. Erschöpfungssituation ebenfalls die Ausscheidungsorgane aktiviert, was zahlreichen Betroffenen Angst macht, wenn sie keine Toilette in der Nähe wissen. Lassen Sie sich von Ihrem Körper nicht versklaven, vor allem dann nicht, wenn Sie gerade auf der Toilette waren. Sie können es lernen, diesen Drang 5-10 Minuten hinauszuschieben, bis er plötzlich verschwunden ist.

Sie können durch Angst nicht verrückt werden

Zahlreiche Panikpatienten haben Angst, verrückt zu werden, entweder weil die Gefühle so stark sind oder weil sie zum Schutz vor Überflutung so abgespalten (dissoziiert) sind, daß die Einheit der Person bedroht erscheint. Viele Panikpatienten haben eigentlich »nur« einen starken Gefühlsstau und befürchten, diesen emotionalen Druck nicht dauerhaft durchstehen zu können. Sie verwechseln die hohe emotionale Anspannung mit mangelnder Klarheit des Denkens und haben Angst durchzudrehen. Häufig bestehen eigenartige Entfremdungsgefühle gegenüber sich selbst (Depersonalisation) oder gegenüber der Umwelt (Derealisation). Diese Erlebnisse treten nicht nur bei Panikattacken, sondern auch bei verschiedenen Schock- und Streßzuständen (z.B. nach einem Unfall oder einer Todesmeldung) auf und haben nicht das Geringste zu tun mit einer beginnenden Schizophrenie. Es ist noch nie vorgekommen, daß jemand durch eine Panikattacke geisteskrank geworden ist. Schizophrenie beginnt ganz langsam, nicht so plötzlich wie eine Panikattacke und wird von den Betroffenen oft gar nicht richtig erkannt. Schizophrene sind »geistig verwirrt«, Panikpatienten sind »emotional verwirrt«, während die Verstandes- und Realitätskontrolle erhalten bleibt.

Sie werden bei Angst keinen Kontrollverlust erleben

Der große innere Druckzustand bei intensiver Angst geht oft einher mit der Befürchtung, die Kontrolle zu verlieren und sich dabei unmöglich zu verhalten, etwa laut zu schreien, herumzuschlagen, jemanden zu verletzen oder Dinge kaputt zu machen. Die Angst, bei einer Panikattacke auf diese Weise »die Nerven zu verlieren«, ist völlig unberechtigt. Sie werden nicht Amok laufen! Eine Panikattacke ist ein heftiger Adrenalinstoß zur Aktivierung des Körpers. Wenn Sie sich dann nicht bewegen, fühlen Sie sich einfach angespannt.

Panikattacken im Schlaf haben nichts mit Alpträumen zu tun

Wenn Sie sehr verspannt einschlafen, löst sich Ihre Anspannung erst im Schlaf. Es kommt dabei zur elektrischen Entladung der Muskulatur, was sich in so heftigem »Reißen« (Zuckungen) der Extremitäten äußern kann, daß Sie dadurch munter werden, weil Sie diese unbekannten Vorgänge im Schlaf als bedrohlich bewerten. Tatsächlich hat sich jedoch nichts Gefährliches ereignet, nicht einmal ein Alptraum.

Denkmuster ändern bei Agoraphobie

Wenn Sie unter einer Agoraphobie leiden, haben Sie Angst vor einer Situation, in der Sie sich körperlich sehr unwohl fühlen und aus der Sie nicht flüchten können und auch keine hilfreiche Unterstützung erfahren. Ändern Sie Ihre Sichtweise, dann schaut Ihr Problem gleich viel leichter lösbar aus! Wenn Sie keine Angst mehr vor Ihren körperlichen Reaktionen haben, dann schwindet auch Ihre Angst vor allen möglichen Orten und Situationen. Weil Sie Ihrem Körper nicht mehr trauen, egal ob Sie eine Panikattacke, Schwindel, Harn- oder Stuhldrang fürchten, haben Sie sich darauf verlegt zu prüfen, wie sicher verschiedene Orte für Sie sind. Wenn Sie diese Überlegung verstanden und für sich akzeptiert haben, kann es sein, daß Sie eine Agoraphobie im Laufe der Zeit bewältigen können, ohne daß Sie eine stunden- und tagelange Konfrontationstherapie machen müssen. Denn Sie haben erkannt, daß Ihre körperlichen Reaktionen letztlich die Folge einer überstandenen Belastungssituation sind und nichts zu tun haben mit den früher neutralen Orten, an denen Ihre heftigen Symptome erstmals aufgetreten sind. Sagen Sie sich: »Wenn ich mich vor mir selbst nicht mehr fürchte, dann fürchte ich mich auch vor verschiedenen Orten und Situationen nicht mehr.« Fragen Sie sich auch, ob Sie Angst davor haben, wegen Ihrer Symptome aufzufallen und von den anderen als nicht belastbar oder gar als »nervenkrank« betrachtet zu werden. Erinnern Sie sich an alle früheren Situationen, in denen Sie sich ohnmächtig, ausgeliefert oder verlassen gefühlt haben und überprüfen Sie, ob Sie Angst davor hatten, wegen Ihrer Symptome bestimmten Situationen sowie anderen Menschen hilflos ausgeliefert zu sein.

Finden Sie heraus, ob Sie sich wegen der vermeintlichen Gefährlichkeit Ihrer körperlichen Symptome fürchten oder weil Sie durch diese auffallen könnten. Im ersten Fall müssen Sie lernen, mit Ihrem Körper besser umzugehen, im zweiten Fall sollten Sie lernen, von der Meinung anderer Menschen unabhängiger zu werden. Nicht wenige Agoraphobiker sind auch ohne körperliche Symptome nicht gern allein. Überprüfen Sie daher, ob Ihre Symptome eine Möglichkeit sind, nicht allein sein zu müssen.

Es kommt also darauf an, Ihre Denkmuster zu erkennen und zu verändern, wie etwa:

- Wenn kein Helfer da ist, wird mir etwas passieren.
- Ich habe zuwenig Vertrauen zu mir, wenn eine unerwartete Situation auftreten sollte.
- Ich möchte keinem unbekannten Menschen ausgeliefert sein, wenn es mir einmal schlecht gehen sollte.
- Wenn eine Panikattacke daherkommt, wird dies gefährlich sein.
- Ich muß meinen Körper immer im Griff haben, sonst könnte er einmal unkontrolliert reagieren.
- Solange ich ständig Schwindel, Übelkeit, Harn- oder Stuhldrang habe, kann ich an keinen Aktivitäten teilnehmen, da ich in peinlicher Weise auffallen könnte.
- Ich möchte keinen fremden Ärzten ausgeliefert sein.
- Ich brauche immer einen Fluchtweg, sonst fühle ich mich unwohl, man kann ja nie wissen.
- Ich kann es nicht ertragen, in meiner Bewegungsfreiheit eingeengt zu sein.
- Allein bin ich hilflos.
- Allein fühle ich mich einsam und verlassen.
- Ich kann nichts mit mir anfangen, wenn ich allein unterwegs bin.

Denkmuster ändern bei sozialer Phobie

Wenn Sie unter einer sozialen Phobie leiden, haben Sie letztlich nichts anderes als Angst vor der kritischen, möglicherweise negativen Beurteilung durch andere Menschen. Diese Angst beruht auf einem negativen Selbstbild und einer verzerrten Wahrnehmung Ihrer Person. Dieselbe kritische Sichtweise erwarten und fürchten Sie dann auch von anderen Menschen. Erstellen Sie eine Tabelle, in der Sie eine Bewertung Ihrer Person vornehmen. Schreiben Sie auf, was Ihnen in positiver und negativer Hinsicht einfällt zu Ihrem Äußeren, zu Ihrem Verhalten, zu Ihrem Charakter, zu Ihrer Intelligenz sowie zu anderen Aspekten Ihrer Person, über die Sie oft nachdenken. Überprüfen Sie dann, wie sehr sich die befürchtete Kritik der Umwelt mit Ihrer Selbstkritik deckt und welche Unterschiede bestehen. Was ist das Schlimmste, das Sie in sozialen Situationen fürchten und wann bzw. wie oft ist dies schon eingetreten?

Im Falle einer sozialen Phobie müssen Sie Ihre Denkmuster analysieren und in Frage stellen, damit Sie im Umgang mit anderen freier agieren können. Bestimmte Denkmuster sind typisch für eine soziale Phobie:

- Ich mache vor den anderen bestimmt einen dämlichen Eindruck.
- Ich tue nichts, was ich nicht wirklich gut kann, denn ich könnte es vor den anderen niemals ertragen, schwach und unvollkommen zu sein.
- Ich möchte mich vor anderen Leuten nicht blamieren und nicht unangenehm auffallen, denn diese könnten etwas Schlechtes über mich denken.
- Ich muß perfekt sein, sonst gelte ich als Versager.
- Ich darf keine Schwäche zeigen, sonst werden sie mich ablehnen.
- Alle müssen mich mögen, sonst bin ich nicht wirklich liebenswert.
- Wenn mich die anderen schon nicht lieben, müssen sie wenigstens meine guten Leistungen anerkennen, doch wann bin ich wirklich gut genug?
- Ich darf keine Gefühle und Körperreaktionen zeigen, denn sonst gewinnen die anderen durch ihr Wissen Macht über mich.
- Ich muß alle körperlichen Symptome unbedingt vermeiden, auch wenn sie ganz normal sind, sonst könnten die anderen glauben, daß ich nervenkrank und psychisch nicht belastbar bin.
- Ich darf auch innerlich keine Gefühle zulassen, denn diese könnten mich im Kontakt mit anderen irritieren und schwächen.
- Ich muß immer auf eigenen Füßen stehen und darf mich nie im Leben an jemand anderen anlehnen, auch wenn ich mich noch so sehr danach sehne, denn dies könnte mich emotional abhängig und bedürftig und damit verletzbar machen.

Sammeln Sie selbst weitere derartige Glaubenssätze, die Ihre sozialen Ängste bestimmen und lernen Sie diese durch Pro- und Kontra-Überlegungen zu relativieren. Treffen Sie auf der Basis Ihrer Denkmuster Vorhersagen, die Sie dann einer Prüfung in der Realität unterziehen, das heißt durch Verhaltenstests checken und widerlegen.

Ihre Person	*Was die anderen denken*	*Was die anderen tun werden*
Ich bin uninteressant.	Sie werden mich langweilig finden.	Sie werden mich nicht mehr einladen.
Ich werde rot werden.	Sie wird mich für einen schüchternen Typ halten.	Sie wird nichts mehr mit mir reden.
Ich werde unsicher sprechen.	Sie werden mich für inkompetent halten.	Sie werden mich kritisieren und fertigmachen.

Folgendes Analysemodell soll Ihnen die Erkenntnis vermitteln, auf welchen Ebenen Sie Ihre negativen Denk- und Verhaltensmuster unterbrechen müssen:

1. Aktivieren Sie mental Ihre typischen Angstsituationen (z. B. Kontaktaufnahme mit unbekannten Personen) und arbeiten Sie die zentralen Befürchtungen und Annahmen heraus (z. B. »Ich werde mich dumm anstellen«).
2. Konkretisieren Sie Ihre Angstsymptome: Schwitzen, Zittern, Rotwerden, Übelkeit, Harndrang, körperliche Anspannung, »leerer Kopf« usw.
3. Identifizieren Sie Ihre Sicherheitsverhaltensweisen: Vermeiden von Fragen, schnelles, leises oder nuschelndes Sprechen, Hand über dem Mund, gesenkter Blick, Gesagtes nachher überprüfen, tiefes Atmen, nichts essen oder trinken, das Glas festhalten, Sitzen am Rand, viel Alkohol trinken, vorher innerlich alles durchdenken und vorsagen müssen, bevor man zu sprechen beginnt etc.
4. Konkretisieren Sie Form und Inhalt Ihrer Selbstaufmerksamkeit (genauere Analyse des inneren Aufmerksamkeitsschwerpunktes): Wann genau beginnen Sie mit der erhöhten Selbstaufmerksamkeit? Worauf achten Sie dabei im einzelnen? Was sind Ihre zentralen Aufmerksamkeitsschwerpunkte?
5. Arbeiten Sie die Bedeutung der Situation für das angstbesetzte Image oder Selbstbild heraus. Was glauben Sie, wie Sie auf andere

wirken bzw. wie Sie aussehen? Wie erleben Sie sich selbst dabei? Warum ist Ihnen ein bestimmtes Verhalten so wichtig?

6. Stellen Sie eine Verbindung zwischen den Sicherheitsverhaltensweisen und der Bedeutung der Situation für das angstbezogene Image her. Wenn Sie durch ein bestimmtes Sicherheitsverhalten (z. B. Einnahme eines Beruhigungsmittels) eine Katastrophe verhindern können, was glauben Sie, wie Sie dann auf andere wirken?
7. Stellen Sie eine Verbindung zwischen anderen (Angst-)Symptomen und der Bedeutung der sozialen Situation für das angstbezogene Image her. Wenn Sie eine bestimmte Angstsymptomatik erleben, was glauben Sie, wie Sie dann aussehen? Was ist so schlimm daran?

Denkmuster ändern bei generalisierter Angststörung

Identifizieren und ändern Sie die zentralen Denkmuster einer generalisierten Angststörung, falls Sie darunter leiden sollten, z. B.:

- Ich muß mich ständig sorgen, damit kein Unglück passiert.
- Wenn nichts passiert ist, stellt dies den Beweis dafür dar, daß mein ständiges Sorgen sinnvoll und nützlich war.
- Wenn ich schon nichts tun kann, will ich wenigstens über alles Mögliche nachdenken, was passieren kann.
- Wenn ich nicht immer an alles denken würde, was passieren kann, würde noch viel mehr passieren, weil sich die anderen zuwenig Gedanken machen.
- Es geht mir besser, wenn ich mich über alles Mögliche sorge, als wenn ich hoffe, daß nichts passiert und dann kommt doch etwas daher.
- Ich darf an verschiedene Dinge gar nicht denken, sonst passiert tatsächlich ein Unglück.
- Wenn ich sorglos bin, werde ich immer durch eine böse Überraschung bestraft.
- Ich sorge mich ständig um die anderen, was zeigt, daß ich sie liebe.

Im Gegensatz zu Menschen mit Zwangsstörungen, die mit Hilfe bestimmter Rituale gefürchtete Ereignisse aktiv, jedoch letztlich ineffektiv verhindern möchten, wissen Sie, daß dies nichts hilft. Sie können es dann aber doch nicht lassen, sich zu sorgen, denn vielleicht passiert wenigstens das nicht, woran Sie schon gedacht haben – auch eine Art magisches Ritual? Solange Sie die Auffassung vertreten, daß Sie durch Ihre ständigen Sorgen und Befürchtungen noch mehr Unglück verhindern können, werden Sie kaum aus diesem Teufelskreis herauskommen.

Seien Sie sich bewußt, daß sich die Sorgen bei einer generalisierten Angststörung auf alltägliche Situationen und Umstände beziehen, wo ein Unglück möglich, aber letztlich ziemlich unwahrscheinlich ist. Sie können nur hoffen, daß Ihre Angehörigen schon aufpassen werden und nicht zu Schaden kommen. Sie können nur darauf vertrauen, daß Sie sich schon irgendwie zu helfen wissen werden, wenn doch einmal ein unerwartetes Ereignis eintritt.

Denkmuster ändern bei posttraumatischer Belastungsstörung

Menschen mit einer posttraumatischen Belastungsstörung haben als Folge des Traumas ganz bestimmte Einstellungen entwickelt, die verschiedene Aspekte beinhalten können: eine Übergeneralisierung von Gefahren, ein ständiges Sicherheitsverhalten, die kognitive Vermeidung aller traumatischen Reize, ein emotionales Schutzbedürfnis oder auch Schuldgefühle.

- Überall lauern Gefahren, man kann nie wissen.
- Ich kann niemand mehr trauen, denn mein Vertrauen wurde schwer enttäuscht.
- Ich kann die traumatischen Erinnerungen nicht kontrollieren, daher muß ich sie verdrängen.
- Wenn ich meine Gefühle nicht kontrolliere, kann ich mich nicht konzentrieren und nichts leisten.
- Wenn ich an das Trauma denke, werde ich verrückt.
- Ich muß ständig nachdenken, wie ich die Situation hätte verhindern können, damit mir so etwas nicht wieder passiert.
- Ich hätte nicht dorthin fahren sollen, dann wäre mir nichts passiert.
- Durch das Trauma habe ich die Achtung vor mir und meinem Körper verloren.
- Ich schäme mich so, weil mir dies passiert ist, so daß ich es nicht verdient habe, unter die Leute zu gehen, die mich jetzt verachten werden.
- Wenn ich nicht ständig auf der Hut bin, wird mir bestimmt wieder etwas zustoßen.
- Ich bin jetzt so ängstlich, also wird gleich wieder etwas passieren.
- Wenn ich den Ort des traumatischen Geschehens aufsuche, werde ich zusammenbrechen.

- Wenn ich mehr Streß habe, werde ich körperlich und seelisch ganz erschöpft sein.
- Es hat keinen Sinn, für die Zukunft zu planen, denn ich habe keine gute Zukunft mehr.

Formulieren Sie weitere Gedanken, schätzen Sie diese dann danach ein, wie wahrscheinlich sie sind, sammeln Sie Belege für Ihre Interpretation, entwickeln Sie – vielleicht in Zusammenarbeit mit anderen Menschen – alternative Sichtweisen und überprüfen Sie durch kleine Verhaltensexperimente, welche Auffassungen am angemessensten sind.

Denkmuster ändern bei Zwangsstörungen

Wenn Sie unter einer Zwangsstörung leiden, sind Sie zumindest in bestimmten Bereichen ein sehr unsicherer Mensch und möchten über die Zwänge mehr Sicherheit erreichen. Sie sind stets vom Bemühen getragen, auf keinen Fall einen Fehler zu begehen, weil Sie wissen, daß Sie dies depressiv, das heißt schuldhaft, verarbeiten würden. Ihre Zwänge beruhen auf zwei zentralen Denkfehlern, die zusammen die ganze Dynamik Ihrer Zwangsstörung ausmachen:
1. Sie überschätzen in erheblicher Weise die Wahrscheinlichkeit einer Bedrohung, vor allem jedoch können Sie ein gewisses Restrisiko nicht tolerieren. Diese Sichtweise teilen Zwangskranke mit Angstpatienten.
2. Sie überschätzen das Ausmaß Ihrer persönlichen Verantwortung für ein bestimmtes Geschehen. Diese Auffassung teilen Zwangskranke mit depressiven Patienten.

Analysieren und verändern Sie vor allem fünf typische Denkmuster, wenn Sie unter Zwängen leiden sollten:

Überschätzung der Bedeutung der Zwangsgedanken

- Wenn ich negative Gedanken habe, bin ich ein schlechter Mensch.
- Wenn ich verwerfliche Gedanken habe, bin ich dafür genauso verantwortlich und schuldig, wie wenn ich entsprechende Taten gesetzt hätte (z. B. Fremdgehen).
- Wenn ich meine Gedanken nicht kontrollieren kann, kann ich auch mein Verhalten nicht kontrollieren.

Überschätzung der Wahrscheinlichkeit von schweren Folgen eines Ereignisses

- Wenn ich die Kaffeemaschine nicht abschalte, wird die Wohnung abbrennen.
- Wenn ich die Tür nicht abschließe, wird ein Einbrecher kommen.
- Wenn ich mich nicht ordentlich wasche, werde ich beim nächsten Händedruck jemand gesundheitlich gefährden.

Überschätzung der eigenen Verantwortung für ein Ereignis

- Wenn sich in meinem Haus jemand verletzt, bin ich dafür verantwortlich.
- Wenn jemand krank wird, ist das meine Schuld.
- Wenn ich meinen Zählzwang nicht ausführe, wird meine Mutter sterben.

Bedürfnis nach Perfektion

- Wenn ich etwas nicht perfekt kann, tue ich lieber überhaupt nichts, dann habe ich wenigstens nichts falsch gemacht.
- Wenn ich einen Fehler mache, zeigt dies meine Unfähigkeit und Unvollkommenheit.
- Ich könnte nicht damit leben, wenn ich einen Fehler begehen würde.

Falsches Einschätzen der Konsequenzen der Angst

- Wenn ich denke, daß etwas Schlimmes passiert, wird dies auch geschehen.
- Wenn ich meine Aggressionsimpulse nicht unterdrücken kann, ist jemand durch mich gefährdet.
- Wenn ich meine Zwänge nicht ausführe und dementsprechend unruhig bin, werde ich in der Arbeit viele schwere Fehler machen.

Sie wissen nun, wo Sie ansetzen müssen, wenn Sie unter Zwängen leiden:

- Verändern Sie Ihre Sichtweisen hinsichtlich der erwarteten Bedrohung. Schätzen Sie das Eintreffen bestimmter Ereignisse realistischer ein. Wie groß ist die Wahrscheinlichkeit wirklich, daß Sie etwa durch einen Händedruck AIDS oder eine andere schwere Krankheit bekommen könnten? Sie kennen doch den Spruch von Erich Kästner: »Das Leben ist immer lebensgefährlich«.
- Reduzieren Sie Ihr Bedürfnis nach 100 Prozent Sicherheit. Warum

ist es für Sie so wichtig, alles perfekt machen zu müssen? Was wäre, wenn Sie einmal einen Fehler machen, der auch anderen passieren könnte? Ist Ihnen Ihr Perfektionsstreben wirklich so viel Wert, daß Sie dabei in vielen Bereichen am Leben vorbeigehen und nichts mehr genießen können, weil Ihr Leben ständig bedroht ist?

- Reduzieren Sie das Ausmaß Ihrer persönlichen Verantwortung. Was genau können Sie wirklich sinnvoll tun, um verantwortlich zu handeln und wo überschätzen Sie Ihre Möglichkeiten, auch wenn Sie noch so große Schuldgefühle haben, daß z. B. wegen Ihrer Gedanken Ihre Großmutter im kommenden Jahr sterben könnte? Haben Sie auch schon überlegt, welche Verantwortung und Schuld andere Menschen haben, daß bestimmte Befürchtungen nicht eintreten? Sie messen mit zweierlei Maß! Sie geben sich die gesamte Schuld an allem, während Sie die Verantwortung der anderen unterschätzen.

Wir verstehen, daß diese kurz und bündig formulierten Anregungen für Sie nicht so leicht umsetzbar sind, sonst hätten Sie Ihre Zwänge schon längst aufgegeben. Und schließlich haben diese ja auch einen Sinn: Zwänge stellen den Versuch dar, mehr Selbstsicherheit zu gewinnen. Dahinter steckt meist eine längere Vorgeschichte mit großen Unsicherheiten und Unberechenbarkeiten in der Familie, in Partnerschaft oder im Beruf, wo es Ihnen nicht gelungen ist, eine angemessene Selbständigkeit und Autonomie zu entwickeln. Zwänge machen das scheinbar wett und geben durch ihre rigide Struktur einigermaßen Sicherheit bei sozialen Defiziten und mangelnder sozialer Kompetenz – und sie ermöglichen auch eine Manipulation anderer Menschen. Häufig stellen Zwänge auch ein Ventil für unterdrückte Aggressionen dar. Sie sollten daher nicht nur gegen Ihre Zwänge kämpfen, sondern vor allem auch an einer besseren sozialen Kompetenz arbeiten.

Denkmuster ändern bei Hypochondrie

Wenn Sie unter Krankheitsängsten leiden, dominieren in Ihrem Denken wahrscheinlich folgende Muster: Fehldeutungen körperlicher Signale (z. B. »Herzrasen ohne Bewegung weist auf eine Krankheit hin«), extrem übertriebene Bewertungen von Körperempfindungen (z. B. »Mir ist so schwindlig, daß ich gleich umfalle«) und verschärfte

Gesundheitsvorstellungen (»Wenn ich körperlich etwas spüre, drückt dies eine schwere Erkrankung aus«). Der Teufelskreis ist perfekt: Die ängstlichen Gedanken verstärken die körperlichen Empfindungen, was wiederum die Krankheitsängste anheizt usw. Entwickeln Sie mehr Verständnis für Ihre Ängste und beantworten Sie folgende Fragen: Was hat in der Vergangenheit diese Fixierung auf Ihr körperliches Befinden und auf mögliche Krankheiten ausgelöst und verstärkt? Gehen Sie dieser Frage einmal auf den Grund und akzeptieren Sie, daß Sie als Folge verschiedener Lebensumstände eine erhöhte Sensibilisierung für diese Thematik entwickelt haben. Lernen Sie damit so umzugehen, daß dies Ihre Lebensqualität nicht mehr ständig beeinträchtigt.

Folgende Einstellungsänderungen sind notwendig:

- Verzichten Sie darauf, sich permanent bei Ärzten rückzuversichern, daß Sie völlig gesund und Ihre Beschwerden unbedenklich sind. Sonst werden Sie nie innere Sicherheit und Stabilität entwickeln.
- Reduzieren Sie Ihr Kontrollverhalten und untersuchen Sie sich nicht andauernd, wenn Sie ohnehin wissen, daß Sie gesund sind. Durch Ihre ständige Selbstbeobachtung können Sie sicherlich kleine Mißempfindungen wahrnehmen oder erzeugen, doch haben diese nichts mit einer schweren Erkrankung wie Krebs zu tun. Konzentrieren Sie sich mehr auf Ihre Umwelt, das heißt lenken Sie sich im Bedarfsfall durch Aktivitäten und angenehme Erlebnisse von Ihrer Körperbeobachtung ab.
- Entwickeln Sie einen realistischen Gesundheitsbegriff. Analysieren Sie Ihre Gesundheitsvorstellungen, und Sie werden erkennen, daß sie unrealistisch sind, etwa »Ich bin gesund, wenn ich nichts spüre und keine körperlichen Empfindungen habe«; »Wenn ich körperliche Symptome verspüre, dann zeigt dies, daß ich schwach und schwer krank bin«.
- Reduzieren Sie Ihr Bedürfnis, sich ständig zu schonen! Dadurch bestätigen Sie sich permanent, daß Sie womöglich doch eine schwere Erkrankung haben, die durch körperliche Anstrengung ausgelöst werden könnte. Provozieren Sie durch bestimmte Übungen verschiedene körperliche Mißempfindungen und Symptome (z. B. Herzrasen, Atemnot), um immer wieder zu erleben, daß Ihr Körper auf Belastungen ganz normal reagiert und anschließend problemlos wieder zur Ruhe kommt.
- Verändern Sie Ihre hypochondrischen Körperbewertungen mit Hilfe Ihres Angsttagebuchs. Analysieren Sie: Wie groß ist die Wahr-

scheinlichkeit des Auftretens einer bestimmten Erkrankung (z.B. AIDS, Gehirntumor) tatsächlich, welche Gründe sprechen für und gegen eine bestimmte Krankheit, durch welche alternativen Erklärungen werden Ihre Symptome verstehbar, mit welcher Sicherheit können Sie für die nächsten 3–6 Monate eine bestimmte Erkrankung voraussagen?

Schritt 4: Körperliches Training – So gewinnen Sie wieder Vertrauen in Ihren Körper

Wir empfehlen Ihnen fünf Möglichkeiten, mit deren Hilfe Sie wieder mehr positive körperliche Erfahrungen machen können, wenn Sie Ihren Körper bislang als Quelle der Angst erlebt haben:

- Verbesserung Ihrer Atmung
- Verbesserung Ihrer Entspannungsmöglichkeiten
- Verbesserung Ihrer Körperwahrnehmung
- Verbesserung Ihrer Kondition durch Sport
- Verbesserung Ihres allgemeinen Aktivitätsniveaus

Atemtraining – den Körper durch die Atmung beruhigen

Die richtige Atmung

Die Atmung nimmt unter den vegetativ gesteuerten Körperfunktionen eine Sonderstellung ein, weil sie willkürlich leicht beeinflußbar ist. Das ist Ihre Chance, wenn Sie unter psychisch bedingter Blutdrucksteigerung und »nervlich« bedingtem Herzrasen leiden: Sie können durch eine Verlangsamung Ihrer Atmung auch Ihren Herzschlag reduzieren. Ihre Atmung in Ruhe soll 8-12 Atemzüge pro Minute betragen (im Normalzustand 14-15 Atemzüge). 4-6 Atemzüge pro Minute wirken sehr entspannend und dämpfend. Schneller atmen beschleunigt den Herzschlag, langsamer atmen vermindert die Herzfrequenz. Die Atmung hat auch Auswirkungen auf die Muskelspannung: verstärktes Einatmen fördert Anspannung und Verkrampfung, tief ausatmen entspannt, lockert und schafft Unterdruck in der Lunge, so daß das Einatmen von selbst erfolgt.

Sie sollten in Ruhe stets durch die Nase einatmen, denn bei der Nasenatmung wird die Luft gereinigt, befeuchtet und erwärmt. Wenn Sie durch die Nase so einatmen, als würden Sie die Luft langsam »einschnüffeln« wie einen angenehmen Duft, verschmälern sich Ihre Nasenflügel, wodurch die einströmende Luft einen Widerstand erfährt. Sie verlangsamen und verlängern dadurch Ihre Einatmung und regen Ihre Zwerchfellatmung an. Die Luft bleibt länger in Ihrer Lunge, die Durchblutung Ihres Herzens und die Lüftung Ihrer Lunge werden verbessert, die Sauerstoffzufuhr zum Gehirn erhöht. Der Atem hat genügend Zeit, sich in den Lungenbläschen auszubreiten und in das Blut der Kapillargefäße einzudringen.

Ihr Blut wird bei einer langsamen und tiefen Atmung mit mehr Sauerstoff gesättigt und stärker vom Abfallprodukt Kohlendioxid befreit. Das Blut hat mehr Zeit, bis in die Zellen der entferntesten Körperstellen zu gelangen und zu wirken. Wenn Sie intensiv mit dem Zwerchfell atmen, verbessert dies die Durchblutung Ihrer Bauchorgane und erleichtert auch den venösen Rückstrom des Blutes zu Ihrem Herzen.

Die Einatmung durch den Mund führt zu übermäßiger Brustatmung, Verspannungen im Brustbereich (infolge der übermäßigen Atmung) sowie zu einem trockenen Mund, oft verbunden mit einem Hustenreiz.

Die Ausatmung soll in Ruhe ebenfalls über die Nase erfolgen oder (bei Angst und innerem Druck) über die »Lippenbremse«: Sie lassen bei leicht geschlossenen oder lediglich durch einen kleinen Spalt geöffneten Lippen Ihren Atemstrom ganz langsam und lange ausströmen, bis die Einatmung durch die Nase ganz von alleine reflexhaft erfolgt. Die Lippenbremse stellt einen Ausatmungswiderstand dar und verlangsamt damit die Ausatmung.

Sie werden es erleben: schon nach kurzer Zeit des Ausatmens über die Lippenbremse sind Sie tief entspannt. Der Ausatemstrom klingt langsam und stetig immer mehr ab, die anschließende Atemstille dauert solange, bis der Körper von selbst nach der Einatmung verlangt. Sie sollten den Schwerpunkt Ihrer Atmung immer auf die Ausatmungsphase legen. Vollständiges Ausatmen ermöglicht erst intensives Einatmen.

Bei zu starker und zu rascher Ausatmung verschließen sich die kleinen Bronchien, wodurch die verbrauchte Luft in den Lungenbläschen zurückgehalten wird. Jedes Einatmen ohne ausreichende Ausatmung behindert die Zufuhr sauerstoffreicher Luft.

Sie sollten bei der Atmung nichts erzwingen oder kontrollieren. Ihr Atem kommt und geht ganz von allein in rhythmischer Weise. Nach dem Einatmen sollten Sie die Luft nicht anhalten (dies ist nur bei Yoga-Übungen unter Anleitung zu empfehlen), Sie sollten vielmehr sofort ausatmen. Sie können jedoch nach der vollständigen Ausatmung den Atem so lange wie möglich anhalten, um zu sehen, was passiert. Sie werden es merken: nach kurzer Zeit setzt ein wohltuender, intensiver Einatemreflex ein, gesteuert durch das Zwerchfell (vorausgesetzt, der Mund bleibt bei der Einatmung geschlossen), weil die Ansammlung von Kohlendioxid im Blut die Einatmung einfach erzwingt. Die richtige Atmung ist die Zwerchfellatmung (»Bauchatmung«) und nicht die Brustatmung, wie dies leider bei vielen Menschen der Fall ist. Die Zwerchfellatmung lernen Sie am leichtesten im Liegen. Dabei hebt sich mit jedem Atemzug die Bauchdecke, während sie sich bei der Ausatmung wieder senkt. Wenn Ihnen die Bauchatmung schwerfällt, spannen Sie vorerst einmal Ihre Bauchmuskeln an und heben oder senken Sie auf diese Weise die Bauchdecke. Es fällt Ihnen dann vielleicht leichter, die Bauchdecke allein über die Zwerchfellatmung zu bewegen. Eine weitere Erleichterung: verschränken Sie im Sitzen oder Liegen Ihre Hände hinter dem Kopf, atmen Sie dann durch die Nase ein und spüren Sie dabei, wie Sie locker aus dem Bauch heraus atmen. Ihre Brustmuskulatur wird dadurch gestreckt, so daß Sie nicht mit dem Brustkorb atmen können und die Zwerchfellatmung leichter erlernen.

Die Zwerchfallatmung führt nicht nur zu einem Auf und Ab der Bauchdecke, sondern auch zu einer Erweiterung der unteren Rippen (Flanken) und der Taille bei der Einatmung und zu einer Verengung bei der Ausatmung, ja sogar zu einer Ausdehnung des unteren Rückenteils (Kreuzbereich).

Hilfreiche Atemübungen

1. *Bauchatmung.* Legen Sie Ihre rechte Hand auf Ihren Bauch unterhalb des Nabels und Ihre linke Hand auf Ihren Brustkorb (Linkshänder umgekehrt). Wenn sich Ihr Brustkorb mehr hebt als Ihre Bauchdecke, benötigen Sie ein Atemtraining. Bei der richtigen Zwerchfellatmung hebt und senkt sich fast nur Ihre rechte Hand auf der Bauchdecke, während Ihre linke Hand (fast) ruhig auf der Brust liegenbleibt.
2. *Atemrhythmus zählen.* Legen Sie eine Uhr mit Sekundenfunktion vor sich hin und zählen Sie Ihren Atemrhythmus 30 Sekunden lang, indem Sie bei jeder Ausatmung innerlich eine Zahl weiterzählen. Multiplizieren Sie dann diese Zahl mit zwei, und Sie erhalten die Atemfrequenz pro Minute. Eine höhere Zahl als 15 bzw. 16 weist auf eine zu schnelle Atmung hin.

3. *Lippenbremse.* Atmen Sie durch die Nase ein und durch leicht geschlossene Lippen aus (Lippenbremse). Stellen Sie sich beim Ausatmen vor, möglichst lange einen Löffel mit heißer Suppe blasend zu kühlen oder möglichst lange eine 20 cm entfernte Kerzenflamme in Bewegung zu versetzen.
4. *Doppelte Ausatmungslänge.* Atmen Sie doppelt so lang aus wie ein. Zählen Sie beim Einatmen langsam innerlich »eins, zwei« und beim Ausatmen »eins, zwei, drei vier«, beim Gehen zusätzlich in Verbindung mit den Schritten (das heißt »eins, zwei ein«, »eins, zwei, drei, vier aus«).
5. *Bauch wie einen Ballon aufblasen.* Stellen Sie sich beim Einatmen vor, die Luft von unten (zwischen den Beinen) anzusaugen und Ihren Bauch wie einen Ballon aufzublasen, atmen Sie dann nach unten hin aus mit der Vorstellung, daß Ihr Bauch wieder kleiner wird.
6. *Beide Hände auf den Bauch legen.* Legen Sie beide Hände auf die Bauchdecke und beobachten Sie, wie sich diese beim Einatmen heben und beim Ausatmen senken (Einschnüffeln eines angenehmen Duftes erleichtert die Bauchatmung). Die Hände auf der Bauchdecke fördern die Konzentration auf die Bauchatmung und bewirken ein Wärmegefühl. Atmen Sie zusätzlich warm in den Bauch hinein. Durch die Berührung Ihrer Körpermitte finden Sie sozusagen auch Halt in Ihrer Mitte. Sie können beim Ausatmen mit Ihren Händen die Bauchdecke leicht hineindrücken, so daß Sie beim Einatmen durch die Nase den Gegendruck Ihrer Hände überwinden müssen, um die Bauchdecke heben zu können.
7. *Wärmflasche auf der Bauchdecke.* Legen Sie eine Wärmflasche (Wärme entspannt) auf Ihre Bauchdecke und bewegen Sie diese nur durch die Bauchatmung auf und ab. Sie können anstelle der Wärmflasche auch etwas anderes Angenehmes auf Ihre Bauchdecke legen.
8. *Warmer Bauch.* Stellen Sie sich beim Ausatmen vor, eine warme Flüssigkeit (Tee, Suppe usw.) aufzunehmen und verfolgen Sie diese bis in den Magen. Spüren Sie, wie diese Flüssigkeit Ihren Magen erwärmt. Vergegenwärtigen Sie sich eine konkrete Erfahrung oder trinken Sie einen warmen Tee und prägen Sie sich diese Erfahrung ein. Vom Magen strömt die Wärme weiter in Ihren Unterleib und in Ihr Becken.
9. *Geruch einatmen.* Stellen Sie sich intensiv Ihren Lieblingsduft vor, ziehen Sie diesen durch die Nase hoch und atmen Sie dann durch

die Lippenbremse aus, wie wenn Sie eine heiße Suppe kühlen würden. Konditionieren Sie sich auf einen bestimmten entspannenden und beruhigenden Geruch, den Sie sich dann in jeder Angstsituation vergegenwärtigen. Wenn Sie sich auf einen angenehmen Duft konzentrieren, vermeiden Sie eine übermäßige Fixierung auf die richtige Bauchatmung, denn diese funktioniert sozusagen automatisch.

10. *Sinken lassen (Schwerkraft spüren).* Lassen Sie sich im Liegen auf die Unterlage sinken. Stellen Sie sich dabei vor, Sie würden langsam in Ihr Bett, in eine Schaumgummimatte oder in weichen Sand am Strand einsinken und einen Abdruck hinterlassen. Bei jeder langsamen Ausatmung spüren Sie, wie die Schwerkraft Sie nach unten zieht und Ihr Körper schwerer und entspannter wird. Sagen Sie sich: »Ich lasse mich jetzt ganz fallen, mit jedem Ausatmen immer mehr.« Spüren Sie, wie beim Ausatmen die Spannung aus Ihrem Körper in die Unterlage fließt und die Muskeln Ihres Körpers ganz entspannt werden.
11. *Schaukelndes Boot.* Stellen Sie sich vor, Sie liegen in einem kleinen Boot oder auf einer breiten Luftmatratze auf einem See oder im Meer bei leichtem Wellengang. Beobachten Sie, wie sich Ihre Bauchdecke beim Einatmen mit der Welle hebt und beim Ausatmen mit der Welle senkt. Die Vorstellung einer rhythmischen Bewegung wirkt entspannend. Träumen Sie von Ihrem letzten Urlaub und denken Sie an warme Sonnenstrahlen, um sich zusätzlich zu entspannen.
12. *Atem als Welle.* Lassen Sie den Atem beim Einatmen wie eine Welle von unten nach oben »schwingen« und beim Ausatmen von oben nach unten gehen.
13. *Energie einatmen.* Stellen Sie sich vor, beim Einatmen Kraft und Energie einzuatmen (biochemisch: Sauerstoff) und beim Ausatmen alles Verbrauchte, Belastende und Ängstigende auszuatmen (biochemisch: Kohlendioxid und Schlacken). Verwenden Sie formelhafte Vorsatzbildungen in Verbindung mit der Atmung, um Ihre Entspannung zu vertiefen (»Mit jedem Atemzug gewinne ich mehr Energie und Selbstvertrauen«; »Mit jedem Mal Ausatmen gebe ich etwas Angst, Anspannung, Schmerz ab«).
14. *Erden.* Stellen Sie sich locker so hin, daß die Füße etwas auseinander und flach und sicher auf dem Boden stehen. Die Beine sind dabei nicht steif durchgestreckt, sondern etwas geknickt und dadurch leicht federnd (wie beim Schifahren). Spüren Sie die

Schwerkraft der Erde, indem Sie beim Ausatmen erleben, wie das Gewicht Ihres Körpers über die Füße auf den Boden drückt. Ihre Füße sind fest auf dem Boden verankert, sie gleichen den Wurzeln eines Baumes, die bei allen Stürmen sicheren Halt geben. Stellen Sie sich mit geschlossenen Augen vor, beim Einatmen Kraft und Energie aus der Erde aufzunehmen, und erleben Sie dabei die tragende Ur-Kraft der Erde. Diese Übung ist sehr hilfreich bei Schwindelgefühlen und Ohnmachtsängsten, wie sie oft im Rahmen einer Agoraphobie vorkommen.

15. *Tiefenatmung bewirkt ein Sich-Spüren.* Spüren Sie beim Atmen Ihren momentanen körperlichen Zustand und Ihre seelische Befindlichkeit und lassen Sie diese an die Oberfläche kommen. Wenn Sie langsam tief ein- und ausatmen, können Sie ungeahnte Gefühle provozieren, möglicherweise kommen Ihnen beim entspannten Ausatmen Tränen in die Augen als Zeichen des Loslassens o.ä. Wenn Sie dagegen Ihre Gefühle bzw. Schmerzzustände unterdrücken, werden Sie auch tiefes Atmen unterdrücken.
16. *Mit einem Ton ausatmen.* Atmen Sie langsam und lang mit einem bestimmten Ton aus, am besten mit »UU« oder »OOUUM-MOOUUMM« (ein bekanntes Mantra), weil ein tiefer Ton seine Schwingungen mehr im Unterleib entfaltet und der Vokal »U« beruhigend wirkt. Schließen Sie dabei die Augen und genießen Sie dieses ganz besondere Gefühl.
17. *Beim Anspannen ausatmen.* Setzen Sie sich in einen Stuhl und strecken Sie Ihren Körper so durch, daß Sie Ihre Füße fest gegen den Boden und Ihren Rücken gegen die Stuhllehne (und Ihren Kopf eventuell gegen eine Nackenstütze) drücken, dabei atmen Sie durch den leicht geschlossenen Mund langsam aus. Diese Technik verhindert jede unangenehme Anspannung, die gewöhnlich darin besteht, daß Sie sich beim Einatmen anspannen, die Luft anhalten und ganz zittrig werden. Diese Übung erleichtert die Entspannung in allen möglichen agoraphobischen Situationen, wo Sie nicht weglaufen können, obwohl Sie dazu körperlich vorbereitet sind.

Entspannungstraining – viele Wege führen zum gleichen Ziel

Neben rasch erlernbaren Atemtechniken können Ihnen auch andere Entspannungsverfahren helfen, Ihre hohe Erregung und Anspannung im Krisenfall zu reduzieren. Die bekanntesten Möglichkeiten sind das autogene Training und die progressive Muskelentspannung, auf die wir hier nur kurz eingehen möchten.

Das autogene Training besteht aus sechs Übungen, die eine angenehme Schwere Ihres Körpers (Muskelentspannung), eine wohlige Wärme Ihrer Haut (Gefäßerweiterung), einen ruhigen und regelmäßigen Herzschlag, eine ruhige und gleichmäßige Atmung, ein strömend warmes Sonnengeflecht (warme Bauchgegend) sowie eine angenehm kühle Stirn fördern sollen. Das autogene Training ist eine Technik der Selbstsuggestion, weil Sie sich bestimmte körperliche Empfindungen gedanklich so vorstellen sollen, daß diese dann auch tatsächlich eintreten.

Bei der progressiven Muskelentspannung nach Jacobson werden verschiedene Muskelgruppen Ihres Körpers nacheinander jeweils ca. 5 Sekunden angespannt und anschließend etwa 10 Sekunden wieder entspannt. Durch diesen Wechsel von Anspannung und Entspannung der Muskulatur kann auch die Seele »loslassen«.

Sie können diese Techniken zwar auch in Büchern nachlesen, doch besteht hier die Gefahr, sich einiges falsch einzulernen, so daß wir Ihnen einen Kurs bei Ärzten, Psychologen, Psychotherapeuten oder an Volkshochschulen ans Herz legen möchten. Bei ständigem Streß empfehlen wir Ihnen auch einige asiatische Entspannungsmethoden, die sich bei uns großer Beliebtheit erfreuen: Yoga, Tai Chi, Chi Gong, Shiatsu u. a. Chinesische und japanische Entspannungsmethoden machen uns bewußt, daß Entspannung auch durch Bewegung und Aktivität erfolgen kann und nicht nur durch passives Sitzen oder Liegen. Denken Sie doch nur an die Tradition des Schattenboxens der Chinesen. Angstpatienten mit chronischem Schwindel raten wir außer Massage und Akupressur zu aktiven Entspannungsmethoden, die auch die Freude an der körperlichen Tätigkeit fördern: besuchen Sie einen Tanzkurs oder nehmen Sie an einer Jazzgymnastik oder Skigymnastik teil, wenn Ihnen eine Rückengymnastik zu medizinisch ausgerichtet sein sollte.

Haben Sie Probleme mit der Entspannung, weil Ihre erste Panikattacke in einer Ruhephase im Anschluß an eine massive Belastungssituation aufgetreten ist, wie dies relativ häufig vorkommt? Dann erinnern Sie sich an den Ablauf der Streßreaktion: nach der Phase des Widerstands, die mit einer starken vegetativen Reaktion gekoppelt ist, setzt das Entspannungs- bzw. Erschöpfungsstadium ein, und hier kommt es zu einem plötzlichen Spannungsabfall. Gerade deshalb sollten Sie aber Entspannung nicht fürchten oder meiden! Im Gegenteil: Lernen Sie sich zu entspannen, bis Sie diesen Zustand auch wirklich genießen können.

Körperwahrnehmungsübungen: »Körperreisen«

Sie können eine angenehme Entspannung auch durch Körperwahrnehmungsübungen, sogenannte »Körperreisen", erreichen. Sie konzentrieren sich dabei im Laufe der Zeit auf jeden einzelnen Körperteil, nehmen die momentanen Empfindungen wahr, spüren die Anspannung oder Entspannung der Muskeln sowie die Wärme oder Kühle der Haut. Die anhaltende Wahrnehmung Ihrer körperlichen Befindlichkeiten führt zur Begrenzung Ihrer Aufmerksamkeit und in der Folge davon zur Entspannung.

Wenn Sie unter Panikattacken oder hypochondrischen Tendenzen leiden, werden Sie anfangs wohl Schwierigkeiten haben, sich Ihrem Körper zuzuwenden, doch nach einiger Zeit werden Sie bestimmt eine angenehme Entspannung erleben. Ihr Dilemma könnte sein: Sie beobachten sich nicht zuviel, sondern zuwenig, weil Sie sich bei Mißempfinden sofort ängstlich abwenden und über alle möglichen Krankheiten zu phantasieren beginnen.

Konditionstraining – den Körper wieder fordern

Schonen Sie Ihren Körper nicht, sondern fordern Sie ihn. Betreiben Sie (wieder) regelmäßig Sport und achten Sie auf ausreichende Bewegung, besonders bei einem sitzenden Beruf. Beginnen Sie dabei im Sinne eines Aufbautrainings und üben Sie möglichst regelmäßig anstelle einer gelegentlichen exzessiven sportlichen Betätigung. Viele Panikpatienten waren früher sehr sportlich, haben jedoch alle sportlichen Tätigkeiten eingestellt aus Angst, dadurch Panikattacken zu provozieren. Haben auch Sie mittlerweile eine Haltung entwickelt, sich zu schonen?

Menschen mit Panikstörungen schonen sich oft mehr als Menschen nach einem Herzinfarkt, denen vom Arzt relativ rasch ein dosiertes körperliches Training verordnet wird. Erkundigen Sie sich doch einmal, welches Trainingsprogramm Herzinfarktpatienten in einem REHA-Zentrum absolvieren müssen! Sie werden staunen.

Die ständige Haltung, sich zu schonen, führt zu mangelnder körperlicher Fitneß und verstärkt dadurch erst recht die Panikneigung.

Wenn Sie damit nun Schluß machen, werden Sie durch die regelmäßige Sportausübung und das damit verbundene körperliche Erfolgserlebnis rasch Ihr früheres Selbstbewußtsein wiedergewinnen.

Für Menschen mit Schwindelzuständen oder Agoraphobie ist Gehen über längere Strecken die einfachste und gesündeste Form der körperlichen Aktivität. Rasches Gehen (heute oft »Walking« genannt) stellt ein natürliches Training des Gleichgewichtssinns dar und fördert die Ausdauerbelastbarkeit. Gehen Sie täglich 5 km in 45 Minuten. Wenn Ihre Herz- und Atemfrequenz nach 45 Minuten Gehen nicht erhöht sind, gehen Sie schneller oder auf einer Strecke mit einer leichten Steigung.

Bewegung und Atmung spielen rhythmisch und harmonisch zusammen. Wie immer Sie sich bewegen, atmen Sie stets bei Bewegungsbeginn aus, am besten mit einem Stimmlaut (»HUH«, »HA« usw.). Das Prinzip der Ausatmung während der größten Kraftausübung ist vom Sport her bekannt und erprobt. Wir empfehlen Ihnen auch Ausdauersportarten wie Laufen, Radfahren, Skiwandern oder Schwimmen, wo immer das gleiche Prinzip gilt: die Kopplung von Bewegung und Atmung spart Kraft und bewirkt eine maximale Ausschöpfung des eingeatmeten Sauerstoffs.

Mehr Bewegung bringt nur Positives, baut überschüssige Energie ab, kräftigt den Herzmuskel (das Herz muß bei gleicher Arbeitsleistung weniger schlagen, weil die Pumpkraft erhöht wird), verbessert die Durchblutung, erhöht die Sauerstoffzufuhr, verringert die Atemfrequenz pro Minute, bewirkt eine schnellere Erholung nach Belastungen und bedeutet einen Reiz zur Bildung neuer Blutgefäße.

Beim Konditionstraining soll der Puls zwischen 140 und 160 betragen. In bezug auf das Alter ist folgende (grobe) Formel für den oberen Pulswert bekannt: 180 Schläge pro Minute minus Lebensalter, das heißt 150 Schläge für einen 30-Jährigen. Ein echter Trainingseffekt ergibt sich nur bei regelmäßigem Training (dreimal pro Woche jeweils 30 - 45 Minuten).

Aktivitätsaufbau – das Leben zurückerobern

Viele Angstpatienten, vor allem Agoraphobiker mit und ohne Panikattacken, schränken ihre Aktivitäten, Freizeitinteressen und Sozialkontakte zunehmend ein, weil sie dafür das Haus verlassen und sich möglicherweise angstmachenden Situationen stellen müßten. Sie ziehen sich immer mehr vom bisherigen Bekanntenkreis zurück und werden sozial isoliert. Alles, was früher Spaß gemacht hat, wird gemieden – aus Angst vor unangenehmen körperlichen Reaktionen.

Aus dem Meidungsverhalten heraus entwickelt sich häufig eine sekundäre Depression, die zu noch weniger Aktivitäten führt. Viele Betroffene wissen oft gar nicht mehr, ob sie aus Angst oder depressiver Lustlosigkeit nichts mehr unternehmen. Wenn Sie eine derartige Entwicklung verhindern wollen, sollten Sie Ihre früheren Freizeitaktivitäten außer Haus unbedingt wieder aufnehmen bzw. entsprechende Interessen ausbauen, so schwer Ihnen das zu Beginn auch fallen mag. Besuchen Sie Freunde und Verwandte, rufen Sie alte Bekannte an und vereinbaren Sie ein Treffen, nehmen Sie teil an gesellschaftlichen Ereignissen, machen Sie wieder kleinere oder größere Ausflüge, unternehmen Sie nach der Arbeit etwas mit Ihren Arbeitskollegen! Es gibt so vieles, was Sie aufsuchen können, Sie brauchen nur auszuwählen: Kino, Konzert, Museum, Kaffeehaus, Restaurant, Clubs, Sportvereine. Aktivieren Sie frühere Hobbys, um wieder mehr Freude zu entwickeln. Tun Sie einfach alles, was Ihre Genußfähigkeit verbessert und wieder mehr Spaß, Lust und Leidenschaft in Ihr Leben bringt.

Wenn Sie als Frau derzeit nicht berufstätig sind, suchen Sie sich Aktivitäten außer Haus (etwa eine Halbtagsarbeit, Frauen- und Mütterrunden, verschiedene Fortbildungskurse, karitatives Engagement usw.). Was haben Sie früher gerne getan, was würde Ihnen auch jetzt noch Spaß machen, wenn Sie nur Ihre Ängste überwinden könnten? Kämpfen Sie nicht so sehr gegen Ihre Ängste, sondern vielmehr für ein befriedigenderes Leben, indem Sie alles tun, was Ihnen gefällt.

Angenommen, es geschieht ein Wunder, und Sie wachen frühmorgens auf und haben keine lebenseinengenden Ängste, keine Agoraphobie oder Panikattacken mehr, was würden Sie da tun? Erstellen Sie eine Liste aller gewünschten Tätigkeiten. Was davon könnten Sie schon jetzt tun, was erst nach Überwindung Ihrer Ängste?

Viele Angstpatienten sind an »guten Tagen« durchaus erfolgreich in ihren Bemühungen und werden inaktiv an »schlechten Tagen«. Nehmen Sie eine Tagesplanung unabhängig von Ihren Stimmungen und Ängsten vor. Erstellen Sie einen Tages- und Wochenplan, was Sie tun müssen und was Sie gerne tun wollen, und führen Sie diese Tätigkeiten zum gegebenen Zeitpunkt unabhängig von Ihrer Stimmung aus. Diese Vorgangsweise wird auch depressiven Patienten empfohlen (Motto: »Aktivität verbessert die Stimmung«).

Kennen Sie das: Wenn Sie etwas unternehmen möchten, steigt die Angst plötzlich an, so daß Sie zu Hause bleiben. Ihre Angst ist dann sofort weg, doch um einen zu hohen Preis. Ihre Einstellung, verschiedene Aktivitäten erst dann zu unternehmen, wenn Sie keine Angst mehr haben, ist ebenso handlungsblockierend wie der Vorsatz depressiver Patienten, erst dann wieder etwas zu tun, wenn die Stimmung besser ist.

Zu lange Krankenstände stellen bei Menschen mit Angststörungen ohne Depression ebenfalls ein Vermeidungsverhalten dar. Danach treten die Ängste nur um so heftiger auf, wenn die Betroffenen im Krankenstand nicht gelernt haben, damit umzugehen. Ziehen Sie sich daher im Falle eines Krankenstands nicht zurück, sondern nutzen Sie die Chance zur Angstbewältigung, ohne gleichzeitig auch noch Streß im Job zu haben. Ein gutes Kriterium für die Berufsfähigkeit bei Angst- und Panikstörungen ist gerade der Umstand, daß man wenigstens im Krankenstand wieder alles tun kann, was notwendig ist, um sein Privatleben selbständig zu meistern.

Schritt 5: Emotionales Training – Gefühle wahrnehmen und ausdrücken läßt sich lernen

Die Bedeutung der Gefühle

Gefühle haben für unser Verhalten eine große Bedeutung und erfüllen unterschiedliche Funktionen:

- *Signal- und Bewertungsfunktion.* Gefühle wie Angst, Schmerz, Ärger oder Freude stellen eine Reaktion auf bestimmte Umstände und Situationen dar und geben diesen eine besondere Bedeutung.
- *Körperliche Aktivierungsfunktion.* Gefühle führen zu körperlichen Veränderungen und aktivieren unseren Körper, um ihn auf eine Tätigkeit vorzubereiten.
- *Handlungsaktivierende Funktion.* Gefühle regen uns an, ohne langes Nachdenken zu handeln, um das zu erreichen, was wir uns wünschen.
- *Mitteilungsfunktion.* Über den Ausdruck der Gefühle geben wir anderen Menschen bestimmte Mitteilungen weiter, das heißt, wir stellen eine bestimmte Kommunikation her.

Als Grund für eine Psychotherapie gelten oft emotionale Probleme unterschiedlicher Art:

- Leidensdruck durch akute oder dauerhaft negative Emotionen,
- Furcht vor bestimmten Gefühlen,
- emotionale Taubheit,
- verwirrende emotionale Reaktionen,
- emotionale Konflikte oder Ambivalenzen (Zwiespältigkeiten),
- abgebrochene oder inadäquat ausgedrückte Emotionen.

Überspitzt formuliert, leben Psychotherapeuten oft von der Un-Vernunft der Menschen. Alle Vernunftargumente vermögen gegen den Druck der Gefühle wenig auszurichten. Viele Ängste und Phobien werden als »irrational« bezeichnet, weil sie mit dem Verstand nicht nachvollziehbar sind. Der Druck der Gefühle wie etwa Angst, Wut, Traurigkeit oder Überforderungsgefühl kann so groß werden, daß die Betroffenen befürchten, die Kontrolle zu verlieren oder verrückt zu werden, obwohl ihr Geist völlig klar ist. Als Schutz vor Überflutung durch unerträgliche Gefühle kann sich eine emotionale Empfindungslosigkeit entwickeln, wie dies bei Menschen mit einer posttraumatischen Belastungsstörung öfter zu beobachten ist. Wenn Gefühle wie Unsicherheit und Angst nicht bewältigbar erscheinen, können die Betroffenen über das Mittel der Zwangsrituale versuchen, die aufkommende Angst irgendwie in den Griff zu bekommen. Alkohol, Beruhigungsmittel oder Drogen können in mißbräuchlicher Weise zur Bewältigung störender Emotionen eingesetzt werden, so daß es im nächsten Schritt zu einer substanzinduzierten Angststörung kommen kann. Eine Panikstörung kann auch quasi eine Umlenkung unangenehmer Emotionen wie Wut, Ärger oder Ohnmacht gegenüber wichtigen Personen auf die Angst vor den eigenen körperlichen Symptomen darstellen und ermöglicht in diesem Fall ebenfalls keine adäquate Affektwahrnehmung. Nicht umsonst wird immer wieder von der – im wahrsten Sinne des Wortes – überwältigenden »Macht der Gefühle« gesprochen.

Nicht alles ist Angst – Gefühle differenzierter wahrnehmen

Gehören auch Sie zu jenen Angstpatienten, die viele Gefühle als »Angst« bezeichnen, obwohl diese überhaupt nichts mit Angst zu tun haben – außer daß Sie sich vor diesen Gefühlen fürchten? Sagen Sie nicht immer und vorschnell: »Ich habe solche Angst«, wenn Sie noch gar nicht richtig erkundet haben, was eigentlich mit Ihnen los ist!

Achten Sie darauf, ob Sie in bestimmten Situationen z. B. folgende Gefühle haben: Hilflosigkeit, Schwäche, Lustlosigkeit, Hoffnungslosigkeit, Traurigkeit, Sinnlosigkeitsgefühle, Bedürfnis zu weinen, Enttäuschung, Wut, Ärger, Unruhe, Abneigung, Ekel, Einsamkeit, Verlassenheitsgefühl, Sehnsucht nach Geborgenheit, Wunsch nach Gehaltenwerden.

Können Sie unterscheiden, wann Sie aufgrund der jeweiligen Umstände diese verständlichen und normalen, wenngleich unangenehmen menschlichen Gefühle und wann Sie krankhafte Zustände von Angst oder depressiver Lustlosigkeit verspürt haben? Das macht einen sehr großen Unterschied! Und es ist auch entscheidend für den sinnvollen Umgang mit Medikamenten. Es ist nicht ratsam, jedes unangenehme Gefühl gleich mit einem Medikament dämpfen oder beseitigen zu wollen. Angstpatienten fühlen sich oft unwohl, wenn sie allein sind. Wenn Sie auch zu dieser Gruppe gehören, unternehmen Sie mehr Dinge ganz allein, ohne dies immer »Angstbewältigungstraining« zu nennen.

Überlegen Sie, was könnten Sie wirklich auch einmal alleine tun, um die dabei auftretenden Gefühle zu beobachten? Ins Kino oder Schwimmbad gehen? Einen Ausflug ins Grüne oder in die nächstgelegene größere Stadt unternehmen?

Zahlreiche Angstpatienten waren von klein auf nie allein und haben nicht gelernt, damit umzugehen und sich selbst zu beschäftigen. Sie sprechen von »Angst«, nur weil sie die Ungewißheit und Langweiligkeit des Alleinseins nicht ertragen können.

Begeben Sie sich bewußt in Situationen, die ganz verschiedene Gefühle auslösen oder verstärken können, weil diese mit bestimmten Erfahrungen und Erinnerungen zusammenhängen. Erkennen Sie, was davon wirklich Angst ist und was andere Gefühle sind, z. B. sich verlassen und unbeachtet fühlen.

Sie können lernen, Ihre Gefühle besser wahrzunehmen, indem Sie diese regelmäßig in Ihrem Angsttagebuch beschreiben. Vergegenwärtigen Sie sich bestimmte Situationen der Vergangenheit oder der letzten Stunde und analysieren Sie, wie es Ihnen dabei innerlich ergangen ist. Gehen Sie in sich und spüren Sie, welche Gefühle Sie im Moment haben. Nennen Sie nicht jede innere Unruhe und körperliche Anspannung gleich »Angst« oder »Panik«, wie viele ehemals depressive Patienten jede Befindlichkeit vorschnell mit »Ich bin schon wieder so depressiv« kommentieren, sondern suchen Sie nach anderen Worten, die Ihren Zustand besser beschreiben. Finden Sie Sätze wie »Ich fühle mich jetzt angespannt, verärgert, gekränkt, verletzt, gereizt, ohnmächtig vor Wut, hilflos, deprimiert, verzagt, erschöpft, ausgelaugt, einsam, verlassen, ungeliebt, gelangweilt, angewidert.«

Zahlreiche andere Gefühle als Angst können oft Ursache, Begleiterscheinung oder Folgezustand Ihres körperlichen und seelischen Unbehagens sein. Angst und Panik sind häufig mit anderen Gefühlszuständen verbunden, die Sie genauer herausarbeiten sollten. Wir geben Ihnen dazu einige Anregungen.

- Panikattacken können ausgelöst werden durch Wut und Ärger über den Partner, die Schwiegermutter, andere nahestehende Personen, einen Arbeitskollegen oder den Chef. Angst entsteht dann erst als Reaktion auf die heftigen und unerklärlichen körperlichen und psychischen Symptome.
- Agoraphobie kann zusammenhängen mit Unsicherheit, wenn man neuen Situationen ausgesetzt ist; mit Einsamkeit und Verlassenheitsgefühlen, wenn man allein etwas unternimmt; mit Schuldgefühlen, wenn man als Frau ohne Familienangehörige etwas für sich selbst tun möchte. Angst tritt erst als Folge von unkontrollierbar erlebten Symptomen auf, weshalb man den Aktionsradius einengt, um dem Gefühl der Bedrohtheit durch den eigenen Körper in bestimmten Situationen zu entkommen.
- Eine Sozialphobie beruht auf einem Unsicherheitsgefühl gegenüber anderen Menschen, vielleicht sogar auf einem ausgeprägten Minderwertigkeitsgefühl, nicht gut genug zu sein. Die Angst vor Ablehnung resultiert demnach aus der »eingebildeten« Unterlegenheit gegenüber anderen.
- Eine spezifische Phobie wie z. B. eine Spinnenphobie kann ausgelöst werden durch ein Ekelgefühl gegenüber bestimmten Tieren. Die Vermeidungsreaktion wird dann mit dem Gefühl der Angst begründet, obwohl es sich tatsächlich um eine vielleicht sogar sehr verständliche Abneigung handelt, bestimmten Kleintieren zu begegnen.
- Die Prüfungsangst eines Studenten kann auf dem perfektionistischen Bedürfnis beruhen, eine sehr gute Note zu bekommen und nicht unbedingt auf der Angst, gänzlich zu versagen.
- Eine generalisierte Angststörung hat nicht immer mit Angst zu tun, sondern oft viel mehr mit einem Gefühl der Unsicherheit und Ungewißheit und einer daraus resultierenden körperlichen Anspannung. Angst ergibt sich erst aus der nicht reduzierbaren Ungewißheit bezüglich der Zukunft.

- Eine posttraumatische Belastungsstörung löst nicht nur Angst aus, sondern auch zahlreiche andere Gefühle: Vernichtungsgefühl, Haßgefühl, Ohnmachtsgefühl, Hilflosigkeitsgefühl.
- Ein Waschzwang beruht oft auf einem Ekelgefühl gegenüber allen möglichen Körperausscheidungen, Angst ist oft nur die Folge, die Haut diesbezüglich nicht ausreichend gesäubert zu haben.
- Ein Kontrollzwang steht in Verbindung mit einem permanenten Unsicherheitsgefühl bei gleichzeitig ausgeprägtem Bedürfnis nach Perfektion. Angst entsteht erst aus der Bewertung, den perfektionistischen Bestrebungen nicht gerecht werden zu können.

Nur wenn Sie erkannt haben, welches Gefühl Sie wirklich bewegt, können Sie lernen, damit umzugehen und es in der Begegnung mit Ihrer sozialen Umwelt entsprechend zu artikulieren. Solange Sie alles undifferenziert nur »Angst« oder »Panik« nennen und sozusagen in einen Topf werfen, werden Sie danach trachten, diese loszuwerden, ohne das zu bekommen, was Sie in der jeweiligen Situation wirklich brauchen. Wahrnehmen und Annehmen der momentanen Gefühle ist die Voraussetzung dafür, anderen Menschen die eigenen Bedürfnisse mitteilen zu können.

Gefühle zulassen – Unterdrückung führt zur Anspannung

Viele Angstpatienten können mit ihren Gefühlen nicht umgehen und versuchen, die störenden Emotionen zu ignorieren oder zu unterdrücken, wodurch diese erst recht außer Kontrolle geraten. Diese Verleugnung führt zu einer unspezifischen Anspannung, die den Betroffenen unerklärlich ist, so daß sie sich vor ihren körperlichen Reaktionen zu fürchten beginnen.

Angstpatienten können insbesondere mit vermeintlich »negativen« Gefühlen wie Wut und Ärger nicht umgehen und unterdrücken entsprechende Regungen. Das wiederum beruht oft auf der Angst vor einem Kontrollverlust.

Nicht selten war der erste »Angstanfall« gar keine Panikattacke, sondern ein unterdrückter Wutanfall. Wut aktiviert die Kampf-Flucht-Reaktion in derselben Weise wie Angst. Immer mehr Menschen greifen zur weithin bekannten Bezeichnung »Panikattacke«, um einen heftigen Gefühlszustand auszudrücken, und geben dadurch vor, krank zu sein. Jedenfalls geht eine entsprechende Diagnose im Regelfall bereits mit der Verordnung von Beruhigungsmitteln und Antidepressiva einher, ohne daß der gefühlsmäßige Hintergrund beachtet wird. Das subjektive Gefühl der Todesbedrohung oder des Verrücktwerdens führt fatalerweise weit weg von der emotionsgeladenen Interaktion mit bestimmten Menschen der sozialen Umgebung, so daß die realen Konflikte über den Umweg von Symptomen zwar entschärft, aber nicht wirklich gelöst werden. Durch die Angst vor sich selbst werden die Betroffenen plötzlich emotional abhängig von Bezugspersonen, über die sie sich eben heftig geärgert haben – nicht selten wegen deren Bevormundungsversuchen, die nach einer Panikattacke und der daraus resultierenden Verunsicherung erst recht wieder gerechtfertigt erscheinen.

Menschen mit einer generalisierten Angststörung grübeln zwar ständig, verdrängen jedoch ihre Angstgefühle, wenn diese in Zusammenhang mit bestimmten Sorgen und Angstphantasien zu intensiv werden. Sie schwenken von einem konkreten Angstinhalt sofort zu einer anderen Angstthematik um und springen dann weiter von einer Angst zur anderen. Sie verharren in einem ständigen Grübeln im Sinne von »Was wäre, wenn …«, ohne eine konkrete Befürchtung emotional voll zuzulassen, so daß auch gar keine Bewältigung möglich ist.

Wenn Sie in bestimmten Situationen durch Ihre Gefühle verwirrt sind, sollten Sie sich eher an Ihrem Verstand und nicht an Ihren Gefühlen orientieren. Menschen mit einer posttraumatischen Belastungsstörung oder einer schweren Zwangsstörung werden von Angstgefühlen derart überflutet, daß sie besondere Mittel anwenden, um diese zu verdrängen. Emotionales Vermeiden nach einem Trauma ist keine geeignete Bewältigungsstrategie. Lassen Sie alle aufkommenden Gefühle, sagen Sie sich: »Ich bin im Hier-und-Jetzt sicher, das weiß ich ganz genau; was ich jetzt empfinde, sind nur die intensiven Erinnerungen an damals.« Zwangspatienten sollten sich vor Augen halten: »Wenn ich jetzt zu waschen bzw. zu kontrollieren aufhöre, werden mir meine Gefühle vorgaukeln, daß noch immer alles unvollkommen ist, aber ich weiß mit meinem Verstand, daß ich alles gut genug erledigt habe.«

Lassen Sie Ihre Gefühle voll und ganz zu, ohne diese als berechtigt oder unberechtigt zu qualifizieren. Sie müssen sich für Ihre Gefühle nicht rechtfertigen oder schuldig fühlen. Wenn Sie Angst davor haben, Ihre Gefühle zu akzeptieren, dann sagen Sie sich z. B.: »Was ich fühle, muß ich noch längst nicht sagen oder gar tun. Wenn ich über jemand so verärgert bin, daß ich ihm an die Kehle springen könnte, dann sind dies meine momentanen Gefühle. Es hilft mir, wenn ich mir innerlich sage, wie sehr mich dieser Mensch rasend vor Wut macht. Erst in einem weiteren Schritt entscheide ich, was ich wirklich sage oder tue.« Vor allem Zwangspatienten fällt eine derartige Vorgangsweise sehr schwer, weil sie glauben, sie werden etwas Schlechtes tatsächlich eher dann tun, wenn sie entsprechende Gefühle und Impulse innerlich zulassen.

Angstpatienten schließen bei jedem Angstgefühl, dieses müßte doch begründet sein, sonst hätten sie ja keine Angst. In diesem Fall raten wir Ihnen ebenfalls, die Angst zuzulassen und sich von Ihrem Verstand her zu sagen: »Ich habe Angstgefühle, weil ich mir etwas vorschnell als gefährlich vorgestellt habe, das ich bei genauerem Überlegen für völlig ungefährlich halte. Jetzt muß ich einfach nur abwarten, bis der Adrenalinstoß vorbei ist, dann beruhigt sich auch mein Körper wieder. Wenn ich mich nun aber wegen meiner panikartigen Symptomatik fürchte, dauert es länger, bis der Angstanfall vorbei ist.« Gestehen Sie sich ein: Wenn Sie bei Ihrer erhöhten Angstbereitschaft umlernen möchten, werden sich Ihre Gedanken und Einstellungen schneller ändern, während Ihre Gefühle hinterherhinken. Durch Zulassen überwinden Sie »irrationale« Gefühle effektiver als durch Unterdrücken und Verdrängen.

Zwiespalt der Gefühle – der emotionale Konflikt wird körperlich ausgetragen

Oft sind zwei Gefühle und Bedürfnisse, die sich gegenseitig ausschließen, gleich stark ausgeprägt. Man spricht von einer »gefühlsmäßigen Ambivalenz«, das heißt von einem Zwiespalt der Gefühle. Typische Beispiele dafür sind folgende Aussagen:

- »Ich liebe meinen Mann noch immer, aber ich fühle mich von ihm ausgenutzt und bin wütend, daß er dies nicht zur Kenntnis nimmt.«
- »Ich liebe meine Frau noch immer und möchte bei ihr bleiben, aber sexuell kann sie meine Wünsche nicht erfüllen, weshalb ich eine Freundin habe, die mich ständig zur Scheidung drängt.«
- »Ich bin meinem Partner sehr dankbar, daß er mich so unterstützt, wenn ich wegen meiner Ängste etwas nicht allein tun kann, er sollte sich dabei jedoch nicht so dominant verhalten und mir nicht alles vorschreiben, wie ich es zu tun habe.«
- »Ich habe eine sehr befriedigende berufliche Tätigkeit, meine Ar-

beitskollegen sind jedoch so unerträglich, daß ich die Kündigung überlege.«

Der emotionale Konflikt kann zu einer Somatisierung in Form bestimmter körperlicher Symptome führen (z. B. Herzrhythmusstörungen, Beklemmungsgefühle, Schwindelzustände, Verdauungsbeschwerden, Schlafstörung) sowie zu einer Pattsituation in dem Sinn, daß die Betroffenen keine Entscheidung fällen, was zu tun ist. Die Angst vor der Entscheidung in einer existentiell wichtigen Situation kann eine Angststörung begünstigen oder verstärken. Und Achtung: Das Umlenken der Aufmerksamkeit auf die Angst-, Panik- oder Zwangssymptomatik kann von der längst fälligen Grundentscheidung stark ablenken. Anstelle einer Konfliktlösung wird dann immer mehr der Weg in die Angstkrankheit beschritten.

Gefühle ausdrücken und Beziehungen klären

Gefühle wahrnehmen, annehmen und ausdrücken führt nicht nur zur Klärung der inneren Befindlichkeit, sondern auch zur Bereinigung interaktioneller Spannungen in der Familie und am Arbeitsplatz. Die erste Beziehungsverbesserung ist die Verbesserung der Beziehung zu sich selbst.

Hat sich Ihre Angststörung auf Ihre Beziehung ungünstig ausgewirkt oder ist diese sogar zum Mittel der Beziehungssteuerung geworden, das heißt, mußte sich Ihr Partner stets nach Ihren Ängsten richten? Dann ist es wichtig, in Ihrer Partnerschaft auch wieder alle anderen Gefühle zum Ausdruck kommen zu lassen, die nichts mit Ängsten zu tun haben. Eine Angststörung kann eine wirksame Möglichkeit sein, über den Weg der Krankheit eine Beziehung zusammenzuhalten. Klären Sie, welche Gefühle Ihre Beziehung festigen, wenn diese nicht mehr geprägt ist durch die Pseudonähe einer Agoraphobie mit Panikstörung oder die Schuldgefühle des »gesunden« Partners, einen »kranken« Partner zu verlassen. Was bleibt dann noch übrig? Zahlreiche Angstpatienten müssen nach der Bewältigung ihrer Ängste auch noch verschiedene Beziehungsprobleme klären, bis sie wirklich glücklich und zufrieden leben können.

Schritt 6: Selbstsicherheitstraining – Werden Sie unabhängiger und selbstbewußter

Sich seiner selbst bewußt sein

Wenn Sie »Selbstbewußtsein« haben, ist dies viel mehr als sicheres Auftreten, Durchsetzungskraft und psychische Stärke. »Sich seiner selbst bewußt zu sein« bedeutet, seine eigenen Bedürfnisse, Gefühle und körperlichen Zustände voll wahrnehmen und annehmen zu können, so daß man deswegen nicht die Ablehnung durch andere fürchten muß. Wenn Sie sich in Ihrer momentanen Befindlichkeit ablehnen, können Sie der befürchteten oder tatsächlichen Kritik durch die soziale Umwelt kaum etwas entgegensetzen. Sich selbst in seinem Sosein besser anzunehmen, stellt bereits die erste positive Veränderung dar. »Sich seiner selbst bewußt sein« heißt nicht nur, seine Stärken, sondern auch seine Schwächen wahrzunehmen.

Sagen Sie sich bei Angst vor Kritik: »Ich darf so sein, ich muß mich jetzt nicht anders geben.« Gestehen Sie sich Ihre Befindlichkeit ein, bevor Sie einen Konflikt besprechen wollen: »Ich habe jetzt etwas Angst und spüre meine Symptome, aber ich will meine Meinung sagen, denn ich habe in der Sache recht, auch wenn ich mich vor der Auseinandersetzung fürchte.«

Wenn Sie sich Ihrer selbst sicher sind, brauchen Sie keine Entschuldigungen, Ausreden, Notlügen oder besondere Lautstärke, um sich durchzusetzen. Selbstsicherheit bedeutet, seine Rechte und Interessen zu wahren und zu vertreten, ohne deswegen die Rechte der anderen zu verletzen. Selbstsicherheit hat immer auch etwas mit Respekt vor sich selbst und den anderen gegenüber zu tun. Selbstsicherheit heißt nicht, sich in aggressiver Selbstbehauptung stets durchsetzen zu müssen, sondern auch einmal nachgeben zu können, wenn die momentanen Auffassungen und Wünsche nicht umsetzbar sind, aber innerlich weiterhin treu zu seinen Einstellungen zu stehen, die von der Mehrheitsmeinung abweichen.

Wünsche und Forderungen artikulieren – Abgrenzen durch Neinsagen

Selbstsichere Menschen können
- berechtigte Forderungen stellen,

- Nein sagen und überzogene Forderungen oder Bitten anderer abschlagen,
- Kritik äußern und ertragen sowie öffentliche Beachtung aushalten.

Wenn Ihnen dies schwer fällt, hat dies wahrscheinlich folgende Ursachen:

- Sie sind unsicher bezüglich Ihrer Fähigkeiten und haben Angst zu versagen.
- Sie haben Angst vor Kritik und Ablehnung und glauben, ohne die Anerkennung durch andere nicht leben zu können.
- Sie möchten von allen geliebt werden, egal um welchen Preis.
- Sie haben ein zu starkes Harmoniestreben und können zwischenmenschliche Spannungen nicht ertragen.
- Sie sind durch Ihre Ängste bereits so stark von Ihren Bezugspersonen abhängig geworden, daß Sie sich keine Konflikte mit diesen leisten können.
- Sie möchten Ihre Situation in der Berufswelt nicht verschlechtern, indem Sie gegenüber Chefs und Arbeitskollegen aufbegehren.

Das Unvermögen, nein zu sagen, und die mangelnde Abgrenzungsfähigkeit gegenüber anderen führt häufig zur Überlastung. Wenn Sie gefährdet sind, Ihr Selbstbewußtsein durch immer wieder neue Leistungen beweisen zu müssen, werden andere dies sehr bald für ihre eigenen Zwecke auszunutzen wissen. Es beginnt das uralte Spiel »Täter-Opfer«.

Viele Angstpatienten können recht einfühlsam mit anderen umgehen, sind dabei jedoch zu entgegenkommend, vernachlässigen ihre eigenen Bedürfnisse und geraten in psychischen Streß, weil sie den anderen alles recht machen wollen. Kennen auch Sie Ihre ureigensten Bedürfnisse und Wünsche zuwenig?

Äußern Sie Ihre Wünsche und Ihre berechtigte Kritik. Sagen Sie im Umgang mit anderen klar und unmißverständlich, was Sie wollen und was Sie stört. Lernen Sie, Nein zu sagen und die damit verbundenen Schuldgefühle besser auszuhalten. Wo sagen Sie aus Angst ja, wo Sie lieber nein sagen sollten? Grenzen Sie sich ab gegenüber unberechtigten Forderungen.

Sie werden sich anderen gegenüber um so eher behaupten können, je mehr Sie sich auf ganz konkrete Sachverhalte und eng umschriebene Aspekte Ihres Interaktionspartners konzentrieren und diesen nicht frontal angehen, das heißt nicht in seiner ganzen Person angreifen. Eine konstruktive Lösung werden Sie zudem schneller erreichen, wenn Sie nach dem Ausdruck Ihrer Gefühle und Ihrer konkreten Kritik auch gleich Ihre speziellen Wünsche anführen, wie bestimmte Abgelegenheiten zukünftig behandelt werden sollen.

Sich aus verstrickten Beziehungen lösen

Wollen Sie es auch als Erwachsener immer noch Ihren Eltern recht machen? Bekommen Sie Schuldgefühle, wenn Sie sich Ihren Eltern gegenüber stärker abgrenzen? Oder hängen Sie zu stark an Ihrem Partner?

Werden Sie selbständiger und unabhängiger! Angstpatienten hängen oft zu sehr am Partner und an den Eltern. Neben den schönen Seiten einer sehr engen Beziehung zeigen sich hier aber auch die Schattenseiten: Sie behindern die Entwicklung eines eigenständigen Lebens, so daß latente oder offene Angst vor dem Alleinsein besteht, mit der man nicht umgehen kann. Oft möchten die Angehörigen dem Angstkranken helfen, indem sie ihm alle möglichen Aufgaben abnehmen (Einkäufe, Autofahrten, Behördenwege u.a.). Angstpatienten werden dadurch noch abhängiger von ihren Angehörigen, noch ängstlicher und hilfloser. Dies führt zu reduziertem Selbstwertgefühl und Depressionen.

Leben Sie auch dann ein selbständigeres Leben, wenn sich Angehörige plötzlich darüber beschweren sollten, Sie seien seit Ihrer Angstbewältigung weniger verfügbar! Langfristig wird Ihre größere Freiheit und Zufriedenheit auch Ihren Angehörigen zugute kommen.

Vom Opfer zum Täter – handeln statt leiden

Klagen Sie andere nicht an, an Ihren Ängsten schuld zu sein, auch wenn dies zumindest teilweise der Wahrheit entsprechen sollte, denn Sie machen diese dadurch nur noch mächtiger. Schreiben Sie anderen Menschen nicht so viel Macht zu, weil Sie dadurch auf Dauer zum Opfer werden! Kämpfen Sie nicht so sehr gegen andere, sondern für sich selbst, um Ihre Ziele zu verwirklichen.

Richten Sie sich nicht so sehr nach der Meinung anderer Leute, sondern übernehmen Sie die Verantwortung für Ihr Leben! Tun Sie das, was für Sie gut ist!

Kämpfen Sie für Ihre Freiheit zu tun und zu lassen, was Sie möchten, und nicht so sehr gegen die Einschränkung von seiten anderer. Denn je mehr Sie wissen, was Sie wollen, um so sicherer werden Sie diesen Weg gehen – ohne daß Sie sich so viel sorgen müssen, wie die anderen damit umgehen, wenn Sie deren Erwartungen nicht entsprechen.

Bekommen Sie Angst, die Zuneigung der anderen zu verlieren, wenn Sie tun, was für Sie gut ist, was aber den anderen nicht gefällt? Dann sind Ihnen die Wünsche der anderen wichtiger als Ihre eigenen Bedürfnisse.

Frei sind Sie nicht erst dann, wenn Ihnen andere erlauben, etwas zu tun, sondern wenn Sie aus sich heraus die Verantwortung übernehmen, jene Entscheidungen zu treffen, die für Sie gut sind.

Ihre ganze Macht liegt in dem Spruch: Man kann niemand verändern außer sich selbst – und wenn man sich selbst konsequent verändert, dann müssen sich die anderen ebenfalls ändern, sonst bricht die Beziehung.

Das Gefangensein durch Angst und Unfreiheit beginnt, wo Sie Ihre eigenen Rechte vergessen und sich zu sehr nach den Bedürfnissen der anderen richten. Dann haben Sie sich allerdings selbst zum Opfer der anderen gemacht.

Schritt 7: Anti-Streß-Training – Lassen Sie sich vom Alltagsstreß nicht unterkriegen

Die wichtigsten Stressoren erkennen

Streß hängt oft gar nicht so sehr mit dem strengen Chef, den lästigen Kunden und dem grundsätzlich immer zu kurzen 24-Stunden-Tag zusammen, sondern häufig mit den Aspekten von Unsicherheit und mangelnder Situationskontrolle. Strategien zur Streßbewältigung sind immer dann erfolgreich, wenn sie Vorhersagbarkeit, Verständnis für Zusammenhänge, Wissen und Gefühle von Kontrollierbarkeit und Bewältigbarkeit von Situationen vermitteln. Menschen mit Panikstörungen leben oft unter großem Streß, der die Panikattacken verursacht (oft allerdings erst in der abfallenden Streßphase, ähnlich einer Wochenendmigräne). Panikstörungen mit und ohne Agoraphobie bestehen in einer Kontrollverlustangst. Viele Verhaltensweisen, die die Betroffenen oft bis zu einer Erschöpfungsdepression überfordern, stellen den Versuch dar, die Dinge und den eigenen Körper immer und überall »im Griff« zu haben nach dem Motto »Alles unter Kontrolle«.

Erstellen Sie eine Liste der für Sie wichtigsten Stressoren und ordnen Sie diese nach ihrer Bedeutung, das heißt nach ihrer Macht über Ihr Leben. Achten Sie wenigstens auf die folgenden Gruppen von Streßfaktoren:

- Selbstgemachter Streß,
- Streß in der Familie und Partnerschaft,
- Streß im Beruf,
- Streß durch sozioökonomische Faktoren,
- Streß durch gesundheitliche Faktoren.

Streß reduzieren heißt anders denken und anders handeln

Jede Situation, die eine Gefühlsreaktion auslöst, kann Streß hervorrufen, weil es dadurch zu einer körperlichen Aktivierung ohne körperliche Betätigung kommt, so daß Sie angespannt bleiben. Angesichts von streßauslösenden Situationen können wir Ihnen drei grundsätzliche Ratschläge geben:

- Vermeiden Sie die Situation!
- Verändern Sie die Situation!
- Reagieren Sie anders auf die Situation, das heißt verändern Sie Ihre Denkmuster!

Oft haben Sie nicht die Möglichkeit, einer bestimmten Situation auszuweichen und nicht die Macht, die Situation zu verändern, so daß nur eine Einstellungsänderung gegenüber der Situation übrigbleibt. Und das ist schon viel!

Sie können nicht immer die Situationen und die Menschen um sich herum kontrollieren, aber Sie können Ihre eigenen Reaktionen kontrollieren, indem Sie anders darüber denken und in der Folge davon andere Gefühle entwickeln.

Angesichts von Arbeitsplatzsituationen empfehlen Managementtrainer die folgenden drei Strategien: *love it – change it – leave it.* Auf gut Deutsch: begeistern Sie sich neu, um der Demotivierung zu entkommen – verändern Sie die Situation, wenn Sie können – verlassen Sie das Feld, wenn all Ihre Bemühungen nichts bringen!

Das Nichtstun üben

Halten Sie es aus, buchstäblich nichts zu tun und in die Luft zu schauen? Oder müssen Sie immer etwas tun oder wenigstens etwas denken bzw. grübeln? Ständige Aktivitäten können dazu dienen, die Begegnung mit sich selbst zu vermeiden.

Angst vor dem Nichtstun – könnte das auf Sie zutreffen? »Man muß jede Minute ausnutzen«; »Man darf sich nicht gehen lassen«; »Wenn ich nichts tue, dann bin ich nichts wert«; »Wenn ich das heute auch noch aufarbeite, ist es wenigstens erledigt«. So oder ähnlich lauten die Denkmuster von ständig gestreßten Leuten. In der Muße liegt die Kraft! Wenn Sie sich davor fürchten, brauchen Sie sich nicht zu wundern, daß Sie immer Angst vor Unruhe und Panik haben, wenn Sie sich einmal entspannt hinlegen möchten.

Umgang mit Streß – Tips zur Streßbewältigung

Folgende Ratschläge zur Streßbewältigung können für Sie nützlich sein:

- Analysieren Sie Ihren privaten und beruflichen Streß, indem Sie Ihre Streßfaktoren auf einer Liste festhalten und nach dem Ausmaß der Belastung reihen.
- Unterscheiden Sie zwischen jenem Streß, der durch Ihre Lebenssituation gegeben ist, und jenem Streß, der letztlich durch Ihre Denkmuster und Einstellungen bewirkt wird, völlig unabhängig von situativen Gegebenheiten.
- Unterscheiden Sie zwischen dem Streß, den Sie sich selbst machen, und dem, den Ihnen andere bereiten.
- Erstellen Sie eine Prioritätenliste Ihrer Aktivitäten. Treffen Sie eine Unterscheidung zwischen dem, was wichtig ist und deshalb getan werden sollte, und dem, was wohl auch wünschenswert wäre, jedoch momentan eine Überforderung darstellt, so daß Sie in der nächsten Zeit bewußt darauf verzichten.
- Planen Sie in Ihrem Terminkalender Pausen von einer Viertelstunde ein, um unnötigen Streß zu vermeiden, wenn unvorhersehbare Ereignisse eintreten. So wirft Sie eine unerwartete Aufgabe nicht völlig aus der Bahn und macht Ihnen keinen zusätzlichen Streß, denn Sie haben vorgesorgt.
- Delegieren Sie, was Sie nicht unbedingt selbst machen müssen, oder suchen Sie sich kompetente Mitarbeiter, damit Sie nicht immer alles allein machen müssen.
- Analysieren und ändern Sie jene Denkmuster, die den größten Streß erzeugen und das Risiko von Panikattacken erhöhen, z. B. ständige »Ich sollte«-Sätze oder »Was wäre, wenn«-Gedanken: alles

»im Griff« haben wollen, sich für alle und alles verantwortlich fühlen; permanente Überforderung durch überhöhte Ziele; alles perfekt machen wollen; Perfektionismus zur Vermeidung von Kritik oder Minderwertigkeitsgefühlen; jedem alles recht machen wollen; sich nicht abgrenzen und nicht nein sagen können; alles lieber »hinunterschlucken«, anstatt Ärger offen aussprechen.

- Achten Sie auf Entspannung und Zeiten der Ruhe und Erholung.
- Verbessern Sie Ihre persönliche Streßtoleranz, indem Sie Phasen der Anspannung mit einem körperlichen Bewegungsprogramm bewältigen lernen.
- Lernen Sie, die ersten körperlichen, seelischen und gedanklichen Anzeichen von überforderndem Streß zu erkennen, um Angst- und Panikzustände zu vermeiden.
- Treffen Sie bei Bedarf eine vielleicht schon seit längerem hinausgeschobene Neuorientierung für Ihr Leben, etwa die Klärung einer belastenden familiären, partnerschaftlichen oder beruflichen Situation. Belastend ist oft nicht der Streß an sich, sondern der ohnmächtig machende Streß.
- Wenn Sie durch die soziale Situation in chronischen und übermäßigen Streß geraten, achten Sie auf emotionale Unterstützung durch Menschen Ihres Vertrauens.

Was Ihnen sonst noch helfen könnte

Psychotherapie – wenn Selbsthilfe nicht genügt

Unter den verschiedenen Psychotherapiemethoden hat die Verhaltenstherapie die konkretesten Hilfestellungen im Umgang mit Ängsten aller Art entwickelt. Wenn Sie eine spezielle Anleitung zur Bewältigung von Ängsten, Panikattacken und Zwängen suchen, sollten Sie daher unbedingt eine Verhaltenstherapie machen. Sobald es um die Hintergründe Ihrer Ängste geht, können Ihnen auch andere Methoden wirksam helfen. In einer guten Verhaltenstherapie werden auch die Hintergründe Ihrer Ängste bearbeitet, so daß Sie dazu nicht eine andere Therapie beginnen müssen. Wenn Sie gerade eine Psychoanalyse, eine Gesprächspsychotherapie, eine Gestalttherapie, eine Familientherapie oder eine andere Form der Psychotherapie machen, können Sie auch von verhaltenstherapeutisch orientierten Selbsthilfebüchern profitieren, wie Sie eben eines davon in der Hand haben. Neben einer Einzeltherapie kann auch eine Gruppentherapie hilfreich sein, z. B. ein Selbstsicherheitstraining bei einer sozialen Phobie.

In Deutschland werden nur die Verhaltenstherapie und die Psychoanalyse von den gesetzlichen Krankenkassen bezahlt, in Österreich sind zwar 17 Psychotherapiemethoden staatlich anerkannt, die Krankenkassen zahlen jedoch in freier Praxis stets nur einen bescheidenen Kostenzuschuß.

Medikamente – wenn Selbsthilfe und Psychotherapie nicht ausreichen

Angstlösende Antidepressiva

Verschiedene neuere Antidepressiva haben auch eine angstlösende Wirkung, diese gelten als Mittel der Wahl bei der medikamentösen Behandlung von Angst- und Panikstörungen. Es handelt sich dabei um die Gruppe der sogenannten Serotonin-Wiederaufnahmehemmer. Neuerdings werden in bestimmten Fällen auch Noradrenalin-Wiederaufnahmehemmer als erfolgversprechend angesehen. Die in Frage kommenden Mittel haben in den ersten 2-3 Wochen häufig unangenehme Nebenwirkungen (z. B. Übelkeit oder innere Anspannung), weshalb sie anfangs in langsam steigender Dosierung zu nehmen sind, das heißt es ist zu Beginn nur die Hälfte der späteren Dosis zu empfehlen. Sie sollten das verordnete Antidepressivum wegen eines möglichen Absetzeffekts, der sich in panikähnlichen Symptomen äußern kann, später nicht sofort absetzen, sondern in Absprache mit Ihrem Arzt über einige Tage zuerst langsam reduzieren. Angstlösende Antidepressiva sollten Sie wenigstens einige Monate lang täglich einnehmen. Wir empfehlen Ihnen gleichzeitig auch eine Psychotherapie, weil Ihnen nach dem Absetzen der Medikamente eine erhöhte Rückfallgefahr droht, solange Sie mit Angst und Panik nicht umgehen können.

Beruhigungsmittel

Unter der Bezeichnung »Beruhigungsmittel« versteht man die bekannten Tranquilizer aus der Gruppe der Benzodiazepine, die nach längerer Einnahme abhängig machen. Sie sollten diese Mittel nicht länger als 3-4 Wochen regelmäßig einnehmen, auch wenn sie kurzfristig sehr gut wirken, sie können bereits nach 2-3 Monaten zur Abhängigkeit führen. Der anfangs gute Effekt läßt mit der Zeit nach, so daß Sie die Dosis steigern müssen – so begeben Sie sich in den Teufelskreis der Abhängigkeit. Tranquilizer stellen nur eine anfängliche Akutmaßnahme bis zum Beginn einer Psychotherapie dar oder nur eine Anfangsmedikation, bis nach etwa zwei Wochen das gleichzeitig verschriebene angstlösende Antidepressivum zu wirken beginnt, sie reduzieren aber auch die anfänglich möglichen Nebenwirkungen des Antidepressivums. Sie sollten auch bedenken, daß Beruhigungsmittel die Wirkung von Alkohol und Schlafmitteln verstärken und die Verkehrssicherheit beeinträchtigen. Bei einem Teil der Patienten treten im Laufe der Zeit noch heftigere Angst- und Panikzustände auf als vor der Einnahme der Beruhigungsmittel. Dies hängt einerseits mit sogenannten paradoxen Wirkeffekten zusammen, andererseits wird durch Absetzversuche und Spiegelschwankungen der Körper in unangenehmer Weise sensibilisiert für die auftretenden Zustände, die den Symptomen einer Panikattacke sehr ähnlich sind, z.B. Herzrasen, Schwitzen, Übelkeit, Muskelverspannungen, Kopfschmerzen, Schlafstörungen, Reizbarkeit. Die Gefahr der raschen Abhängigkeit ist besonders groß bei sogenannten hochpotenten Tranquilizern, die gerade als die Mittel der Wahl bei Panikattacken eingesetzt werden.

Betablocker

Betablocker sind Herz-Kreislaufmittel, die nicht für Angstpatienten erfunden wurden. Sie werden jedoch häufig von Ärzten in bestimmten Fällen verschrieben, um die körperliche Begleitsymptomatik (vor allem Herzrasen, Herzklopfen, Zittern und Schwitzen) bei verschiedenen Ängsten (z.B. bei einer Prüfungsangst oder einer sozialen Phobie) zu lindern und damit die ständige Körperbeobachtung zu verhindern. Betablocker sollten – ebenso wie Beruhigungsmittel – nur im Akutfall eingesetzt werden, um wichtigen Erlebnissen nicht aus dem Weg zu gehen. Sie sind nicht als Dauermedikation geeignet, eine Angststörung zu beseitigen, weil sie nur die körperliche Folgesymptomatik dämpfen, also nur auf der Symptomebene wirken.

Neuroleptika

Neuroleptika sind wirksame Mittel zur Behandlung schizophrener Patienten und sollten im deutschen Sprachraum – ähnlich wie in den USA – bei der Behandlung von Angstkranken keine Verwendung mehr finden. Sie werden von verschiedenen Ärzten in niedriger Dosis nach wie vor als Alternative zu Tranquilizern eingesetzt. Bedenken Sie, daß diese Mittel von den Gesundheitsbehörden nicht zur Behandlung von Angst- und Panikstörungen zugelassen sind und auch von der deutschen Psychiater-Vereinigung aufgrund besserer Alternativen nicht zu diesem Zweck empfohlen werden.

Placebo-Effekt

Placebo-Präparate sind Scheinmedikamente ohne echte Wirksamkeit, die nur durch den Glauben an deren Wirksamkeit wirken. Sie werden in Forschungsstudien zu neuen Medikamenten der sogenannten Kontrollgruppe verabreicht, um die Wirksamkeit des neuen Mittels in der Studiengruppe zu untersuchen. Das Resümee aus zahlreichen Studien ist, daß das Placebo-Präparat bei einem Drittel bis zur Hälfte der Angst- und Panikpatienten ebenso wirksam war wie das echte Medikament. Sie kennen doch den Spruch: »Der Glaube kann Berge versetzen.« Der ausgeprägte Placebo-Effekt wird auch durch das Verhalten vieler Panikpatienten unterstrichen, die ein abhängig machendes Beruhigungsmittel, das innerhalb einer Viertelstunde verläßlich wirkt, ohne Einnahme nur in der Tasche mit sich führen müssen, um überall frei von Angst und Panik auftreten zu können. Neuere Studien haben übrigens ergeben, daß Placebos durch den Glauben an die Wirksamkeit des Mittels im Gehirn ähnliche Wirkungen haben können wie anerkannte Medikamente. Daraus folgt: das Gehirn beeinflußt nicht nur die Psyche, sondern die Psyche beeinflußt auch das Gehirn und über diesen Weg auch den Körper.

Pflanzliche Präparate

Pflanzliche Mittel haben in den letzten Jahren in der Behandlung von Angststörungen eine große Bedeutung gewonnen, vor allem verschiedene Kava-Kava-Präparate, aber auch Johanniskrautpräparate, die in der Vergangenheit bereits erfolgreich vielen depressiven Patienten verschrieben wurden.

Wir raten Ihnen dringend von einer Selbstbehandlung ab und empfehlen Ihnen eine ärztliche Konsultation. Kava-Kava-Präparate sind mittlerweile wegen möglicher Leberschäden in überhöhter Dosierung verboten.

Gesunde Ernährung – den Körper stärken

Gehen Sie sparsam um mit Alkohol, Nikotin und Koffein, denn ein Übermaß davon kann Panikattacken begünstigen. Achten Sie auf eine gesunde und ausgewogene Ernährung. Wir möchten Sie vor allem auch auf die Bedeutung des Zuckerspiegels hinweisen:

- Angst- oder streßbedingte Appetitlosigkeit kann zu einer vorübergehenden Unterzuckerung führen, was der Körper durch einen Adrenalinstoß zu beheben versucht, um weiteren gespeicherten Zucker zu mobilisieren. Dies kann zu panikähnlichen Symptomen führen. Essen Sie daher trotz Angst, Anspannung und Streß wenigstens das, was Ihr Körper noch am ehesten verträgt, oder leichte Speisen, Traubenzucker, Obst, Vollkornbrot, einen Müsliriegel o. ä., um eine Unterzuckerung zu verhindern.
- Die Aufnahme großer Mengen Süßigkeiten führt zu einem Blutzuckeranstieg, weshalb die Bauchspeicheldrüse viel Insulin produziert, um damit fertig zu werden. Das vermehrt freigesetzte Insulin baut dann jedoch so viel Blutzucker ab, daß es plötzlich zu einer Unterzuckerung kommen kann, die mit bestimmten Beschwerden einhergeht (z. B. innere Unruhe, Herzrasen, Schwitzen, unsichere Beine).

Stationäre Behandlung – wenn ambulante Möglichkeiten versagen

Eine stationäre Behandlung in einer psychiatrischen oder psychosomatischen Klinik kann durchaus Sinn machen, wenn dadurch eine konzentrierte Therapie mit Aussicht auf raschere Heilung gegeben ist oder wenn ambulante Behandlungsversuche gescheitert sind. Erkundigen Sie sich jedoch vorher möglichst genau, wie die Behandlung ablaufen wird, bevor Sie sich stationär aufnehmen lassen. Informieren Sie sich darüber, wie umfangreich das Psychotherapieangebot im Vergleich zur medikamentösen Behandlung ist und vor allem wie das Verhältnis von Einzelpsychotherapie zu Gruppenpsychotherapie ausschaut. Eine stationäre Behandlung kann auch eine sinnvolle Druckentlastung in einer allgemein überfordernden Lebenssituation sein, in der keine berufliche Leistungsfähigkeit gegeben ist oder massive familiäre Spannungen aufgetreten sind. Durch die Distanz zum belastenden Alltag und eine Stärkung von seiten ebenfalls betroffener Patienten erlangen Sie wieder mehr Kraft und Selbstvertrauen.

Selbsthilfegruppe – Unterstützung durch Gleichgesinnte

Durch eine Gruppe von Gleichgesinnten können Sie Verständnis, Halt und Kraft finden, um Ihren Ängsten durch das Vorbild der anderen besser als bisher entgegenzutreten. Wenn es in Ihrer Gegend eine Selbsthilfegruppe zu Angst- und Panikstörungen gibt, sollten Sie eine Teilnahme überlegen, jedoch nur dann, wenn Sie dazu positive Rückmeldungen eingeholt haben. Im schlimmsten Fall können Sie nämlich durch langjährige »Profi-Angsthasen« leicht den Eindruck bekommen, Ihre Ängste seien unbehandelbar, was Sie sehr entmutigen würde.

Das Internet als neueste Hilfsmöglichkeit – anonyme Helfer

Die neueste Entwicklung sind Angst- und Panik-Selbsthilfe-Homepages im Internet. Bei bestimmten Fragen können Sie sich an die Teilnehmer der entsprechenden Foren wenden, die Ihnen Information, Rat und Unterstützung bieten. Die umfangreichste Selbsthilfe-Homepage zur Thematik der Angststörungen finden Sie unter *www.angstselbsthilfe.de.* Die für Angstpatienten sehr informative und detaillierte Homepage des Autors finden Sie unter *www.panik attacken.at.* Wenn Sie im Internet nach bestimmten Themen suchen, empfehlen wir Ihnen die Abfrage nach Stichworten in der weltbesten Suchmaschine *www.google.de.* Informationen über Angststörungen erhalten Sie auch in Gesundheitsplattformen, wie z. B. unter *www.netdoktor.de*, wo Sie auch eine für Laien gut verständliche Beschreibung aller Medikamente finden.

Rettungsmannschaft Familie oder gute Freunde – mit Unterstützung geht alles leichter

Wenn Angehörige nicht zur Entwicklung einer Angststörung beigetragen haben, können sie von großem Nutzen sein für den Fall, daß Sie anfangs Ihre Angst- und Panikzustände ohne fachliche Hilfe in den Griff bekommen möchten. Die wohltuende Unterstützung und Ermutigung durch vertraute Personen macht es Ihnen leichter, Ihr Angstbewältigungstraining erfolgreich durchzuführen. Bei schwierigeren Situationen kann die Anwesenheit des Partners oder eine Freundin anfangs sehr hilfreich sein, später sollten Sie jedoch alle gefürchteten Situationen auch allein bewältigen können.

Sprechen Sie mit Ihrem Helfer über alle auftretenden Probleme, damit Sie durch ihn wieder mehr Mut bekommen, sich Ihren Ängsten zu stellen.

Vergessen Sie nicht: Ein Helfer ist nur so gut, wie er Ihnen hilft, von ihm unabhängig zu werden! Manche Angstpatienten werden nach der Beseitigung ihrer Ängste eine überraschende Entdeckung machen: Der »gesunde« Angehörige kann sich plötzlich überflüssig oder zumindest nicht mehr so bedeutsam erleben. Statt der Frage »Kannst du nicht endlich einmal allein etwas unternehmen?« erfolgt vielleicht die Frage »Mußt du schon wieder fortgehen?«

Anerkennung der eigenen Grenzen – es ist nicht alles machbar, doch vieles modifizierbar

Wir geben gerne zu, daß ein Selbsthilfeprogramm auf Grenzen stößt, die nur durch eine psychologische und/oder medikamentöse Therapie überwunden werden können. Wir wissen aber auch, daß die Handlungsmöglichkeiten durch die Persönlichkeit der Betroffenen eingeschränkt sein können. Fachleute sprechen von einer Persönlichkeitsstörung, wenn Denkmuster, Gefühle, Impulse und Sozialverhalten so verfestigt sind, daß eine Änderung nur schwer möglich ist. Bei bestimmten Menschen mit jahrelang unveränderten Ängsten kann eine Persönlichkeitsstörung gegeben sein:

- *Ängstliche (vermeidende) Persönlichkeitsstörung.* Es bestehen ständige Sorgen und Befürchtungen, anhaltende Vermeidungsreaktionen, ausgeprägte Minderwertigkeitsgefühle und massive Ängste bezüglich sozialer Ablehnung, die auch durch eine längere Psychotherapie nur schwer veränderbar sind.
- *Abhängige Persönlichkeitsstörung.* Als »abhängig von anderen Menschen« gelten bestimmte Personen dann, wenn sie nicht auf eigenen Füßen stehen können, sondern sich ständig an andere anlehnen möchten.
- *Selbstunsichere Persönlichkeitsstörung.* Die Betroffenen weisen eine fundamentale Selbstunsicherheit auf.
- *Zwanghafte Persönlichkeitsstörung.* Es besteht ein zwanghaft-perfektionistisches Verhalten ohne Rituale.
- *Borderline-Persönlichkeitsstörung.* Es handelt sich dabei um eine schwere Störung im Bereich der Affekte, der Impulskontrolle, des inneren Erlebens, des Selbstbildes und der Identität, der sozialen Beziehungsfähigkeit, des allgemeinen Sozialverhaltens u.a.

- *Andauernde Persönlichkeitsänderung nach Extrembelastungen.* Wenn eine schwere posttraumatische Belastungsstörung über zwei Jahre andauert, kann daraus eine Persönlichkeitsveränderung resultieren.

Wir meinen nicht, alles sei machbar, sondern versuchen nur, Ihren Glauben und Ihre Hoffnung zu stärken durch die Botschaft: Eine Besserung ist erreichbar, und eine Verringerung Ihres Leidensdruck und der Folgen Ihrer Beeinträchtigung ist möglich. Und dies gilt innerhalb bestimmter Grenzen selbst für die angeführten Persönlichkeitsvarianten.

Schlußbemerkung

»Es ist nicht genug zu wissen, man muß es auch anwenden; es ist nicht genug zu wollen, man muß es auch tun« (Goethe).

In diesem Sinne glauben wir, daß wir unser Ziel erreicht haben, wenn Sie die Phase der Verunsicherung, der Ratlosigkeit, des Nachdenkens und des Vermeidens verlassen und anfangen, Ihr Leben selbst in die Hand zu nehmen. Wir hoffen, es wird Ihnen gelingen, Ihre Ängste besser als bisher in den Griff zu bekommen. Bestimmt haben Sie noch viele Fragen, vielleicht auch Bedenken. Wir können Ihnen jetzt nur noch einen Tip geben: Jeder Weg beginnt mit dem ersten von Tausenden Schritten. Just do it!

Wir wünschen Ihnen dazu von ganzem Herzen alles Gute.

Ausgewählte Literatur

Andre, C. und Legeron, P. (2001). Bammel, Panik, Gänsehaut. Die Angst vor den anderen. Berlin: Aufbau TB.

Baker, R. (2001). Wenn plötzlich die Angst kommt. Panikattacken verstehen und überwinden. 2. Auflage. Wuppertal: R. Brockhaus.

Bassett, L. (2000). Angstfrei leben. Das erfolgreiche Selbsthilfeprogramm gegen Streß und Panik. Weinheim: Beltz.

Hambly, K. (2000). Am liebsten ginge ich nicht mehr aus dem Haus. Agoraphobie und Panikattacken überwinden. Weinheim: Beltz.

Hippius, H., Klein, H. E. und Strian, F. (1999). Angstsyndrome. Diagnostik und Therapie. Berlin: Springer.

Hoffmann, N. (2000). Wenn Zwänge das Leben einengen. Zwangsgedanken und Zwangshandlungen. Ursachen, Behandlungsmethoden und Möglichkeiten der Selbsthilfe. 8. Auflage. Mannheim: PAL-Verlag.

Marchand, A. und Letarte, A. (2000). Keine Panik mehr. Selbsthilfe bei Panikattacken. Freiburg: Herder.

Morschitzky, H. (1999). Wenn Jugendliche ängstlich sind. Ratgeber für Eltern, Lehrer und Erzieher. Wien: ÖBV und HPT.

Morschitzky, H. (2000). Somatoforme Störungen. Diagnostik, Konzepte und Therapie bei Körpersymptomen ohne Organbefund. Wien, New York: Springer.

Morschitzky, H. (2002). Angststörungen. Diagnostik, Konzepte, Therapie, Selbsthilfe. 2., überarbeitete und erweiterte Auflage. Wien, New York: Springer.

Rachman, S. (2000). Angst. Diagnose, Klassifikation und Therapie. Göttingen: H. Huber.

Schmidt-Traub, S. (2000). Panikstörung und Agoraphobie. Ein Therapiemanual. 2., überarbeitete und erweiterte Auflage. Göttingen: Hogrefe Verlag.

Schmidt-Traub, S. (2001). Angst bewältigen. Selbsthilfe bei Panik und Agoraphobie. 2., neubearbeitete Auflage. Berlin: Springer.

Schmidt-Traub, S. (2001). Selbsthilfe bei Angst im Kindes- und Jugendalter. Ein Ratgeber für Kinder, Jugendliche, Eltern und Erzieher. Göttingen: Hogrefe Verlag.

Strian, F. (1995). Angst und Angstkrankheiten. München: Beck.

Wittchen, H.-U. (1999). Wenn Angst krank macht. Störungen erkennen, verstehen und behandeln. München: Mosaik.

Wolf, D. (2001). Ängste verstehen und überwinden. Gezielte Strategien für ein Leben ohne Angst. 5. Auflage. Mannheim: PAL-Verlag.

Hilfe zur Selbsthilfe

Fritz Riemann
Lebenshilfe Astrologie
Gedanken und Erfahrungen
ISBN 3-423-34262-5

John Selby
Die Kunst zu leben
Glücklich im Hier und Jetzt
Übers. v. B. Christ
ISBN 3-423-36287-1

Was mich stark macht
Mehr Lebensqualität durch Mind-Management
Übers. v. B. Lemke
ISBN 3-423-24363-5

Arbeiten ohne auszubrennen
Spirituelle Techniken für den Berufsalltag
Übers. v. K. Petersen
ISBN 3-423-34060-6

Wer warten kann, hat mehr vom Leben
Der entspannte Weg zu mehr Gelassenheit
Übers. v. K. Petersen
ISBN 3-423-34090-8

Barbara Sher
Barbara Smith
Ich könnte alles tun, wenn ich nur wüsste, was ich will
Übers. v. G. Schwarzer
ISBN 3-423-24448-8

Lothar Seiwert
Das Bumerang-Prinzip
Mehr Zeit fürs Glück
ISBN 3-423-34130-0

Viktor Sommer
Jetzt ist es genug!
Leben ohne Alkohol
ISBN 3-423-34222-6

Peter Uffelmann
Tobias von der Recke
Das rechte Maß
oder Die Kunst der Selbstbeschränkung
ISBN 3-423-34119-X

Bärbel Wardetzki
Ohrfeige für die Seele
Wie wir mit Kränkung und Zurückweisung besser umgehen können
ISBN 3-423-34057-6

Mich kränkt so schnell keiner!
Wie wir lernen, nicht alles persönlich zu nehmen
ISBN 3-423-34173-4

Sylvia Wetzel
Hoch wie der Himmel, tief wie die Erde
Meditationen zu Liebe, Beziehungen und Arbeit
ISBN 3-423-34103-3